Fachbücher *therapie kreativ*
Band 10

Hören, was niemand sieht

Kreativ zur Sprache bringen,
was Kinder und Erwachsene
aus alkoholbelasteten Familien bewegt

Waltraut Barnowski-Geiser
Hören, was niemand sieht
Kreativ zur Sprache bringen,
was Kinder und Erwachsene aus alkoholbelasteten Familien bewegt
Neukirchen-Vluyn:
Affenkönig Verlag 2009 / 1. Auflage
ISBN 978-3-934933-26-2

Satz: TRITUM, Jena
Umschlaggestaltung: Schneider Visuelle Kommunikation unter
Verwendung eines Bildes von © Klaus Schneider
Druck: Druckerei Kretzschmar, Gehren

Waltraut Barnowski-Geiser

Hören, was niemand sieht

Kreativ zur Sprache bringen,
was Kinder und Erwachsene
aus alkoholbelasteten Familien bewegt

Affenkönig

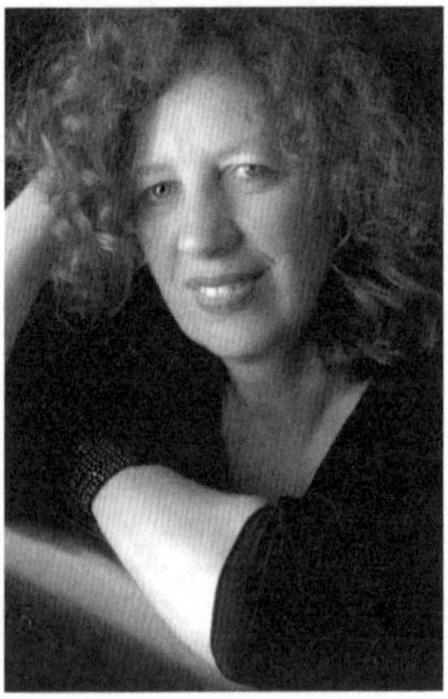

Waltraut Barnowski-Geiser, Dr. sc. mus., Jg. 1958, Musiktherapeutin, Kreative Leibtherapeutin/HP Psychotherapie und Lehrerin, arbeitet heute als Schultherapeutin und Beratungslehrerin in einer Gesamtschule sowie in ihrer Praxis KlangRaum in Erkelenz. Leitung verschiedener therapeutischer Ausbildungsgänge (u. a. in Musiktherapie) sowie des Fachbereiches Kreative Kinder- und Jugendlichentherapie an der Zukunftswerkstatt *therapie kreativ*, hier auch wissenschaftliche Leitung des Projektes „Drachenflug“ (für Kinder psychisch oder suchterkrankter Eltern) sowie Ausbildungscoach Psychotherapie/Kreative Leibtherapie. Lehrbeauftragte Musiktherapie/Kindermusiktherapie an der Universität zu Köln, Prorektorin der Semnos-Akademie, Autorin.

„Wenn das Unerwartete nicht erwartet wird,
wird man es nicht entdecken,
da es dann unaufspürbar ist und unzugänglich bleibt."

Heraklit, Fragment 28

Inhalt

Einstimmung

Wenn ich an meine Arbeit mit Kindern und Erwachsenen aus alkoholbelasteten Familien denke, ertönt vor meinem inneren Ohr Musik. Ich mag Ihnen, liebe Leserinnen und Leser, mein musikalisches Sharing (in der leiborientierten Musiktherapie verstanden als Ich-Botschaft über das Erleben der Therapeutin), meine subjektiv gefärbte Resonanz beschreiben:

Ich höre wilde, unruhige Klänge, die Debussys „La Mer" gleichen. „Dialogue du vent et de la mer" kommt mir in den Sinn. Grollend, fast unheimlich tönen die tiefen Blechbläser und Streicher, lassen die Unberechenbarkeit des Meeres erahnen, Wellen beginnen sich zu türmen. Ungeheure Anspannung, Anschwellen, starke Crescendi und Decrescendi, drängende Erregung, kaum aushaltbar! Aufsteigende Bilder, immer neu und anders das Meer, wohin zuerst schauen? Unberechenbarkeit der Naturgewalten, klingend in Szene gesetzt, auch nach mehrfachem Hören neu und nicht in allen Facetten er-hört. Suche nach friedvollem Miteinander, Geborgenheit nun. Nach den abrupten, stürmischen Szenen fast seltsam anmutende Sanftheit, sehnsüchtig wirkende Klänge der Oboe. Rührung, Elegie, Verspieltheit, Anmut, fragile Zartheit tönt. Erschöpfung, sich ausruhen müssen, Kraft sammeln. Klänge, die das vorherige Grollen, die unermessliche Kraft und gewaltsame Vernichtung, das Ungestüme, nicht mehr vermuten lassen. Frieden und Stille, beinahe so, als sei nichts gewesen: Es ist nichts und es war nichts!? Scheinbarer Genuss jetzt, bunte Klangfarbenpalette, das Meer verebbend, doch von kurzer Dauer nur, da schießen die ungeheuren Gewalten einmal mehr los. Subito fortissimo bläst das Blech zum neuerlichen Halali. Abrupte Stimmungswechsel, das Meer sich von all seinen Seiten zeigend, launenhaft, jetzt sinnlich selbstverständlich, mit Schwermut in den Streichern gepaart. Steigende Erregungskontur des gesamten Orchesters, multipler Sinnenrausch, besinnungslos, stürmen Glissandi den Himmel, sich abrupt entladend, ergießt sich die mächtige Kraft des unendlichen Gefühlsstaus. Fall, Wasser-Fall, kein Schutzraum in Sicht, von Urgewalten in die Wogen gerissen, unfreiwillig mitgezerrt, in die Unendlichkeit gespült, tritt Stille ein. Erlösung – Demut. Ängstliches Warten an der glatten Oberfläche, sollte der Sturm vorbei sein? Und tatsächlich, Ausatmen, Sanftheit in der Szenerie nach der kathartischen Reinigung, pianissimo,

Erregungsabfall, endlich Frieden, filigranes Spiel der Wellen, veränderter Dialog von Wind und Meer, lässt eine neu gestimmte Szenerie entstehen. Erschöpftes Erwachen am sicheren Ufer. Dankbar, den Allgewalten entkommen zu sein, summen Streicher ihre ehrfürchtig-dankbare Ode.

Viele Betroffene, und so möchte ich Erwachsene und Kinder aus alkoholbelasteten Familien in diesem Buch nennen, beschreiben nach fortgesetzter Therapie, wenn eine Enttabuisierung der Alkoholbelastung das Erzählen über ihr Erlebtes möglich macht, in Worten oder musikalischen Improvisationen von ähnlich immer wiederkehrenden stimmungsgewaltigen, durch Hocherregung und extreme Spannung bestimmten Szenen in ihren alkoholbelasteten Familien, so wie sie auch in mir an- und nachgeklungen sind. Nicht zufällig schlägt Debussys Musik, zwar auf einer funktionalen Harmonielehre fußend, einer Aneinanderreihung von Konsonanzen und Dissonanzen gleichend, eine hörbare Brücke zum stimmungsgewaltigen Erleben Betroffener, sollen hier doch nach Debussys Aussagen „gewissermaßen Wirklichkeiten“ musikalisch beschrieben werden (Rutz 1954, S. 205). Diese Wirklichkeiten durften in den meisten Familien Betroffener jedoch nicht nach außen dringen und hörbar werden. Vielmehr sind wir als Therapeut/innen gefordert, diese Wirklichkeiten zu entdecken, das tobende Meer unter dem familiär inszenierten Oberflächen-Nichts in aller Achtsamkeit und Würdigung des Tabus, wahlweise aufzudecken oder zu würdigen, in jedem Falle jedoch zu helfen und entlasten, in jedem Falle die betroffenen Kinder und Erwachsenen nicht allein zu lassen mit der sie überfordernden Gewalt der Krisen und der damit in der Regel einhergehenden Tabuisierung. Der Titel dieser Arbeit „Hören, was niemand sieht!“, trägt insofern appellativen Charakter als dringender Aufruf, sich dieser bedürftigen Zielgruppe mit all ihren schwierigen Zugangsbedingungen, kreativtherapeutisch anzunehmen, als dringender Aufruf, sich in dieses musiktherapeutische Neuland zu wagen. Gerade Musiktherapeut/innen verfügen über ein Medium, das wertvolle Zugänge, abseits des gesprochenen Wortes, zu den unter der Fassade des Tabus verschütteten Innenwelten der Betroffenen eröffnen kann – und dass andererseits manchmal, Ängste und Beziehungen Betroffener ernst nehmend, respektvoll schweigen muss, um anderen künstlerischen Medien oder dem Gespräch zunächst den Vortritt zu lassen.

Exposition

Frau R., 37 Jahre alt, kommt zum ersten Mal zur ambulanten Musiktherapie. Sie hat zwei mehrjährige Gesprächstherapien hinter sich. „Diese Therapien waren in Ordnung!", meint sie, „Aber ich fühle mich nicht gut. Mir geht es einfach oft schlecht und ich habe gar keinen Grund dazu." Die Frage, ob sie dieses Gefühl auf einem Instrument ausdrücken möchte, verneint sie vehement. „Es fehlt noch, dass das auch noch zu hören ist!", runzelt sie entsetzt die Stirn. Sie schaudert förmlich: „Musik ist furchtbar, da muss ich ja nur heulen!" Sie springt in ein anderes Thema. „Ich habe oft schlimme Kopfschmerzen und panische Wellen beim Autofahren. Manchmal denke ich, dass ich spinne, weil ja eigentlich gar nichts ist. Ja, in meiner Beziehung läuft es nicht so toll, aber ...!" Sie seufzt. „Ah, da fällt mir ein, träumen", meint sie. „Meine Träume sind ganz schrecklich. Können Träume in der Therapie auch ein Thema sein?", fragt sie. Ich bejahe. „Ich habe ganz oft einen Traum, nach dem es mir dann immer sehr schlecht geht. So ein ganz bescheuerter. Ich sehe ein Kind, das auf einer heißen Herdplatte sitzt und dann sehe ich sein verbranntes Gesicht. Das Kind hat ein verbranntes Gesicht ... Puh, danach ist mir immer furchtbar beim Aufwachen! Ich möchte endlich wissen, was das bedeutet." In der Identifikation mit dem Traum stellt Frau R. fest, dass sie das Geträumte tatsächlich erlebt hat. „Ich hatte tatsächlich Verbrennungen als Kind. Das hatte ich völlig vergessen. So mit drei oder vier Jahren war das, diese Szene haben mir meine älteren Geschwister erzählt!", erinnert sie sich nun. „Meine Mutter hat gekocht und mich dabei auf der heißen Herdplatte vergessen." Frau R. lacht, sie wirkt ungerührt. Ich äußere meine Betroffenheit. „Meine Mutter hatte halt viel mit dem Haushalt zu tun und vergessen, dass ich dort sitze. Das kann ja mal passieren!", meint Frau R. Ich äußere mein Entsetzen über das Vorgefallene. Frau R. findet nun viele entschuldigende Worte für ihre Mutter, und dass diese ihr ja nicht wirklich Böses gewollt habe. Dann stellt sie in Frage, ob es wirklich so gewesen sei, verwirft diesen Gedanken jedoch, da dieser Vorfall so durch ihre älteren Geschwister erzählt und bestätigt wurde. „Ach, wissen Sie, ich war so ein nerviges Kind, dass ich meine Mutter damit an ihren nervlichen Rand gebracht habe." Erst nach beständigem Nachfragen äußert Frau R., dass ihre Mutter Alkoholikerin war und meist nicht zurechnungsfähig durch ihre Betrunkenheit. Solange Frau R. denken kann. Immer.

„Aber darüber haben wir nie gesprochen, meine Mutter hatte einen angesehenen Beruf, also das hätte niemand erfahren dürfen. Nur mein Vater wusste das, klar, aber der ist dann ge-

gangen, als ich elf war. Ich glaube aber nicht wegen meiner Mutter. Dem war ich zu viel, wir Kinder überhaupt." Ihre Mutter sei inzwischen gestorben. Frau R. hat nun ein schlechtes Gewissen, ihre Mutter so negativ dargestellt zu haben. Thema in den vorherigen Therapien sei das nicht gewesen, weil Frau R. daran gar nicht mehr gedacht habe ... (V0)

In dieser kleinen Szene wird einiges über das Feld der Arbeit mit Kindern und erwachsenen Kindern aus alkoholbelasteten Familien deutlich. Die Schrecken dieser Kindheit werden oftmals bis ins hohe Erwachsenenalter in den Nebel des Vergessens eingehüllt, sicher zum Schutz der belasteten (Kinder-)Seelen. Oft über Jahrzehnte bleiben die Menschen dem kindlichen Tabu treu, sie entschuldigen den Süchtigen und verbergen die Sucht. Das eigene Drama wird ausgeblendet: Das gab es nicht, so wie es die Sucht nie gab. Viele Betroffene enden in existentiellen Zweifeln an der eigenen Wahrnehmung, häufig in der Überzeugung, verrückt zu sein. Die Fehlentwicklungen in der Familie werden mit Selbstbeschuldigungen erklärt („Ich war bestimmt auch nervig!"), die erlebten Traumatisierungen und Kränkungen minimalisiert und bagatellisiert („Das kann ja mal passieren!"), das Flüchten der nichtsüchtigen Partner als selbst verursacht angesehen („Nicht wegen meiner Mutter, wegen mir!"). So wie es die Suchtkranken mit ihrer Krankheit zu tun pflegen, geht das Verleugnen in tragischer Weise auf ihre Kinder über. Oftmals bringen erst somatische oder psychische Störungen das jahrzehntelange innere Leiden an die Oberfläche. Allen Musiktherapeut/innen und nicht nur diesen wird an dieser Stelle auffallen, dass die im Beispiel beschriebene Klientin zur Musiktherapie kommt und nicht musizieren möchte. Ein durchaus nicht untypisches Phänomen in der Arbeit mit Betroffenen aus alkoholbelasteten Familien. Musik birgt offensichtlich einen Aufforderungscharakter, das Unaussprechliche zum Klingen zu bringen und löst gleichzeitig Ängste vor Enthüllung aus: Musik als einzigartige Helferin und Verräterin zugleich.

In Anbetracht von geschätzten 2,5 Millionen Alkoholabhängigen (diese Zahlen divergieren und eine noch höhere Dunkelziffer wird vermutet) und geschätzten sechs bis acht Millionen mitbetroffenen Angehörigen, davon 2,7 Millionen geschätzten betroffenen Kindern, herrscht eine große Not (Klein 2005a, Thomasius/Küstner 2005, Zobel 2006). Es gibt eine beträchtliche Zahl von Kindern in Deutschland, die an der Alkoholbelastung ihrer Familie leiden. Der größte Teil dieser Kinder leidet stumm und unentdeckt.

In meiner knapp zehnjährigen Praxis als Schultherapeutin und Musiktherapeutin in ambulanter Praxis begegneten mir zahlreiche Kinder und Erwachsene aus alkoholbelasteten Familien. Interessant war, dass sich diese Klient/innen in der Regel nicht wegen ihres Problems der Alkoholbelastung/Co-Abhängigkeit o.ä. für die Therapie anmeldeten oder angemeldet wurden, sondern dass sich in nahezu allen Fällen dieses Thema erst nach fortgesetztem therapeutischen Prozess „ergab“, um diesen dann schwergewichtig mitzubestimmen.

Hier scheint es sich um ein typisches Phänomen bei der Arbeit mit dieser Klientel zu handeln. Klein und Zobel kommen nach umfassenden Untersuchungen zu dem Ergebnis, dass Kinder von Alkoholikern selbst von Fachleuten häufig nicht in ihrer spezifischen Situation wahrgenommen bzw. entsprechend eingeschätzt, noch seltener fachgerecht weiter vermittelt werden (Klein/Zobel 2001). Die Klient/innen kommen in der Regel nicht offen mit ihrem Anliegen, ihre Alkoholbelastung zu bearbeiten, in die Praxis, sondern dieses muss, in aller Vorsicht und notwendiger Achtsamkeit, „entdeckt“ werden. Insofern ist der Titel dieser Arbeit „Hören, was niemand sieht!“ Forderung zum Handeln, appellierende Notwendigkeit und Plädoyer zugleich. Spezifische Interventionen, Zugänge und Kenntnisse werden erforderlich, vor allem intermedialen Zugängen wird eine besondere Bedeutung zukommen. Es ist an der Zeit, diese belastete Klientel in der Musiktherapie zur Kenntnis zu nehmen und sich aus therapeutischer Sicht nicht länger der „Es ist nichts“-Haltung alkoholbelasteter Familien anzuschließen. Dabei werden uns andere und neue Erfordernisse einholen. Es wird nicht reichen, auf verbal explizit geäußerte Notwendigkeiten zu reagieren, auf explizite Aufträge zu warten. Von in sich und ihrem Tabu gefangenen Eltern und Kindern werden wir selten einen klar formulierten Arbeitsauftrag vernehmen.

Kinder aus alkoholbelasteten Familien spielen in der musiktherapeutischen Forschung bislang kaum eine Rolle. Es besteht ein dringender Nachholbedarf. In der psychotherapeutischen Literatur insgesamt rücken Kinder und Erwachsene aus alkoholbelasteten Familien, insbesondere seit der Einbeziehung systemischer Perspektiven, in den letzten zwei Jahrzehnten in den Fokus der Aufmerksamkeit. Schwerpunkte der Betrachtung sind beobachtbares Stör- und Abweichverhalten, die Klassifizierung spezifischer kompensatorischer Rollenübernahme (Woititz 1990) sowie Aspekte der Co-Abhängigkeit (Wilson-Schaef 2006). Das innere Erleben alkoholbelasteter Kinder hat in der Forschung bislang kaum eine Rolle gespielt.

Verstärkt verweisen Ressourcen-orientierte Autoren auf Betroffene mit durchaus auffälligem Verhalten neben anderen, die wenig oder nicht beeinträchtigt zu sein scheinen (Zobel 2006). Bedingungen erhöhter Vulnerabilität (Verletzlichkeit) wurden erforscht, geeignete Resilienz (Widerstandsfähigkeit) gesucht (Wolin/Wolin 1996). Auch wenn elterlicher Alkoholismus nicht zwingend zu abweichendem oder gestörtem Verhalten führt, werden die negativen sozialen Auswirkungen des elterlichen Alkoholismus von den meisten Autoren hoch eingeschätzt. Belastete Kinder tragen demnach ein enormes Entwicklungsrisiko, wobei vielmehr als der Alkoholkonsum selbst das damit einhergehende psychosoziale Klima als bedingender Faktor angesehen wird. Im späteren Erwachsenenalter können die Folgen der erlebten familiären Umwelt zu einer bedeutsamen Beeinträchtigung der Lebensqualität führen (Klein/Zobel 2001). Auch die Transmission (Weitergabe des Alkoholismus an Kinder) wurde durch aktuelle Studien belegt. Patienten mit elterlicher Abhängigkeit zeigten einen früheren Beginn des Trinkens und einen insgesamt beschleunigten Verlauf der eigenen Abhängigkeit. Sie sind zudem stark gefährdet, coabhängiges Verhalten zu entwickeln. Zobel stuft nach umfassenden Forschungen Jugendliche und junge Erwachsene aus suchtbelasteten Familien als Hochrisikogruppe ein (Zobel 2006).

Jüngere Untersuchungen aus dem Feld der Psychotherapie und Systemischen Therapie ermutigten mich, geeignete musiktherapeutische und intermediale Zugänge für diese Klientel zu untersuchen. Besonders die von Baer/Frick-Baer entwickelten leiborientierten Ansätze schienen geeignet, Zugänge zum inneren Erleben alkoholbelasteter Kinder zu ermöglichen und sie somit für die kindertherapeutische Arbeit sowie die Therapie erwachsener Betroffener nutzbar zu machen.

Kapitel I

Kinder und Erwachsene aus alkoholbelasteten Familien in der Forschung

1

Zum Stand der Forschung

Es wird kaum möglich sein, in ersten Schritten alle Aspekte der Arbeit mit Menschen aus alkoholbelasteten Familien zu erfassen – Fokussierungen sind die notwendige Voraussetzung, um Überblick zu gewinnen. Musiktherapeutisch lässt sich kaum auf ausgetretenen Pfaden wandeln. Vorsichtig mögen wir erspähen, ob es schon andere gab, die im eigenen Land nicht beheimatet sind, wie hier vor allem die systemischen Therapeut/innen, die uns erste Kenntnisse übermitteln können. Die Sprache des neuen Landes muss erlernt und in die eigene, hier die leiborientierte, übersetzt werden – und es mag sich vielleicht zunächst partielles Unverständnis einstellen, das festgestellt und überwunden werden will. Ebenso können Forschungsergebnisse, die mit leiborientierten Methoden an anderen Klient/innengruppen gewonnen wurden (insbesondere in den Feldern des AD(H)S, der Demenz und der Essstörungen), für diese Gruppe der Betroffenen zur Hilfe genommen werden (Baer/Barnowski-Geiser 2005a und 2005b; Baer 2004; Baer/Costagliola/Frick-Baer 2007).

Die psychologisch orientierte wissenschaftliche Forschung und klinische Praxis widmete Kindern aus alkoholbelasteten Familien in den letzten Jahren erhöhte Aufmerksamkeit. Einen Forschungsboom löste insbesondere die Feststellung der Tatsache aus, dass ein Drittel der Alkoholabhängigen mindestens einen ebenfalls abhängigen Elternteil habe, wodurch eine starke Gefährdung von Kindern aus alkoholbelasteten Familien nachweislich und eine Häufung von Alkoholerkrankung in der Verwandtschaft als erhöhte Gefährdung identifiziert wurde (Zobel 2006). Erste Aufsätze zur Thematik gab es zu Beginn des 20. Jahrhunderts, 1969 bezeichnet Cork Betroffene als „vergessene Kinder". In der Musiktherapie muss man Kinder aus alkoholbelasteten Familien bislang als vergessene Minderheit bezeichnen. Lediglich Kapteina schildert seine klinischen Erfahrungen mit suchtbelasteten Kindern (Kapteina 2004).

Angeregt und ausgelöst wurde die Forschung Ende der 70er Jahre in den USA als Teilaspekt der Suchtforschung. Hier gewonnene Ergebnisse wurden mit Alkoholismusbelastung und -therapie verknüpft sowie weiterentwickelt. Dort, später auch in der Schweiz und Deutschland, standen vor allem zwei Forschungsaspekte im Vordergrund:

1) die Bedeutung der Eltern und ihres sozioökonomischem Status' für die Entstehung der Sucht,
2) die Suche nach familiären Mechanismen, die Suchtverhalten aufrecht erhalten.

Neben einer Vielzahl bahnbrechender und neuartiger Ansätze bargen diese Forschungen Schwachpunkte. Als problematisch anzusehen ist, dass die ausgewählten Familien erst nach jahrelang anhaltender Abhängigkeit untersucht wurden, ihre innerfamiliären Kommunikationsmuster somit bereits stark durch die Sucht geprägt waren. Zudem griff der linear-kausale Erklärungsansatz in einem so vielschichtigen Geschehen wie Belastung durch Alkohol m.E. zu kurz. Gerade Mütter und Partner/innen von Alkoholkranken gerieten einseitig in eine Ecke der Schuldigen und Verursacher. Die gewonnenen Forschungsergebnisse zeigten sich teilweise extrem abweichend. In den 90er Jahren gab es erste Modellprojekte aus dem ambulanten und stationären Bereich. Seit 2000 widmet man sich besonders den biologischen und neuronalen Faktoren der Alkoholbelastung. „Die Untersuchung der vorliegenden Literatur macht deutlich, dass die herkömmliche empirische Forschung, die in erster Linie an der Erhebung statistischer Daten interessiert ist, nicht zum Verständnis der Situation beiträgt, in der sich die Angehörigen von Suchtkranken befinden." (Rennert 2001, S. 31) Zudem können die häufig zitierten amerikanischen Untersuchungen nicht problemlos auf den deutschsprachigen Bereich übertragen werden. Im Folgenden sollen die vielfältigen Erkenntnisse beschränkt werden auf Aspekte, die wiederholt nachgewiesen wurden oder durch die klinische Forschung als maßgeblich eingestuft wurden für das Erleben Betroffener.

1.1 Belastung durch Alkohol

In unserer Gesellschaft wird mit der Droge Alkohol oft das Gegenteil von Belastung verbunden; nämlich Spaß, Entspannung, Lebensfreude – wenn wir nur an die vielen trinkenden Menschen auf Karnevalsumzügen, Volksfesten und Partys denken. Auch wird Alkohol gerne fast liebevoll als Kreativität fördernd, als heiterer Ausdruck ihres „Bon Vivre" an die Seite großer Dichter und Denker, insbesondere Literaten, gestellt. Die Vorstellung von Alkoholismus dagegen ist bei den meisten Menschen negativ gefärbt, verbunden vielleicht mit Assoziationen von „Pennertum", prügelnder Ungepflegtheit und Aggressivität; vorherrschend der Glaube, dass es einen klar abzugrenzenden Bereich zwischen normalem Trinkverhalten und Alkoholismus gäbe, den jeder Normalbürger ohne große Kenntnisse festlegen könne.

Alkoholismus gilt in den Industrienationen nach wie vor als das größte Suchtproblem, Tendenz steigend. Als Gründe vermutet werden die Griffnähe des Alkohols, veränderte Trinkgewohnheiten, insbesondere auch bei weiblichen Konsumenten, und die größeren Freizeitanteile, die zu dem Synonym „mehr Freizeit, mehr Alkohol" führen. Der gesamtgesellschaftliche Kontext wird oftmals, einer systemischen Blickrichtung folgend, mit einer „Komplizenschaft" belegt, durch die Alkoholismus mitverantwortet würde. „Dies häufigste und trostloseste aller Gesellschaftsspiele funktioniert, weil wir alle daran beteiligt sind. Alkohol trinken ist normal ... Wir garantieren damit das Spiel der betonten Unauffälligkeit, das die größte Auffälligkeit des Suchtkranken ist. Wir sind die notwendigen Komplizen der Heimlichkeit, der Selbstzerstörung." (Dörner/Plog 1996, S. 243) Wie man auch Kausalitäten der Entstehung der Krankheit Alkoholismus bewerten mag, zentral scheint: Alkoholabhängige sind selbst durch ihre Krankheit belastet und belasten andere, insbesondere und auch ihre Angehörigen und Kinder.

1.1.1 Alkoholismus als Krankheit

Nach der Definition der WHO sind Alkoholiker „ (…) exzessive Trinker, deren Abhängigkeit vom Alkohol einen solchen Grad erreicht hat, dass sie deutliche geistige Störungen oder Konflikte in ihrer körperlichen und geistigen Gesundheit, ihren mitmenschlichen Beziehungen, ihren sozialen und wirtschaftlichen Funktionen aufweisen; oder sie zeigen Prodrome einer solchen

Entwicklung, daher brauchen sie Behandlung." (Tölle 1996, S. 144) Per Definitionem wird ein originärer Zusammenhang zwischen Alkohol und sozialer Dimension hergestellt. Besonders aktuelle Belastungen und Konflikte gereichen demnach vielfach als Anlass, Alkohol einem Psychopharmakon gleich einzusetzen, um Erleichterung und Entspannung zu erfahren (Tölle 1996). Dabei ist weniger eine typisch süchtige Persönlichkeitsstruktur zu beobachten, als vielmehr eine süchtige Fehlhaltung. „Sie ist die psychologische Voraussetzung der Abhängigkeit und der Sucht und äußert sich in dem Bestreben, aus der unerträglich erscheinenden Realität in eine Betäubung zu flüchten." (Tölle 1996, S. 141) Ob es sich um Schmerzen oder Schlaflosigkeit, wirtschaftliche Sorgen oder andere Belastungen handelt – vielfach sind es „innere" Gründe wie anhaltende Versagungen und Ambivalenzkonflikte, die betäubt werden, ebenso wie Einsamkeit oder Sinnentleerung (Tölle 1996).

Der Übergang vom Genuss des Suchtmittels hin zu seinem Missbrauch, zu Abhängigkeit und Sucht, erscheint fließend. Wiederholtes Einnehmen eines Suchtmittels kann zu einer Gewöhnung (Habituation) führen, die sich sowohl auf psychischer als auch auf körperlicher Ebene manifestieren kann (Tölle 1996). Durch die Gewöhnung kann eine höhere Toleranz erzielt werden, die wiederum eine Dosissteigerung zur Folge haben kann und somit zur Abhängigkeit führt. Das Stadium der psychischen Abhängigkeit ist gekennzeichnet durch das Gefühl, nicht mehr aufhören zu können, einem gesteigert erlebten unausweichlichen Verlangen (Craving), während die physische Abhängigkeit insbesondere durch Entzugserscheinungen beim Versuch des Absetzens des Suchtmittels gekennzeichnet ist (Tölle 1996). Sucht zeigt sich als prozesshafter Vorgang, aus dem sich Klient/innen oftmals kaum mehr alleine befreien zu können scheinen.

Dörner/Plog beschreiben Sucht als die dem Menschen zugrunde liegende Sehnsucht nach Rausch und dem Sprengen von Grenzen. Da durch das Suchtmittel die als unaushaltbar empfundene Situation nicht verändert wird, entsteht für den Süchtigen ein Teufelskreis. Der Alkoholiker kann oftmals durch den Alkohol einen Zustand der Entspannung herbeiführen, seine Angst reduzieren, Missstimmungen und depressive Anwandlungen mildern – natürlich nur kurzfristig und ohne dauerhaften Erfolg. Die Folgen des immer notwendiger werdenden Alkoholkonsums bei unverändert schwierig erlebter Realität werden unübersehbar. Der Alkoholiker geht in der Regel durchaus wegen Beschwerden zum Arzt, redet aber nicht über seinen Alkoholismus. Gerade in frühen Stadien findet eher eine Bagatellisierung statt. Alkoholabhängige nehmen kaum professionelle Hilfe an. 71% der Alkoholabhängigen suchen niemals Hilfe auf, 14,5% haben geringfügig Kontakt (hier sind bis zu 5 Gespräche mit einem Hausarzt gemeint) und nur 14,5% der Alkoholabhängigen nehmen darüber hinausgehende Behandlung in Anspruch (Rumpf u.a. 2005). Besorgniserregende Zahlen, wenn wir auf die betroffenen Kinder und Angehörigen schauen.

Allgemein hat sich eine unterschiedliche Einteilung in Phasen des Alkoholismus durchgesetzt. Als grundlegend gelten die von Jellinek wie folgt beschriebenen Stadien:

> **Voralkoholische Phase:**
> Diese Phase ist gekennzeichnet durch sozial motiviertes Erleichterungstrinken.
> **Prodromalphase:**
> Stadium der Toleranzsteigerung mit Räuschen und Erinnerungslücken, Vermeiden von Anspielungen auf Alkoholbelastung
> **Kritische Phase:**
> Stadium des Zwangstrinkens, Verlust der Kontrolle
> **Chronische Phase:**
> Stadium der Sensibilisierung, verlängerte, tagelange Räusche und ethischer Abbau
> (Jellinek nach Tölle 1996, S. 147)

Im ICD 10 werden dem chronischen Alkoholismus folgende Persönlichkeitsveränderungen zugeschrieben. „Die heiter-gutmütige Wesensart und die Ausgeglichenheit gehen verloren, stattdessen treten Stimmungslabilität, Egoismus und Rücksichtslosigkeit hervor. Viele Alkoholiker werden verschwenderisch, unehrlich und arbeitsscheu, manche auch kriminell. Alkohol kann aggressive, sexuelle und masochistische Impulse freisetzen. Dabei sind zuvor bestehende Persönlichkeitsstörungen, Reaktionen auf alte und neue Konflikte sowie hirnorganische psychische Veränderungen miteinander verzahnt." (Tölle 1996, S. 148) Häufig muss von Co-Morbidität ausgegangen werden, insbesondere Borderlineerkrankungen und bipolare Störungen sind verbreitet (Sachse 2002). Kommt es zur im ICD 10 auf der F10.0 Achse beschriebenen Alkoholpsychose oder Alkoholhalluzinose, kann es insbesondere im pathologischen Rausch zu Affektentladungen und Gewalttaten kommen. Ebenso können organische Schäden als Begleiterscheinungen auftreten, wie Leberzirrhose, Polyneuropathien und das Korsakow-Syndrom.

Alle Autoren sind sich einig, dass es nicht den Alkoholiker gibt, sondern eine Vielzahl unterschiedlicher Abhängigkeitsprobleme. Verbreitet sind die von Jellinek und Feuerlein geprägten Typisierungen: (Jellinek 1960; Feuerlein 1996)

- **Alpha-Typ** mit psychischer Abhängigkeit, aber ohne Kontrollverlust,
- **Beta-Typ:** Gelegenheitstrinker, nicht abhängig, ohne Kontrollverlust,
- **Gamma-Typ**, psychisch, später körperlich abhängig, kein Kontrollverlust,
- **Delta-Typ**, Spiegel oder Gewohnheitstrinker, psychisch abhängig ohne Kontrollverluste, nicht abstinenzfähig,
- **Epsilon-Typ**, Vieltrinker in episodischen Verläufen, abhängig mit Kontrollverlusten, abstinenzfähig.

Der Übergang des Trinkens vom „ersten Mal" zur Gewohnheit und Abhängigkeit wird als fließend eingestuft. Das innere Erleben des Suchtkranken berücksichtigt, und dies scheint eher eine Seltenheit darzustellen, die am Johnson-Institut erprobte Arbeitsmethode des Feeling-Charts. Hier wird die Suchtmittelabhängigkeit als Gefühlskrankheit verstanden. Alkohol wird aufgefasst als eine Droge, mit der sich der Konsument besser fühlen kann (Rennert 1990). In der Entwicklung zur Sucht durchläuft der Kranke demnach verschiedene Phasen bis hin zur Phase der schädlichen Abhängigkeit, in der die Person trotz einsetzender Schädigungen wider besseren Wissens weiter konsumiert. „Je größer der Konflikt zwischen den Werten, die für die Person wichtig sind, und ihrem drogenbedingtem Verhalten sind, desto mehr nehmen auch ihre negativen Gefühle bezüglich ihrer selbst zu: Sie erlebt sich als wertlos, schämt sich ihres Verhaltens, ist wütend auf sich selbst." (Rennert 1990, S. 38) Der Verlust der Drogenkontrolle führt zu neuen negativen Gefühlen und zu Abwehrmechanismen wie Verleugnen, Bagatellisieren, Schuldzuschreibung, Rationalisieren und Intellektualisieren.

1.1.2 Therapie des Alkoholismus

Die Therapie des Alkoholismus geht sehr unterschiedliche Wege, die an den unterschiedlichen Strömungen, denen die Therapeuten sich verpflichtet fühlen, orientiert sind. Wesentlich scheint, dass Sucht eine Perspektive und Zusammenarbeit aus unterschiedlichen Richtungen dringend und zwingend erforderlich macht. Die klinische Arbeit hat in der Regel standardisierte Ablaufphasen: (Tölle 1996, S. 149ff)

- Entgiftungsphase mit stationärem Entzug
  Ziel ist bereits hier totale Abstinenz – in anderen europäischen Ländern, etwa in den Niederlanden, wird vermehrt über kontrolliertes Trinken gearbeitet.
- Kontaktphase mit Motivationsarbeit
  Hier wird forciert, dass der Kranke keine Verantwortung und Schuld an seiner Krankheit hat, aber eine Verantwortung für seine Behandlung trägt. Jedes Moralisieren wird in dieser Phase vermieden
- Entwöhnungsphase und Rückgewinnen von Unabhängigkeit.
  Umfassendes Therapie- und Freizeitprogramm unter Einbeziehung der Angehörigen, oftmals ortsnah ambulant über ein Jahrzehnt.
- Nachsorgephase und Rehabilitation
  Diese muss sich meist über mehrere Jahre erstrecken, um einen langfristigen Therapieerfolg zu gewährleisten.

Besonders zu erwähnen in diesem Bereich ist zusätzlich die Arbeit von Selbsthilfegruppen (Kreuzbund, Guttempler, Blaues Kreuz, Anonyme Alkoholiker – AA). Die AAs arbeiten weltweit mit ihrem 12-Schritte-Programm und bieten auch spezielle Selbsthilfeprogramme für betroffene Kinder an (AlA-Teen etc.).

1.2 Die alkoholbelastete Familie

So wenig wie es den „typischen" Alkoholiker gibt, so wenig gibt es die typische alkoholbelastete Familie. Viele Faktoren spielen neben dem Alkohol eine entscheidende Rolle, etwa Co-Morbidität der Eltern, Lebensumstände u. ä. (Dörner/Plog 1986). Alkoholbelastete Familien zeigen insofern Gemeinsamkeiten mit anderen belasteten Familien und tragen doch eine Besonderheit: der Abhängige ist nicht nur in Kontakt mit dem System, sondern unterhält eine intensive Beziehung zum Suchtmittel Alkohol, was ihn in seinem Erleben und Verhalten verändert. „Während die Äußerungen der meisten anderen psychischen Schwierigkeiten sich aufdrängen, arbeitet der Abhängige an der Verheimlichung des Symptoms (Trinken/Schlucken) gegen sich und andere. Dies wird selbst zum Symptom. Das macht den richtigen Zeitpunkt für Hilfe fast unerkennbar ...“ (Dörner/Plog 1986, S. 244) Der Süchtige glaubt im Letzten nur und ausschließlich an sich selbst, er dreht sich um sich und seine Bedürfnisse. Liebe und Beziehung bleiben auf der Strecke. Die Krankheit entwickelt eine starke Dynamik in ihrer Auswirkung auf das Familienleben, die schließlich zu komplexen systemischen Veränderungen führen kann. Alkoholbelastete Familien werden in der Fachliteratur charakterisiert durch Instabilität, Willkür, emotionale Kälte, unklare Grenzen und Respektlosigkeit (Klein 2005a). Wenig erforscht ist, ob sich diese Aspekte erst durch den Alkoholkonsum und die damit verbundenen Folgen eingestellt haben oder ob sie ursächlich zum Alkoholismus führten.

1.2.1 Regeln und familiäres Klima

Pionierarbeit in der Erforschung der Lebensbedingungen alkoholbelasteter Familien leisteten Wegscheider, Black, Woititz und Lambrou. Wegscheider entdeckte in ihrer Arbeit unausgesprochene, die Familie bestimmende Familienregeln: (Wegscheider nach Zobel 2006)

1) Fokussierung auf Alkohol als zentrale Wahrnehmungsrichtung
2) Verleugnung von Alkoholismus als Problemhintergrund
3) Willkürlich erscheinende rigide Schulddelegationen
4) Fixiertes Festhalten an familiären Strukturen
5) Familiäre Verstrickungsmuster zum Erhalt der Verleugnungskultur
6) Starke Tabuisierungstendenzen
7) Generelle Tendenz zur Affektvermeidung

Klein und Zobel ermittelten in einer Vergleichsuntersuchung von 200 jungen Erwachsenen aus alkoholbelasteten Familien und 200 unbelasteten jungen Erwachsenen für Erstere signifikant ungünstigere Werte bezüglich des Familienklimas. Sie zeigten vermehrt emotionale Kälte, Instabilität, Unberechenbarkeit, Stresshaftigkeit, eine Neigung zu Verlogenheit und Disharmonie (Klein 2005a). Sie werden häufiger Opfer von Misshandlungen (physisch, psychisch, sexuell) und von Vernachlässigung. Röhr beschreibt nach jahrelangen Erfahrungen in der Arbeit mit Suchtkranken das Familienklima als wenig unbeschwert: „Die Grundstimmung ist schwer, depressiv, leidvoll, gramerfüllt und pessimistisch." (Röhr 2006, S. 134f) Diese Ergebnisse machen deutlich, dass eine Indikation selektiver Prävention und Frühintervention in belasteten Familien dringend angezeigt ist. Die Arbeit mit Kindern aus alkoholbelasteten Familien erwies sich insbesondere dann als wirksam, wenn Eltern noch nicht bereit waren, Hilfe anzunehmen. Eine große Bedeutung kommt hier Schulen und Kindertagesstätten zu, besteht doch in diesen zentralen Lebensräumen die Chance, Betroffene frühzeitig zu identifizieren (Klein 2005b).

1.2.2 Auswirkungen des Alkoholismus auf die Paar- und Elternebene

Auch für das Paar- und Elternsein sind die Folgen der Alkoholbelastung enorm und weit reichend. Der abhängige Teil hat im Grunde nur Interesse an seiner Sucht, nicht aber am Kind (Lambrou 2004). Er verhält sich widersprüchlich: was am einen Tag zum Lob gereicht, ist am nächsten Tag Anlass für harsche Kritik. Eine dauerhafte zuverlässige Versorgung mit Hinwendung und Fürsorge ist gerade im fortgeschrittenen Stadium der Sucht nicht zu leisten. Der nicht trinkende Elternteil ist gekennzeichnet durch chronische Überlastung. Die erlebte Ohnmacht gegenüber der Sucht des Partners führt im Anfangsstadium zur Verleugnung der Realität, später zu Vorwürfen und massiven Kontrollversuchen, letztlich zu Wut und Hass, im Wechsel mit eisigem Schweigen. Der Trinkende wird als Sündenbock für das eigene missratene Leben gesehen. „Der depressive Mensch richtet sich nach dem Maßstab des anderen, der abhängige Mensch versucht, den anderen nach seinem Maßstab zu richten. Die ursprünglich von allen beabsichtigte Partnerbegegnung auf derselben Ebene bleibt in beiden Fällen als Trümmerfeld auf der Strecke. Die Beteiligten können von Glück sagen, wenn sie mit dem Leben davonkommen." (Dörner/Plog 1996, S. 243) Ein suchtkranker Vater etwa kann in sehr unterschiedlichen Extremen von seiner Familie erlebt werden, einerseits hart, unberechenbar und rücksichtslos, zu anderen Zeiten aber weich, hilflos, mitunter zärtlich verwöhnend. „Je nach der Phase, in der er sich gerade befindet, wird die Tochter entweder auf Händen getragen oder gnadenlos abgewertet, misshandelt, mit Ignoranz gestraft usw. Selten wird sie in ihm einen Menschen finden, der den richtigen Abstand zu ihr wahrt.“ (Röhr 2006, S. 72) Oftmals bilden sich ungute familiäre Allianzen und Bündnisse, die einem dem Kind zugewandten Erziehungsverhalten abträglich sind. So kann etwa der suchtkranke Vater unter Alkoholeinfluss seine Minderwertigkeitsgefühle mit prahlerischem Verhalten kompensieren, damit zwar wenig Zuspruch bei seiner Partnerin finden, jedoch bei der kleinen Tochter, die vielleicht ein überhöhtes Bild vom großen Papa entwirft. Die mit ihm als einzige in der Familie noch verbündete Tochter „darf“ ihn als Einzige noch aus der Kneipe holen, trösten, besänftigen, ist vielleicht der einzige Mensch auf der Welt, von dem sich der suchtkranke Vater erreichen lässt. Die Tochter wird hier jedoch tragischerweise nicht um ihrer selbst Willen, wie sie ist, wahrgenommen, sondern oftmals unecht und verzerrt. Röhr weist ausdrücklich auf die Gefahr von emotionalem und sexuellem Missbrauch in derartig belasteten Systemen hin. Als maßgeblich für die Störanfälligkeit der Kinder erweist sich das Interaktionsverhalten der Eltern, besonders wenn:

- das elterliche Verhalten in der Erziehung inkonsistent und widersprüchlich ist,
- die Kinder mit übermäßiger Strenge und Härte erzogen werden,
- unangemessen auf kindliches Quengeln reagiert wird,
- die Bindung gestört oder emotional nicht tragfähig ist.

Nachweislich sind Kinder dann auch einer erhöhten elterlichen Gewalt ausgesetzt, sie werden öfter körperlich oder verbal misshandelt (Klein/Zobel 1999; Vogelsang 2001).

„In der Familie wurde behauptet, dass Frau N. ein Vaterkind sei. Der alkoholkranke Vater drehe sich nur um sich und seine Bedürfnisse, gewährte aber seiner Tochter alle nur möglichen Freiheiten. Wenn es wegen der Trinkexzesse Streit zwischen den Eltern gab, ergriff Frau N. schon als Kleinkind Partei für ihren Vater. Mit der Zeit wurde die Mutter verbittert und hart, denn sie war es, die mit ihrer Arbeitskraft die Familie durchbringen mußte. Auch ihrer Tochter gegenüber wurde sie streng und versuchte so, dem völlig verwöhnenden und grenzenlosen Erziehungsstil des Vaters entgegenzuwirken. Dies führte jedoch

nur zu heftigen Trotzreaktionen und ständigen Machtkämpfen zwischen Mutter und Tochter. War die Mutter streng, suchte Frau N. innerlich die Position des Vaters und fühlte sich dadurch geschützt und unterstützt, denn der Vater, der Haß gegen seine Frau aufbaute, hatte im Kampf gegen sie in der Tochter eine Verbündete. Als Frau N. neun Jahre alt war, kam es zum ersten Mal zum sexuellen Mißbrauch, stürzte sie in tiefste Schuld- und Schamgefühle. Die Angewiesenheit auf den Vater ließ es unmöglich erscheinen, den Mißbrauch aufzudecken oder sich dagegen aufzulehnen." (Röhr 2006, S. 74 f)

Besonders durch die systemische Forschung wurde die Einsicht gewonnen, dass alle Familienmitglieder etwas tun müssen, damit der Abhängige die Sucht ablegt. Die mitbetroffenen Angehörigen wurden vor allem entdeckt als Boykotteure von Therapie oder als potentielle Urheber von krankem und abweichendem Verhalten. In ihrer eigenen Bedürftigkeit und als diejenigen, die etwas erlitten haben und gekränkt wurden, wurden sie erst im letzten Jahrzehnt in den Blick genommen. „Der Aspekt, dass auch die Angehörigen für sich selbst, für ihre persönliche Entwicklung und Gesundheit, Hilfe und Veränderung brauchen, wird hier im Allgemeinen nicht aufgeführt." (Rennert 2001, S. 31) So ist in einer als typisch für diese Sichtweise zu beschreibenden Art und Weise in einer Aufklärungsschrift mit dem Titel „Alkoholismus, ein Karussell des Leugnens" zu lesen: „Alkoholismus ist ein tragisches Spiel in drei Akten, in dem wenigstens vier Parteien auftreten: der Trinker und seine Familie, Freunde, Mitarbeiter und sogar Ratgeber, die alle daran beteiligt sein können, das Karussell zu drehen. Nur selten erkrankt jemand an Alkoholismus, der getrennt von anderen lebt, und nur selten dauert die Krankheit in der Isolierung an." (AlAnon 1979, S. 2)

1.2.3 Exkurs Co-Abhängigkeit

Die alkoholbelastete Familie trägt ein besonderes Problem: sie lebt mit einem Kranken, der eine Krankheit hat, von der niemand wissen soll. Insofern leistet die Familie systemisch betrachtet, was jedes belastete System tun würde: sie stützt den Kranken, übernimmt Verantwortung und hilft, mit dem Unterschied jedoch: Diese Unterstützung wird dauerhaft eingefordert und unterstützt tragischerweise letztlich die Krankheit, die gesellschaftlich sogar geächtet wird. „Der Terror des Leids ist in der Lage, lebenslänglich Abhängigkeiten zu schaffen." (Röhr 2006, S. 136)

1.2.3.1 Terminologische Annäherung

Der Begriff Co-Abhängigkeit hat sich in Deutschland in Abwandlung der in Amerika gängigen Terminologie der „Co-dependence“ eingespielt (Rennert 2001; Wilson-Schaef 2006). „Es gibt jedoch keine Möglichkeit, sich an eine süchtige Entwicklung anzupassen, ohne selbst dabei belastet, gekränkt und im Extremfall auch krank zu werden. Diese Mitbetroffenheit durch die Sucht, die die anderen Angehörigen erfahren, verstehe ich unter Co-Abhängigkeit.“ (Rennert 2001, S. 65) Der Bereich der Co-Abhängigkeit wurde wesentlich erhellt durch betroffene Professionelle wie Sharon Wegscheider, Stephanie Brown, Timmen Cermak und Robert Subby, die die „National Association for Children of Alcoholics“ gründeten.

Neben dem Begriff der Co-Abhängigkeit findet sich auch der Begriff des Co-Alkoholismus. Co-Alkoholismus wird beschrieben als „Verhaltensweisen von Bezugspersonen des Alkoholkranken, die geeignet sind, seine süchtige Fehlhaltung zu unterstützen und eine rechtzeitige Behandlung zu verhindern.“ (Rennert 1990, S. 90) Neben der zusätzlichen Arbeitsbelastung, die der nichtsüchtige Partner auf sich nimmt, stellt sich auch eine massive emotionale Belastung ein: Schuld, Scham und Angst bestimmen die Atmosphäre der alkoholbelasteten Familie, die aber mit aller Gewalt gegen genau diese Gefühle ankämpft, indem sie sie verleugnet. Wenn alle Versuche, den Süchtigen von seinem Verhalten abzubringen, gescheitert sind, erfolgen hilflose Kontrollversuche oder die Absicht, ihm den eigenen Willen aufzuzwingen. Hier passiert eine ähnliche Verkennung der Realität wie sie beim Alkoholkranken vorliegt. Die Gedanken aller Familienmitglieder kreisen irgendwann zentral um den Alkohol, den sie nicht trinken, und wie sie den Süchtigen davon wegbekommen können. So entsteht co-abhängiges Verhalten, das sich auf die gesamte Familie auswirkt. Die Angehörigen beginnen, ihr Selbstwertgefühl mit dem Verhalten des Alkoholkranken zu koppeln. Trinkt er, haben sie versagt, trinkt er nicht, waren sie erfolgreich. Nichtsüchtige Partner lassen einen großen Teil ihrer Energie dort, wo sie eigentlich als Eltern gebraucht wären. Frauen etwa, Mütter und Partnerinnen, erleben sich oftmals völlig ohne Wert, wenn ihr Partner weiter trinkt und sie dies nicht stoppen können. Sie ertragen dies kaum, entfremden sich immer mehr von sich selbst und verdrängen alle Gefühle. Sie verbergen ihre Situation vor sich und ihren Familienangehörigen. Die Verleugnung der Realität durch den Süchtigen lässt sie an ihrer eigenen

Wahrnehmung zweifeln. Die Familienatmosphäre ist durch drohende Gewalttätigkeit und Spannungsgeladenheit charakterisiert. Die Familienmitglieder drohen sich gegenseitig die Schuld am Trinken des Kranken zuzuschieben, um ihren Ohnmachtsgefühlen zu entkommen, während sie sich immer stärker voneinander isolieren (Rennert in Zobel 2001). Die elterliche Liebe zum Kind kommt zu kurz und dient stattdessen oftmals ausschließlich der Bedürfnisbefriedigung der erkrankten Eltern. Diese hohe eigene Bedürftigkeit, ihren immensen Hunger nach Zuneigung, delegieren sie an ihre Kinder. Suchtkranke Eltern scheinen in besonderer Weise auf ihre Kinder angewiesen. Röhr sieht diese Co-Abhängigkeit gar als eine zwangsläufige Folge der Suchterkrankung. Diese These kann sicherlich so nur eingeschränkt angenommen werden, zumindest lässt sich, wenn wir neurowissenschaftliche Erkenntnisse zur Hilfe nehmen (Hüther 1999; Spitzer 2003) vermuten, dass Kinder in alkoholbelasteten Familien im doppelten Sinne gefährdet sind: von Co-Abhängigen umgeben, die ihnen Modell sind, drohen sie förmlich aktiv handelnd in ihre eigene Co-Abhängigkeit oder Abhängigkeit hinein zu wachsen und zugleich diese Bindungsrepräsentanz neuronal strukturell zu verankern.

1.2.3.2 Merkmale von Co-Abhängigkeit

Als typische Merkmale einer Co-Abhängigkeit gelten: Unehrlichkeit, gestörtes Gefühlsleben, Kontrollverhalten, Verwirrung, gestörte Denkstrukturen, Perfektionismus, Außenorientierung (Fremdbestimmtsein), Abhängigkeitsprobleme, Angst, Rigidität und Negativismus (Wilson-Schaef 2006). Angehörige von Suchtkranken durchlaufen, wie am Johnson-Institut herausgearbeitet wurde, einen Veränderungsprozess, der dem der Suchtkranken selbst ähnelt (Rennert 1990). In co-abhängigen Familien spielen Gefühle, die durch den Abhängigen ausgelöst werden, eine wesentliche Rolle: Angst, Scham, Schuld, Schmerz, Einsamkeit, Verletzung und Kränkung führen ein unsichtbares Regiment. Wie der Süchtige entwickelt auch die Familie Abwehrmechanismen gegen die starken, jedoch nicht erlaubten Gefühle, die in drei generalisierten Kategorien beschrieben werden können: (Rennert 1990, S. 47)

- Irreal erscheinendes Überengagement („zu gut" um wahr zu sein)
- Außerordentliche Leistungsbereitschaft (Erfolge verdecken den eigenen Schmerz und den anderer)
- Rebellion und Apathie bei rigorosem Vermeiden von Gefühlen

Am Ende des Suchtprozesses stellen Familienmitglieder fest, dass sie sich entfernen müssen vom Suchtkranken, um zu überleben. Wenn ein Familienmitglied diesen Punkt erreicht und seinen Weg aus der Familie herausgefunden hat, so wird es feststellen: Die schmerzhaften Gefühle, der defensive Lebensstil oder auch Ressentiments, die sich während der familiären Abhängigkeit herausgebildet haben, werden zu einem Bestandteil seiner Persönlichkeit (Rennert 1990).

Die Geschwister von süchtigen Kindern oder Jugendlichen stehen noch mehr im Abseits des öffentlichen Blickes als die Kinder von Alkoholikern. Auch hier wurden spezifische Rollenkompensationen untersucht (Rennert 1990). Das so genannte Elternkind übernimmt demnach die Funktionen und Aufgaben, die eigentlich im Bereich der elterlichen Aufgaben liegen, entlastet die Eltern maßgeblich und weist eine große Verwandtschaft zur von Wegscheider beschriebenen Rolle des Heldenkindes auf. Parallelen zeigen sich auch zum braven Kind sowie dem symptomatischen Kind, das dem Sündenbockkind entspricht. Einen erheblichen Einfluss auf die Ausprägung der Rolle hat die Geburtenabfolge und Dichte. Auch Geschwisterkinder von Süchtigen leiden an Scham und Schuld, am Schmerz, den sie nicht zeigen dürfen, an Einsamkeit und vor allem am Hass auf das süchtige Kind und die Eltern, den sie sich nicht erlauben.

Kaum erforscht ist die Mehrgenerationenperspektive. Kinder, deren Großeltern alkoholkrank sind, zeigen oftmals erhebliche Symptome. Diese Ursache wird noch weniger in den Blick genommen, obwohl Eltern betroffener Kinder oftmals in so unguten abhängigen Verbindungen zu ihren Eltern feststecken, dass sie als pathologisch angesehen werden können. „Die Ursprünge einer solch schwerwiegenden pathologischen Entwicklung finden sich bereits bei Eltern und Großeltern und potenzieren sich gewissermaßen von Generation zu Generation, bis es schließlich zur Manifestation des Symptoms kommt." (Rost 2005, S. 146)

1.2.4 Kindheit in einer alkoholbelasteten Familie

Ein gesundes Kind eines alkoholkranken Elternteils wird alles dafür tun, Disharmonie in der Familie auszugleichen, den erkrankten Elternteil gesunden zu lassen, ihn zu unterstützen. Kinder alkoholbelasteter Eltern möchten die Liebe ihrer Eltern erhalten. Doch schnell wird die Alkoholbelastung für Betroffene zum bestimmenden Lebensthema, da sich alles nach der alkoholerkrankten Person zu richten hat. „Die natürlichen Bedürfnisse des Kindes, zum Beispiel laut und wild zu sein, zu toben, sich gegen die Eltern aufzulehnen, Grenzen auszutesten, seine eigenen Bedürfnisse in den Vordergrund zu stellen usw., all diese für eine gesunde Entwicklung notwendigen Verhaltensweisen werden unterdrückt.“ (Röhr 2006, S. 134)

1.2.4.1 Betroffene Kinder im Lebenskontext der alkoholbelasteten Familie

Kinder sind einerseits durch den Trinkenden und seinen Alkoholkonsum mit seinen unmittelbaren Folgen (Torkeln, Schwanken, Desinteresse, Wutausbrüche etc.) betroffen, zum anderen durch das daraus resultierende soziale Klima, das ihre tagtägliche Lebensumwelt entscheidend prägt und dabei maßgeblich bestimmt, wie sie sich selbst erleben. Hier zeigten sich: (Sand 2003)

- Trennungs- und Verlusterleben
- Überforderung
- Parentifizierung
- Loyalitätskonflikte
- Altersunangemessenes Erleben und Verhalten (Ähnlich wie Süchtige nach jahrelangem Missbrauch wirken Kinder oft vorgealtert, lernen ihr Leben vernünftig, abgeklärt zu betrachten, ‚altklug' zu sehen und zu agieren.)
- Opferung der eigenen Lebenserfahrung
- Einsamkeit
- Dysfunktionale Grenzziehung
- Emotionale Wechselbäder
- Co-Abhängigkeit

1.2.4.2 Rollenverhalten

Die vorab beschriebenen Erlebens-Bedingungen von Kindern in alkoholbelasteten Familien haben Folgen: Kinder müssen Wege finden, mit diesen Lebensbedingungen zurechtzukommen. Insbesondere Black und Wegscheider haben das Anpassungsverhalten belasteter Kinder untersucht und dabei schon als klassisch einzustufende Rollenklassifizierungen erarbeitet. Die unterschiedlichen Rollen können als Coping-Strategien aufgefasst werden, um sich in einer belastenden Umwelt entweder durch aktives Handeln, Protest, innere Emigration, spaßige Ablenkung, ängstliche Anpassung und/oder Gefühlsvermeidung selbst zu schützen. Diese Rollen wurden in abgewandelter Form von anderen Autoren ähnlich belegt und erweiternd ergänzt (Black 1988; Ackermann 1983; Lambrou 2004; Jakob 1991). Fast karikierend dargestellt, verdeutlicht die Überspitzung typische Ausprägungen, wie sie in der Regel nicht in „Reinkultur" in der Realität anzutreffen sind:

Held

Das „Heldenkind" versucht der belastenden Situation durch Engagement und erfolgreiches Verhalten entgegenzutreten. Oft handelt es sich um das älteste Kind der Familie. Es schützt sich vor den Gefühlen der Hilflosigkeit und Angst durch aktives „in die Hand Nehmen" von Aktivitäten und die Übernahme von Verantwortung. Durch seinen Erfolg erfährt die alkoholbelastete Familie oftmals von außen Wertschätzung. Gefühle von Ärger, psychosomatische Probleme und zuweilen exzessiver Perfektionismus sind nach Wegscheider der Preis dieser Rolle (Wegscheider 1988).

Sündenbock

Das zweitgeborene Kind übernimmt häufig die Rolle des Sündenbocks und neigt zu Rebellion und Auflehnung. Durch sein oppositionelles Auftreten bekommt dieses Kind vor allem negative Aufmerksamkeit, manchmal nimmt es später selbst Drogen oder Alkohol. Es kommt mit dem Gesetz in Konflikt und lenkt auf diese Weise vom Alkoholproblem der Familie ab. Es leidet unter geringem Selbstwert, sein Auftreten ist von Trotz, Wut und Feindseligkeit bestimmt.

Das verlorene Kind

Das verlorene Kind ist oft das drittgeborene einer Familie. Es zieht sich in seine eigene Welt zurück, wirkt eher unauffällig, fühlt sich einsam und bedeutungslos. Es hat Schwierigkeiten mit Entscheidungen, bekommt wenig Aufmerksamkeit, geht Konflikten aus dem Weg.

Clown

Oftmals ist es das jüngste Kind, das durch seine humorvolle Extrovertiertheit auffällt. Da es unterhaltsam und lustig wirkt, bekommt es viel Aufmerksamkeit, ist aber auch ängstlich, unreif und wenig belastbar. Oftmals sind Anzeichen von Hyperaktivität zu erkennen. Aufgrund seines Alters wird die familiäre Situation gerade vor ihm verborgen, es spürt jedoch, dass etwas nicht stimmt und entlädt seine Spannungen in spaßigen Aktionen.

Ackermann fügt den vorab beschriebenen Rollenmodellen noch das Chamäleon, den Übererwachsenen, den Distanzierten und den Unverletzten hinzu, womit er als einer der ersten die Perspektive auf das unbeschadete Überstehen dieser Familiensituation richtet (Ackermann 1983). Auch Zobel weist in aktuellen Untersuchungen ausdrücklich auf die Kompetenzen hin, die belastete Kinder zugleich in diesen Rollen erlernen. Insgesamt zeigten sich folgende Benachteiligungen gegenüber Kontrollgruppen: (Zobel 2006)

- Schlechtere Leistungen in Intelligenztests und beim sprachlichen Ausdrucksvermögen
- Häufig schlechte Leistungen und unangemessenes Verhalten in der Schule
- Vermehrt Hyperaktivitäts- und Aufmerksamkeitsstörungen
- Häufiger Störungen des Sozialverhaltens
- Mehr Ängste und depressive Symptome
- Betroffene sind öfter sexuellem Missbrauch ausgesetzt
- Sie neigen eher zu somatischen und psychosomatischen Symptomen

Insbesondere ein Zusammenhang zwischen Essstörung und Alkoholerkrankung der Eltern wurde in mehreren Studien nachweislich. Es zeigte sich eine genderspezifische Häufung: Töchter von alkoholerkrankten Vätern klagten neben einer gehäuften Vulnerabilität für Essstörungen vermehrt über körperliche Unzufriedenheit. Männliche Betroffene trugen ein hohes Risiko, selbst Alkoholiker zu werden (Zobel 2006).

1.2.5 Hilfreiche Resilienzen

Der Majorität der entwicklungspathologischen Forschung wurde ein zu enger, nur auf die Störung der Kinder gerichteter Blick vorgeworfen. Insbesondere Kagan (1984) und Wolin/Wolin (1996) stellen dem ein Challenge-Modell gegenüber, das – eine eher salutogenetische Sichtweise forcierend – Resilienzen in den Mittelpunkt der Betrachtung stellt. „Werden die familiären Erlebnisse und Erfahrungen vom Kind primär als Herausforderung (challenge) wahrgenommen, widerstehen die Kinder den krank machenden Einflüssen der Familienumgebung und zeigen in ihrer weiteren Entwicklung Stärken und Resilienzen. Wenn die Familienumgebung allerdings in erster Linie als schädigend wahrgenommen wird, liegt dagegen die Entwicklung von Störungen nahe." (Zobel 2006, S. 55) Die subjektive Wahrnehmung und Bewertung der Kinder wird somit als entscheidender Faktor für ihre weitere Entwicklung angesehen. Wolin/Wolin beschreiben nach umfangreichen Forschungen sieben hilfreiche Resilienzen: (Wolin/Wolin nach Zobel 2006, S. 55f.)

Einsicht

Die Einsicht des Kindes, dass in der Familie etwas nicht stimmt, wird von außen bestätigt und unterstützt. Es erhält Informationen über die Krankheit „Alkoholismus" und lernt, die Auswirkungen nicht auf sich zu beziehen, sich nicht minderwertig und schuldig zu fühlen.

Unabhängigkeit

Innere und äußere Distanz zu den häuslichen Vorgängen verschaffen eine größere Unabhängigkeit. Unternehmungen und ein soziales Netz außerhalb der Familie haben sich als sehr hilfreich erwiesen. Auch positive Erfolge im Sport oder anderen Bereichen können zu mehr Unabhängigkeit führen. Die Loslösung von der Familie bleibt für diese belasteten Kinder eine besonders schwierige Lebensaufgabe, von der es aber maßgeblich abhängt, ob sie ihre eigenen Entwicklungsaufgaben in ausreichendem Maße erfüllen können, ohne dass ihre Energie durch die Konzentration auf den Alkoholkranken und die damit verbundenen Probleme absorbiert ist.

Bindungsfähigkeit
Der Aufbau von Bindungen außerhalb der alkoholbelasteten Familie ist in vielfacher Hinsicht wichtig. Kinder sollten andere Erwachsene als Modelle erleben können, etwa Erwachsene, die sich für ihre Kinder interessieren, andere Familienregeln kennen lernen, etwa dass in Familien Alkohol nicht das Wichtigste ist. Positive Erfahrungen außerhalb können Kinder ermutigen, Bindungen einzugehen, die auf Gegenseitigkeit beruhen. Bindungsfähigkeit stellt einen maßgeblichen protektiven Faktor dar.

Initiative
Das spielerische Erforschen der Umwelt kommt für belastete Kinder oftmals zu kurz. Ihr Zugehen auf die Welt ist oftmals von Entwertung begleitet. Hier braucht es Ermutigung, die die Eigeninitiative stärkt und anregt. Es erfordert wiederholte Bestätigung für die Richtigkeit ihres Handelns und Fühlens.

Kreativität
Als hilfreich für Betroffene erwies sich Raum zum Austoben und Ausprobieren, das Sammeln spielerischer Erfahrungen. Es bieten sich vor allem künstlerische Arbeiten an, damit das Kind sein Befinden ausdrücken und mitteilen kann. Hier besteht die Chance, etwas zu erschaffen, das das Kind als besonders und wichtig auszeichnet.

Entwicklung von Humor
Das Leben für Kinder aus alkoholbelasteten Familien ist von großem Ernst und Schwere geprägt. Lachen und Leichtigkeit wurden oftmals verlernt. Humor kann emotionalen Abstand zum belasteten Elternhaus verschaffen und Vergessen für Augenblicke ermöglichen. In der etymologischen Betrachtung zeigt sich die „Feuchtigkeit der Tränen", also die Leidenserfahrung Betroffener, gleichsam als mitschwingender Zusammenklang.

Aufbau von Moral
Kinder aus alkoholbelasteten Familien leben oft in einem instabilen ethischen Rahmen. Was heute als wichtig und richtig, für gut oder böse erklärt wurde, hat morgen unter dem Einfluss von Alkohol keine Geltung mehr. Den Kindern fehlt ein klarer und eindeutiger Maßstab für ein angemessenes oder un-

angemessenes Verhalten, an dem sie sich orientieren können. Oft fehlen auch grundlegende Prinzipien, da sie unter Alkoholgenuss innerfamiliär ständig variiert werden (etwa: man schreit nicht herum, unter Alkoholeinfluss aber doch). Es zeigte sich als wesentlich, Kindern beim Aufbau von Moral zu helfen, damit grundlegende Bewertungen überhaupt vorgenommen werden können.

1.2.6 Erwachsene Kinder aus alkoholbelasteten Familien

Erwachsene, die über einen längeren Zeitraum familiärer Alkoholbelastung ausgesetzt waren, zeigten Spuren dieses Erlebens. Janet Woititz ermittelte in ihrer Arbeit mit Betroffenen Zuschreibungen, die auch zum Teil in empirischen Forschungen nachgewiesen werden konnten (Zobel 2006; Klein/Zobel 1998/2001). Erwachsene(n) Kinder von Alkoholkranken:

- zeigen eine allgemeine Verunsicherung in Bezug auf Wertmaßstäbe,
- fällt es schwer, ein Vorhaben von Anfang bis Ende durchzuführen,
- haben Probleme mit dem Aufrichtigsein,
- verurteilen sich gnadenlos,
- fällt es schwer, Spaß zu haben,
- nehmen sich sehr ernst,
- haben Schwierigkeiten mit intimen Beziehungen,
- zeigen eine Überreaktion bei Veränderungen, auf die sie keinen Einfluss haben,
- suchen ständig Anerkennung und Bestätigung,
- haben meistens das Gefühl, anders zu sein als andere Menschen,
- sind entweder übertrieben verantwortlich oder total verantwortungslos,
- sind extrem zuverlässig, auch wenn offensichtlich ist, dass etwas oder jemand diese Zuverlässigkeit gar nicht verdient hat,
- sind impulsiv, was zu überstürzten und unüberlegten Handlungen führt, sie selbst in Verwirrung versetzt, Selbstverachtung und Gefühle von Kontrollverlust erzeugt. Sie brauchen viel Energie, um angerichtetes Durcheinander wieder zu beheben.

Deutlich auffällig zeigten sich erwachsene Betroffene bezüglich klinisch relevanter Störungen wie Angststörungen oder Depressionen, während ein anderer Teil der Betroffenen keine Störungen zeigte und über angemessene Strategien zur Lebensbewältigung verfügte. Die Auswirkungen der Belastung waren dann besonders groß, wenn andere Faktoren wie elterliche Psychopathologie (Depression, antisoziale Persönlichkeitsstörung, Vernachlässigung, sexueller Missbrauch), zwei abhängige Elternteile, geringer ökonomischer Status oder fehlende emotionale Bindung zum nichtabhängigen Elternteil hinzukamen (Zobel 2006). Das Erleben der erwachsenen Betroffenen scheint allerdings durch die Alkoholbelastung der Familie bestimmt zu sein. Sie schätzten ihre Kindheit und Jugend deutlich aversiver ein als Kontrollgruppen. „Sie fühlten sich öfter unglücklich, unbehütet und unsicher und schätzten ihre Umgebung als eher chaotisch ein." (Zobel 2006, S. 106) Die Eltern wurden als negativ, verständnislos und wenig liebenswert geschildert. Erwachsene Betroffene hatten deutlich öfter körperliche und seelische Gewalt erlebt (Zobel 2006). Sie zeigten auf ihre aktuelle Situation bezogen mehr negative Stimmungen und weniger Lebensfreude. Ebenso beschrieben sie ihren Umgang mit Suchtmitteln problematisch. Bezogen auf Stärken und Schwächen schnitten sie jedoch nicht schlechter ab als Vergleichsgruppen.

Die ausgeprägte negative Grundgestimmtheit mag einer der Gründe sein, warum, neben dem Lernen an ihren elterlichen Vorbildern, erwachsene Kinder aus alkoholbelasteten Familien ein erhöhtes Risiko tragen, selber zu Trinkern werden. Studien zur Transmission ergaben eindeutige Zusammenhänge. Besonders Söhne zeigen diesbezüglich eine erhöhte Vulnerabilität. Das Risiko für Töchter zeigte sich diesbezüglich gegenüber Vergleichsgruppen kaum erhöht. Auch physiologische und subjektive Reaktionen auf Alkohol müssen als Erklärungshypothesen untersucht werden.

Die in der Fachliteratur immer wieder aufgeworfene Frage, ob Kinder aus alkoholbelasteten Familien „anders" seien, hängt letztlich maßgeblich von einem Bündel an Faktoren ab. Als wichtig erwies sich: (Zobel 2006)

- in welchem Alter chronifizierte Abhängigkeit des Familienmitgliedes eintrat, ob es längere abstinente Phasen gab,
- ob Co-Morbidität der Eltern vorliegt und wirksam wird (etwa eine depressive Erkrankung),
- wie sich die Abhängigkeit auf die Eltern-Kind-Beziehung ausgewirkt hat,
- welche protektiven Faktoren wirksam wurden,

- ob kritische Lebensereignisse eintraten,
- welche Lebensentscheidungen das Kind treffen konnte (etwa die Übernahme eines negativen Selbstkonzepts oder die Übernahme von Verantwortung für andere).

Zusammenfassend lässt sich festhalten, dass ein Teil der belasteten Menschen äußerlich Auffälligkeiten in der Verhaltensebene zeigt, andere nicht; ein Teil der belasteten Menschen Störungen psychischer Art davontragen, andere nicht – das innere Erleben und Leiden an der familiären Situation scheint Betroffenen gemeinsam zu sein und ist wenig erforscht.

1.2.7 Frühkindliche Entwicklung und Alkoholbelastung

Mit der Entdeckung der Bedeutung frühkindlicher Entwicklung und Bindung rückten auch Phänomene in den Blick, die eine schwere Last und besondere Bürde für Kinder aus alkoholbelasteten Familien darstellen können: Sowohl die Alkoholembryopathie, in der sich starke körperliche Folgen eines Alkoholmissbrauchs in der Schwangerschaft äußern, insbesondere aber auch Alkoholeffekte, wie sie sich in gestörten frühkindlichen Bindungsentwicklungen manifestieren, zeigten sich als spezifische Belastung der Kinder von alkoholkranken Eltern.

1.2.7.1 Zur Bedeutung der frühkindlichen Bindung

Bowlbys bahnbrechende Erforschungen der Bindungsstile (grundlegend kategorisiert in den Typisierungen „unsicher-vermeidend, sicher-gebunden, ambivalent-unsicher“) (Bowlby 2008) und Ainsworths Ergebnisse des Fremde-Situationstests (Ainsworth 1978) wurden bis in die 90er Jahre hinein in der suchttherapeutischen Arbeit stark vernachlässigt (Trost 2003). Erstaunlicherweise zeigten sich die mit bereits 12 Monaten zu beobachtenden Bindungsmuster als bester Prädikator für die allgemeine Anpassung des Kindes. Eine durch sensible und emotional interaktive Pflege vermittelte, sichere Bindungsentwicklung ist somit der wichtigste Schutzfaktor für die psychosoziale Gesundheit des Kindes. In der Musiktherapie leisteten insbesondere entwicklungspsychologisch orientierte Therapeut/innen einen wichtigen Beitrag zur Erforschung interaktiven Eltern-Kind-Verhaltens (Schumacher 1996/1999; Schumacher/Calvet-Kruppa 2005/2006). Neben Mangelernährung und

Wachstumsstörungen, einer hohen Prävalenz von Infektionskrankheiten wie etwa Hepatitis, plötzlichem Kindstod, neonatalem Entzugssyndrom durch intarauterin erworbene körperliche Abhängigkeit, sind psychosoziale Risiken durch Suchtbelastung im frühkindlichen Stadium als massiv einzustufen: (Trost 2003)

- Störungen im Aufbau einer förderlichen Mutter-Kind-Beziehung durch emotionale Instabilität, schwankende Zuwendungsbereitschaft und gehemmtes Elternverhalten,
- Diskontinuität in der basalen Versorgung (führt bei 30 Prozent der Neugeborenen zur Herausnahme aus der Familie direkt nach der Geburt, bei 20 Prozent im Verlauf der ersten Lebensjahre),
- komorbide Störungen wie Depressivität, Borderline-Störung und antisoziales Verhalten bei bis zu 70 Prozent der betroffenen Frauen,
- mangelnde Entwicklungsanregung, die sich als motorische, sprachliche, kognitive oder emotionale Entwicklungsverzögerung auswirken kann.

1.2.7.2 Postnatale Disposition in der alkoholbelasteten Familie

Unter günstigen Voraussetzungen kommt es in den Wochen nach der Geburt, wie es Papousek und Papousek ausdrücken, zur Komposition der dispositionellen Partitur durch eine individuell abgestimmte Orchestrierung (Papousek/Papousek 1999), indem Säugling und Mutter (Vater) in einen gelungenen interaktiven Tanz eintreten. Säuglinge sind, wie in der Säuglings- und Kleinkindforschung nachgewiesen wurde, kompetente und differenziert handelnde Wesen von Anfang an. Das ehemals verbreitete Grundbild vom dumpfen Baby, das nur auf Nahrungsaufnahme aus ist und – insbesondere aus der psychoanalytischen Perspektive – vom Lustprinzip gesteuert ist, lässt sich in dieser Vereinfachung nicht aufrechterhalten. „Postnatal erfährt und erlebt das Kind die Zeit bis zum Ende des 2. Lebensjahres (Sprachschranke) weiter in einer elementar auditiv-musikalisch geprägten Interaktion. Die Bandbreite der Gefühlsentwicklung und ihrer Kommunizierung mit den Bezugspersonen erfolgt im lautlichen-auditiv-musikalischen Elementarbereich des sich ständig verfeinernden Dialogs mit der Umgebung.“ (Decker-Voigt 2005, S. 16)

1974 prägte Winnicott den Begriff des „Holdings“. Dieses „Halten“ schützt nach Winnicotts Auffassung vor physischer Beschädigung. Der immer gleiche, sensible Ablauf der Pflege und des Hautkontaktes vermittelt das Gefühl gewährleisteter Sicherheit durch die Bezugsperson. Das Baby muss den postnatalen Anpassungsprozeß an die Umwelt leisten und ist dabei auf die Interaktion mit seinen Eltern angewiesen. Papousek leistete verdienstvolle Arbeit in der Erforschung der elterlichen Feinfühligkeit. Ainsworth verfeinerte diese Sicht. Sie beschreibt feinfühliges Verhalten der Bezugspersonen als Fähigkeit, die Signale des Kindes in Belastungs- und Gefährdungssituationen richtig zu interpretieren und prompt und angemessen darauf zu reagieren (Ainsworth 1978). Zwischen Mutter und Kind entwickelt sich im günstigen Fall kommunikative Zwischenleiblichkeit und zwischenleibliche Resonanz, Interaffektivität (Fuchs 2008). Säuglinge entwickeln ein interaktives Gedächtnis für diese leiblich-affektive Kommunikation. Die entstehenden Bindungsbezüge werden als Repräsentationen neuronal im Hirn abgespeichert. Mütter können dabei eigene Bindungserfahrungen unbewusst in diesen Prozess einfließen lassen. Insbesondere bei suchtbelasteten Eltern kann es zur Reinszenierung dysfunktionaler Beziehungsmuster kommen (Trost 2003). Trost stellte in umfassenden Untersuchungen an betroffenen Müttern und ihren Kleinkindern fest, dass die meisten süchtigen Eltern nicht über ausreichende Bindungsrepräsentationen verfügten und somit stark gefährdet seien, diese an ihre Kinder weiterzugeben. Fraiberg prägte für diese biografischen Bindungslasten den Begriff der „Gespenster im Kinderzimmer“; die den Aufbau einer gelungenen Anbindung stark beeinträchtigen könnten (Fraiberg/Adelson/Shapiro nach Buchheim 2005). Da Suchtbabys zudem häufig unter Regulationsstörungen leiden, also vermehrt schreien und Schlaf- und Fütterungsstörungen zeigen, sei die Eltern-Kind-Beziehung zusätzlich belastet. Dies ist wenig dienlich für ein positives Interaktionsklima zwischen Eltern und Kindern. Der Tanz zwischen Eltern und Kindern kann ins Stocken geraten. Auf elterlicher Seite ist zugleich ein Vermeiden von entspannten Zwiegesprächen mit dem Säugling zu beobachten. Der Interaktionsprozess zeigte Mangel an spielerischen Elementen, Ignorieren oder zögerndes Beantworten von kindlichen Signalen, rationale und dirigistische Interventionen, alle Phänomene konstant und stereotyp auftretend (Trost 2003). Im ungünstigen Falle kommt es zu einer reaktiven Bindungsstörung.

1.2.7.3 Coping im Säuglingsalter

Zentrale Lebens-Lern-Aufgaben, wie die sensomotorische Entwicklung (Bewegung, Hören etc.), die emotional-kognitive Entwicklung (Aufmerksamkeitsregulation, Lächeln, Resonanz) und die sozial-kommunikative Entwicklung (Selbstwert und die Selbstwirksamkeit) können frühzeitig massiv gestört werden, wenn der Tanz zwischen Müttern und Säugling nicht gelingt. Brazelton wies schon bei Säuglingen im Alter von vier Wochen Coping-Strategien nach: (Dornes 1993)

- Der Säugling schrumpft zusammen und wendet sich ab (Flucht).
- Er versucht das Unangenehme wegzutreten (Kampf).
- Er schaut ins Leere und schläft ein (Verleugnung).
- Er fängt an zu weinen oder zu schreien (Protest, Verzweiflung).

Häufig geht mit der Suchterkrankung, insbesondere von Müttern – zudem bereits im Säuglingsalter – eine starke Vernachlässigung einher, die massive lebensbeeinträchtigende Folgen haben kann: Defizite zeigten sich bei betroffenen Kindern im kognitiven Leistungsbereich ebenso wie in der Ausbildung emotionaler Fähigkeiten. „Sie schätzen sich beispielsweise selbst als wenig liebenswert ein, außerdem leiden sie häufiger unter Ängsten und Depression. Das Risiko für depressive Erkrankungen, Suizidalität und Suchterkrankungen steigt erheblich durch die Erfahrung der Vernachlässigung." (Koch 2007, S. 48) Zudem steht zu befürchten, dass gerade in suchtbelasteten Familien Menschen zu Erziehern und Eltern werden, die unbewältigte Probleme ihrer eigenen Kindheit an ihre Kinder weitergeben. Derartig betroffene Eltern, und diese sind im Bereich des Alkoholismus vermehrt anzutreffen, projizieren häufig negative Gefühle auf ihre Babys. Sind Mütter selbst etwa durch Erlebnisse in belasteten Herkunftsfamilien traumatisiert, suchen sie beim eigenen Kind nach der Zuwendung und Aufmerksamkeit, die sie als Kind nie hatten, und die sie nun eigentlich ihrem Baby schenken müssten. Es findet ein Rollentausch in der Beziehung statt (Meise 2007). Insbesondere unverarbeitete Traumata aus der eigenen Kindheit stellen eine besondere Gefährdung dar. Oft wird schon durch die Geburt des Säuglings die traumatisch besetzte „Erinnerungskiste" angestoßen, deren Affektbesetztheit sich in Gewalttätigkeit gegenüber Säuglingen äußern kann (Brisch/Hellbrügge 2003).

1.3 Wie Kinder lernen – neurowissenschaftliche Aspekte

Kinder entwickeln sich, indem sie lernen. Ihre Gehirne befinden sich in einem Prozess fortwährender Veränderung, der durch neue Entwicklungen bildgebender Verfahren (Magnetresonanztomografie) inzwischen sichtbar zu machen ist. Auf Gefahren einer reduktionistisch-gehirnorientierten Forschung verweist der Psychiater und Leibphilosoph Fuchs (Fuchs 2008). Nichtsdestotrotz konnten in den letzten zehn Jahren teilweise bahnbrechende und umwälzende Erkenntnisse im Bereich der Hirnforschung gewonnen werden. Es wurde möglich, Aktionspotenziale menschlicher Hirne aufzuzeigen, denn verkürzt gesagt ist alles im Gehirn letztlich Impuls. Die Überleitung der Impulse läuft über Synapsen. Die Stärke der Übertragung dieser Impulse hängt von der Größe dieser Synapsen ab; die Größe der Synapse wiederum von ihrer Nutzung. Lernen und Entwicklung ist somit aus neurowissenschaftlicher Sicht nichts anderes als die Bildung von Synapsenoberflächen, (Spitzer 2003) deren Verschaltungen – verwenden wir ein stark vereinfachendes Bild – mehr oder weniger tief ausgetreten „Trampelpfaden“ im Gehirn gleichen.

Forschungen an Kindern aus alkoholbelasteten Familien aus neurowissenschaftlicher Sicht liegen bislang nicht vor. Zentrale allgemeine Forschungsergebnisse, die für den Bereich der Arbeit mit Kindern aus alkoholbelasteten Familie von Bedeutung erscheinen, werden in der Zusammenschau dargestellt. Auch wenn viele Ergebnisse bislang nur in Tierversuchen nachgewiesen werden konnten, scheint es sinnvoll, zentrale neurowissenschaftliche Erkenntnisse in den Zusammenklang für Betroffene zu bringen.

1.3.1 Lernen am elterlichen Modell

Lernen findet nicht nur in der Schule statt, sondern immer und überall. Am meisten lernen Kinder am Modell. „Wenn neuronale Netzwerke die Verhältnisse in biologischen Gehirnen abbilden und wenn daher Organismen aus Beispielen lernen und nicht dadurch, dass man ihnen (wie etwa einem Computer) eine Regel einprogrammiert (...) dann bedeutet dies für die Erziehung, dass sie nicht durch Predigten, sondern durch Beispiele erfolgt.“ (Spitzer 2006, S. 21) „Kinder brauchen Wärme, Struktur und die richtigen Erfahrungen, vor allem im Umgang mit anderen Kindern ... Hier sind Menschen, die den Kindern kontinuierlich ein Modell vorleben, als Bezugspersonen unersetzlich." (Spitzer 2000, S. 331) Dies gilt auch für das so wichtige Feld des Aufbaus von Moral und Ethik. Sie wird im Handeln, im aktiven Tun, am Vorbild erlernt. „Ethik verhält sich zum richtigen Tun wie Grammatik zum richtigen Sprechen." (Spitzer 2003, S. 356)

Folgerung:
Alkoholbelastete Kinder werden nicht nur das Trinkverhalten ihrer Eltern erlernen, sondern sie sind stark gefährdet, auch die Konfliktlösungsmodelle und die emotionale innere Landschaft ihrer Eltern als Modell zu nehmen und neuronal zu verankern.

1.3.2 Wiederholung als Basiserfahrung neuronaler Bahnungsprozesse

Hüther vergleicht die Bahnungsvorgänge im Gehirn mit Verkehrs- und Leitsystemen. „Wenn die bei jeder kontrollierbaren Streßreaktion stattfindende Aktivierung des großen noradrenergenen Leitsystems dazu führt, dass all diejenigen Verschaltungen, die in unserem Gehirn zur Bewältigung einer Herausforderung genutzt werden, besser ausgebaut, gebahnt und effektiver gemacht werden, können durch häufig auftretende, gleichartige und immer wieder durch die gleichen Reaktionen und Verhaltensweisen bewältigbare Belastungen aus anfangs noch recht holprigen Feldwegen, gut ausgebaute Straßen und aus flotten Straßen rasante Autobahnen für den Informationsfluss in unserem Gehirn entstehen." (Hüther 1999, S. 67)

Diese Bahnungsprozesse sind umso tiefgreifender und nachhaltiger, je früher und häufiger entsprechende Verschaltungen aktiviert werden. „Ist aus einem ehemaligen Feldweg erst einmal eine schöne breite Straße oder gar eine Autobahn geworden, auf der man schnell von hier nach dort kommt, fahren auch viele hier entlang, selbst dann, wenn sie gar nicht dorthin wollen, wohin sie führt." (Hüther 1999, S. 25)

Folgerung:
Ebenso wie die eingefahrenen Spurrillen im Gehirn immer wieder gefahren werden können, ist es auch möglich, Kindern aus alkoholbelasteten Familien neuartige Erfahrungen durch andere Bezugspersonen oder mediale Erfahrungen zu ermöglichen. Die eingetretenen „Trampelpfade", etwa der Angst

und Ohnmacht, können ent-lernt werden. Andernfalls drohen diese Kinder auch als Erwachsene auf den Spurrillen der Krise zu fahren.

1.3.3 Menschliche Interaktion als Faktor für Lernen und Entwicklung

Welche Verschaltungen im Gehirn aktiviert werden, hängt maßgeblich von der sozialen Interaktion ab. Der einzige Maßstab des Kindes für die Bewertung des Erfolges seiner Bemühungen ist die Einschätzung und Beurteilung seiner Bemühungen durch ihm nahe stehende Personen (Hüther 1999, S. 68). Das kindliche Gehirn folgt dem grundsätzlichen Prinzip, neue Interaktionen (neuronale Verbindungen und synaptische Verschaltungen) nur auf der Grundlage bereits vorhandener Interaktionsmuster zu bilden. Die Verbindung nach außen zur Welt macht eine Änderung in der Eigendynamik des Gehirns notwendig, etablierte Verschaltungen werden von außen beeinflussbar. „Mehr noch, da nun durch sensorische Eingänge getriggerte Erregungsmuster dazu führen, daß bestimmte neuronale Verschaltungsmuster stabilisiert werden können, hängt die Stabilität dieser Verschaltungen von den jeweiligen sie stabilisierenden Eingängen und Erregungsmustern ab. Von diesem Zeitpunkt ab läuft die Hirnentwicklung nicht mehr autonom gegenüber sensorischen Impulsen, sondern sie wird durch die sensorischen Eingänge aus der Außenwelt bestimmt und bleibt von ihnen abhängig." (Hüther/ Bonney 2003, S. 29) Hüther definiert Liebe als ein Naturgesetz und das Gehirn als „Sozialorgan" (Hüther 1999). Die Vernetzung und Ausformung des Hirns ist auch in dieser Hinsicht nutzungsabhängig. Bei mangelnder Zuwendung bleiben Kinder unter ihren Möglichkeiten zu psychosozialer Kompetenz, Liebes- und Lernfähigkeit. Was uns Menschen umtreibe, seien nicht Fakten und Daten, sondern Gefühle und andere Menschen: ihre Geschichten (Spitzer 2003). Lernen und Entwicklung wird als abhängig von emotionaler Bewertung angesehen. Bindungen sind dabei die wichtigsten Ressourcen zur Bewältigung von Unsicherheit und Stress.

<u>Folgerung:</u>

Das soziale Klima, in dem Betroffene aufwachsen, wird entscheidend sein für ihre weitere Entwicklung. Es wird vonnöten sein, Eltern in die therapeutische Arbeit nach Möglichkeit mit einzubeziehen, um in diesem therapeutischen

Rahmen eine andere Interaktion und neuartige Beziehungsqualitäten möglich werden zu lassen. Es scheint weniger um das Vermitteln von Einsichten, sondern um die Interaktion zwischen den Eltern und ihren Kindern, zwischen Therapeut/innen und Klient/innen zu gehen.

1.3.4 Spiegelneuronen in ihrer Bedeutung für kindliches Lernen

Eine besondere Bedeutung kommt der Entdeckung von Spiegelneuronen zu. Sie erlauben es vermutlich, dass sich Menschen in andere hineinversetzen können (Breuer 2002). Der Forscher Hitchinson wies nach, wie eine Patientin auf das Pieksen mit einer Nadel in ihren eigenen Finger neuronal ähnlich mit dem Feuern einer Einzelzelle reagierte wie auf das Zusehen, als sich der Forscher in den Finger piekste (Bauer 2006) – eine bahnbrechende Entdeckung. „Spiegelneutronen sind Nervenzellen in einer Doppelfunktion. Einerseits sind sie an sensorischen oder motorischen Funktionen des Gehirns beteiligt – wie es bei den Schmerzzellen der Fall ist. Andererseits spiegeln sie Vorgänge, die wir in unserer Umgebung beobachten, in einer Art neuronaler Simulation nach.“ (Breuer 2002, S. 70) Bauer fokussierte diesen Aspekt durch den Buchtitel „Warum ich fühle, was du fühlst.“ (Bauer 2006)

Folgerung:

Kinder aus alkoholbelasteten Familien brauchen andere Bezugspersonen, die empathisch zu ihnen in Kontakt treten. Der schädigende Ablauf von Entwertung und permanenter Unsicherheit der Beziehung muss dringend durchbrochen werden, indem andere Menschen anbieten, was den erkrankten Eltern fehlt. Das Vorhandensein der Spiegelneuronen legt nahe, dass betroffene Kinder liebend die innere Landschaft des betroffenen Elternteils mit erleiden. Davon braucht es Pausen und Erholung sowie frühzeitig andere Erfahrungen.

1.3.5 Lernen in der Interdependenz von Körper, Seele und Geist – leibliche Determinierung

Eine Trennung zwischen Denken und Fühlen ist ein gedankliches Konstrukt, das mit den tatsächlichen Vorgängen in menschlichen Gehirnen wenig gemein hat. Hirnforscher fanden heraus, „dass Großhirnrinde und limbisches System eine unauflösliche Einheit bilden und dass Kognition nicht möglich ist ohne

Emotion, dem erlebnismäßigen Ausdruck des Prozesses der Selbstbewertung des Gehirns.“ (Roth 1997, S. 178) Jedes Lernen ist zunächst eine Sinneswahrnehmung. Informationen, Eindrücke, Ereignisse treten als Sinneswahrnehmungen an das Gehirn heran und werden dann in Impulse verwandelt. Damit ein Mensch von den einströmenden Fakten und Zahlen, Daten, Ereignissen nicht völlig überschüttet wird, muss eine Filterung und Sortierung stattfinden. Das Wissensgedächtnis arbeitet hier eng mit den Teilen für Gefühl und Antrieb zusammen. In den Verbindungen zwischen limbischem System und Großhirnrinde wird alles nach Bewertungskriterien sortiert. Gelernt wird, was neu und wichtig erscheint. Dieser Zusammenhang ist ein ungeheuer komplexer Vorgang, der in seiner versuchten Beschreibung immer eine ebenso ungeheuerliche Vereinfachung darstellen muss. Jedes Denken ist eng mit Emotionen und Fühlen verknüpft und ein körperlicher Prozess. Diese Komplexität pointiert Damasio wie folgt: „Die Seele atmet durch den Körper und Leiden findet im Fleisch statt, egal, ob es in der Haut oder in der Vorstellung beginnt.“ (Damasio 1997, S. 19)

Folgerung:
Wenn Kinder und Erwachsene in belasteten Familien aufwachsen, so ist davon auszugehen, dass diese Belastung sie leiblich, körperlich, seelisch und geistig beeinträchtigen kann. Wenn das Fühlen belastet ist, so wird dies Folgen für das Denken haben und wiederum nicht spurlos am Körper vorbei gehen. Ebenso ist anzunehmen, dass belastende Faktoren auf körperlicher Ebene einen Ausdruck finden können, die etwa mit Worten und in anderer Art und Weise nicht mit zuteilen sind

1.3.6 Lernen im biografischen Zeitfenster

In Tierversuchen fanden Hirnforscher heraus, dass es für das Lernen bestimmter Fähigkeiten sogenannte „kritische Zeitfenster“ gibt. Um im Bild der bereits beschriebenen Spuren und Trampelpfade im Gehirn zu bleiben: Es lässt sich sagen, dass die Spuren, die im kindlichen Alter angelegt werden, deutlich tiefer und massiver sind als die im späteren Erwachsenenalter.

„Frühe Sinneseindrücke, Erfahrungen und Lernprozesse werden hirnbiologisch dazu benutzt, die Entwicklung und Ausreifung der noch unreifen funktionellen Schaltkreise im Gehirn zu optimieren. Während dieser kritischen oder sensiblen Zeitfenster werden die Denkkonzepte, die ‚Grammatik' für späteres Lernen, und auch die mit jedem Lernprozess untrennbar verknüpfte emotionale Erlebniswelt angelegt." (Braun 2004, S. 2.) Versäumnisse in diesen Phasen wiegen ungleich schwer. „Demzufolge liegt es auf der Hand, dass Versäumnisse während der kritischen Entwicklungszeitfenster, also das Vorenthalten von Gefühlen, Spielen, Erfahrungen und Lernen und den damit gekoppelten Erfolgs-(Glücks-) Erlebnissen oder das Erzeugen von Entmutigung und Frustration, die Ausreifung der lernrelevanten Hirnsysteme negativ beeinflussen müssen." (Braun 2004, S. 2) Hierbei kommt der Entwicklung des limbischen Systems eine maßgebliche Rolle zu. Störungen in der Entwicklung des limbischen Systems – so wurde in Tierversuchen nachgewiesen – zeigten sich verantwortlich für die emotionale Steuerung des Verhaltens sowie für Lern- und Verhaltensdefizite. Bauer konnte in Tierexperimenten nachweisen, dass sich die Plastizität, also Veränderbarkeit des Gehirns, sowohl negativ wie positiv auswirken kann (Bauer 2006). Besonders frühe Erfahrungen prägen das Gehirn am nachhaltigsten. Ratten und Hühnerküken zeigten bei wiederholter oder ständiger Trennung von den Eltern während früher Entwicklungsphasen einen deutlich reduzierten Stoffwechsel im präfrontalen Cortex und anderen limbischen Hirnregionen, die sowohl bei der Wahrnehmung von emotionalen Signalen (Mimik, Sprache) als auch bei der Steuerung emotionaler Verhaltensweisen eine wichtige Rolle spielen (Bauer 2006). „Das Gehirn von Wirbeltieren einschließlich des Menschen wird, gewissermaßen als Sicherheitsfaktor, mit einem Überschuß von Nervenzellen und synaptischen Verschaltungen geboren. Die Natur betätigt sich nun gleichermaßen als ‚Bildhauer', der aus einem groben, unstrukturierten Stein durch Wegnahme überflüssigen Materials eine vollendete Statue erschafft. Aus dem Überangebot der neuronalen Verschaltungen werden diejenigen Synapsen, die durch frühe Erfahrungen und Lernprozesse häufig und stark aktiviert werden, selektiv erhalten und verstärkt, während die Verbindungen, die selten, nur schwach oder gar nicht aktiviert werden, abgebaut werden. Es scheint, als ob gerade die frühen Erfahrungen ihren ‚Abdruck' im sich noch entwickelnden und daher im Vergleich zum erwachsenen Gehirn noch sehr viel stärker modellierbaren Gehirn, hinterlassen, und dadurch unsere Verhaltensweisen nachhaltig beeinflussen und manchmal sogar unveränderbar festlegen." (Bauer 2006, S. 6f) Zudem kann es durch wiederholten Stress – der einen hohen

Energiebedarf der Zellen zur Folge hat und damit eine wiederholte oder ständige Herabsetzung des Energiestoffwechsels – zu einer verzögerten oder fehlerhaften Reifung der Informationskanäle im Gehirn kommen. Bauer postuliert, dass diese Störungen der Informationsverarbeitung zu Verhaltens- und Lernstörungen führen können (Bauer 2006, S. 8).

Folgerung:

Kinder aus alkoholbelasteten Familien tragen das hohe Risiko einer frühzeitig ungünstigen synaptischen Verschaltung und eines daraus resultierenden ungünstigen Umbaus der Emotionsschaltkreise, die in Mitleidenschaft gezogen werden können. Ein solches „falsch geschaltetes" neuronales Netzwerk kann zu Verhaltens- und Lernstörungen bis hin zu psychischen Erkrankungen führen. Es ergibt sich aber auch die positive Perspektive des frühen helfenden Eingriffs in gefährdete Familien. Es muss schon vom Säuglingsalter an für eine möglichst positive emotionale und soziale Umwelt gesorgt werden. Folglich muss eine Betreuung von suchtbelasteten Kindern und ihren Familien so früh wie möglich einsetzen, um die Plastizität ihrer Hirne im positiven Sinne zu nutzen. Ein besonderer Schwerpunkt sollte hierbei auf die Optimierung elterlicher Interaktionsmuster gelegt werden, da die hier entstandene Basis den Boden für späteres Beziehungsverhalten bildet.

2

Resümee

Kind in einer alkoholbelasteten Familie zu sein, hinterlässt offensichtlich Spuren. Ob Versagen, Verhaltensabweichung, „Störung" sichtbar wird, scheint unterschiedlich zu sein – gemeinsam scheint Betroffenen ein Leben in Belastung, an dem sie unterschiedlich stumm, bewusst und/oder unbewusst leiden. Die in den meisten Untersuchungen eingenommene Außenperspektive, die dem gestörten Verhalten die erfolgreiche Lebensbewältigung und den gestörten gelingende Interaktionsmustern gegenüberstellt, greift m.E. zu kurz. Belastung durch Alkohol ist mehr als eine interaktive Störung, mehr als ein soziales Konstrukt, mehr als eine familiäre Landschaft aus Verursachern und Förderern von Alkoholismus: Alkoholbelastung stellt eine Lebensbeschwernis dar, deren massive Auswirkungen auf das gesamte Erleben der Betroffenen wenig untersucht ist. Verstehen wir Alkoholismus als eine Krankheit der inneren Welt, als Gefühlskrankheit (Rennert 1990), so muss auch die Prävention und Therapie der Transmission an eben diesem inneren Erleben Betroffener ansetzen – und dies im Sinne einer zu vermeidenden Irreversibilität frühzeitig, um Kinder und Erwachsene aus alkoholbelasteten Familien vor der Transmission der Sucht zu bewahren. Wenn wir, wie vorab beschrieben, Alkoholismus als Gefühlskrankheit verstehen, mit massiven psychosozialen und leiblichen Auswirkungen auf Angehörige, wird mehr als deutlich, dass sich eine gezielte Hilfe für Kinder aus alkoholbelasteten Familien, ihrem Erleben, ihrer Gefühlslandschaft, ihren inneren Landschaften überhaupt widmen muss. Kinder und Jugendliche, die sich schlecht fühlen, sind stark gefährdet, wie ihre trinkenden Eltern in die Sucht abzudriften. Dies ist mehr als ein volkswirtschaftliches Problem, was gern als schlagkräftiges Argument der Neuzeit verwendet wird. Es erscheint mir als moralische Verpflichtung, diese derart Betroffenen – und es handelt sich tragischerweise um Millionen – nicht mit ihrer Not allein zu lassen. Bislang findet die Belastung durch Alkohol keine Erfassung durch den ICD 10 – eine klassische Diagnosestellung in diesem Sinne scheint im Angesicht familiärer Tabuverstrickungen schwierig.

Diese Zielgruppe erfordert neue und unkonventionelle Zugänge, jenseits der Worte. Die von Wolin und Wolin erarbeiteten Resilienzen lassen m.E. den Ruf nach kreativen Therapien und Verfahren mehr als deutlich anklingen. Mit dieser Arbeit soll ein erster Schritt in diese Richtung getan werden. Die Erkenntnisse aus den Neurowissenschaften mögen bezüglich einer frühen Ausprägung neuronaler Spurrillen durch familiäre Belastung bedenklich stimmen; die Plastizität und nutzungsabhängige Veränderungsmöglichkeiten des Gehirns jedoch stimmt ebenso hoffnungsvoll wie sie Spielräume für Betroffene eröffnet. Eine wirkungsvolle Therapie muss Innenräume des Erlebens erfassen. Die von Baer erforschten leiborientierten Zugänge zur Innenwelt Demenzerkrankter (Baer 2007) mögen hier eine Mut machende, innovative Anregung darstellen, Leuchtturm und Anker auf dem Weg ins Pionierfeld von leiborientierter Musiktherapie und Alkoholbelastung sein.

Kapitel II

Wie es innen aussieht – Annäherung an eine Partitur des Erlebens

„Ich erzittere beim bloßen Gedanken an die ungeplante und unbekannte, doch unausweichliche und unaufhaltsame Wucht, mit der Eltern in ihren Kindern Spuren hinterlassen, die sich, wie Brandspuren, nie mehr werden tilgen lassen. Die Umrisse des elterlichen Wollens und Fürchtens schreiben sich mit glühendem Griffel in die Seelen der Kleinen, die voller Ohnmacht sind und voller Unwissen darüber, was mit ihnen geschieht. Wir brauchen ein Leben lang, um den eingebrannten Text zu finden und zu entziffern, und wir können nie sicher sein, dass wir ihn verstanden haben."
Pascal Mercier, Nachtzug nach Lissabon, S. 318

1

Theoretische Zugänge zur Innenwelt Betroffener

Als Musikerin mag ich in meinem Versuch, mich dem Erleben von Kindern und Erwachsenen aus alkoholbelasteten Familien zu nähern, zunächst eine Brücke zur Annäherung an ein musikalisches Werk schlagen. Auch wenn wir uns einem musikalischen Werk nähern wollen, gibt es unterschiedliche Zugangsweisen. Wir können es anhören (wie es in der rezeptiven Musiktherapie häufig eingesetzt wird), auf unsere Resonanzen, unsere inneren Bilder achten; schauen, wie sich unsere Stimmungen verandern, welche Gefühle in uns ausgelöst werden, welche Erinnerungen geweckt werden, wie wir körperlich auf das Werk reagieren. Wir können das Werk vielleicht mehrfach anhören, um zu merken, wie wir es in verschiedenen Situationen empfinden. Stellen fokussieren, differenzieren, Präferenzen und Vorlieben entdecken – schlicht subjektiv Musik erfassen, indem wir hörend erleben. Ebenso können wir uns von der Notenschrift und Harmonielehre aus dem Werk nähern, ein Zugang, der in der musikwissenschaftlichen Ausbildung einen großen Raum einnimmt und mehr oder weniger geliebt wird. Hier findet Annäherung über geschriebene Notation statt: wie wurde die Partitur gebaut, nach welchen harmonischen Prinzipien etwa wurde das Werk konzipiert, wie die Stimmen zueinander gesetzt, die Orchestrierung bearbeitet, wie die Polyphonie umgesetzt und fortgeführt, die Tonsatztechniken berücksichtigt, die Gesetze der jeweiligen Zeit achtend. Andere Ansichten, Beurteilungen und Bewertungen als im hörenden Erleben werden eine Rolle spielen. Wieder eine andere Perspektive können wir als aktive Musiker/innen oder Dirigent/innen einnehmen. Wir hören und gestalten gleichzeitig.

Alkoholbelastete Familien scheinen oftmals nach einer vorgeschriebenen Partitur zu musizieren, aus der es wenig Entrinnen zu geben scheint. Selbst wenn diese Partitur nicht verbalisiert ist in Regeln oder Ritualen, so wird sie den Kindern doch erspürt zu eigen. Seltsam verwoben erscheinen Innen- und Außenwelten besonders, wenn Kinder von frühester Kindheit an „mitspielen" müssen. Musiktherapie hat nach meiner Auffassung die große Herausforderung zu bewältigen, die Partitur analytisch zu erfassen (hier also die Komposition der inneren Landschaft Betroffener), und zugleich mit- und gegenspielend, hörend und er-hörend die Innenansicht der Landschaft zu erleben und zu wandeln. Dieser Spagat zwischen Innen- und Außenansicht benötigt Perspektivwechsel, etwa aus der erlebten Sicht verschiedener Rollen; beinhaltet Gratwanderung und Chance zugleich. Leiborientierte Kindermusiktherapeut/innen haben somit die schwierige Herausforderung zu bewältigen, die familiäre Partitur analytisch zu sichten, hörend in Resonanz zu erleben, vielleicht die Stimme des Kindes im musikalischen Dialog erstmals hörbar werden zu lassen, neu zu gestalten und im günstigen Fall zu verändern, neue Duo-/Triomitspielmöglichkeiten zu eröffnen und dennoch das Mitspielen im Familienorchester weiterhin möglich sein zu lassen – wenn nicht eine Herausnahme aus der Familie als letztes Mittel der Wahl angezeigt ist.

Eine weitere Dimension eröffnet sich, wenn wir das Werk aktiv handelnd – vielleicht als Orchestermitglied, aktiv musizierend etwa in der zweiten Geige – gleichsam spielend erleben. Ein Eintauchen in das familiäre Orchester wird möglich, Resonanzen auf und im System spür- und erlebbar. Miteinander improvisierend kann neue Musik auf altem Boden erklingen – ohne die Partitur und ihre Analyse aus dem Blick zu nehmen. Zeitweise mag es auch die Rolle der Dirigentin sein, die, in die Partitur eintauchend, die einzelnen Stimmen präzise herausarbeitet und das Zusammenklingen mit Interpretationen und Zäsuren zentriert.

1.1 Der leiborientierte Zugang

„Nichts Menschliches ist ganz und gar unleiblich.", schreibt Merleau- Ponty, die systematischen Grundlagen einer Phänomenologie des Leibes darlegend (Merleau-Ponty 1966). Wenn die Innenwelt von Kindern aus alkoholbelasteten Familien erschlossen und beschrieben werden soll, nimmt der leiborientierte Zugang ihr körperliches, seelisches und geistiges, sprich leibliches Erleben in den Blick.

1.1.1 Der Leibbegriff und seine Geschichte

Ein kurzer historischer Rückblick: Während im Zeitalter der Aufklärung das Erleben zu Gunsten des Bewusstseins ausgeklammert wurde, hielt der Leibbegriff zu Beginn des 20. Jahrhunderts erneut Einzug in die philosophische Anthropologie (Baer 2007). Das auf der leibphänomenologischen Philosophie beruhende Menschenbild sieht den Menschen als sich leiblich erlebend und schließt dabei wesentlich das innen Gespürte mit ein. Insofern liegt hier ein Menschenbild vor, das den Menschen in seiner Komplexität von innen und außen erfasst. Es ist ein Unterschied, ob ich Körperteile von außen betrachte, sie beschreibe als Körper, oder ob ich sie von innen spüre. „Dieses ‚Innensein' ist es, was ich mit dem Wort ‚Leib' umschreibe und vom Wort Körper unterscheide." (Stopczyk 2000, S. 289) Erleben, Leib und Leben mit dem Wortstamm ‚lip', sind zentrale Elemente und Ausgangspunkt des Denkens in der Leibphilosophie. „Leiblichkeit ist die grundlegende Weise des menschlichen Erlebens" (Fuchs 2000, S. 15) und der Leib sei in der Welt wie das Herz im Organismus (Merleau-Ponty 1966).

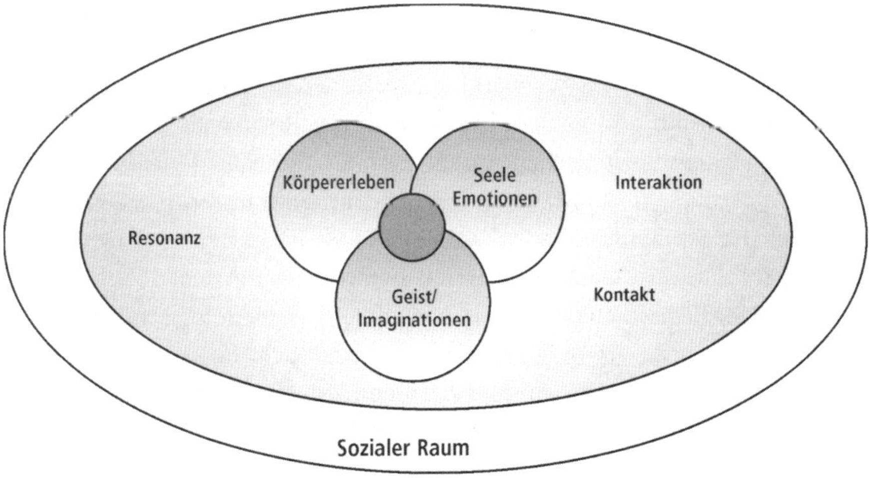

Abbildung 1: Leibmodell (in Anlehnung an Baer/Frick-Baer)

Diese grundlegende Denkweise hat immense Auswirkungen auf die Sicht von Krankheit, von psychiatrischen Erkrankungen und Erkrankungen des Erlebens überhaupt. Aus leiborientierter Sicht sind alle leiblichen Phänomene in einer diagnostischen Erfassung wesentlich; phänomenologisch ist die Suche nach sich wiederholenden Mustern und leiblichen Regungen gekoppelt an die Suche nach ihren inneren Zusammenhängen. Leiblichkeit im umfassenden Sinne beschreibt und bezeichnet das in ihm verankerte Verhältnis von Person und Welt. „Eine so verstandene Psychopathologie geht über das Beschreiben somatischer Symptome hinaus und betrachtet den seelisch kranken Menschen im Sinne einer ökologischen Psychopathologie." (Fuchs 2008) Der sich erlebende Mensch tritt in Resonanz zu seinem sozialen Umraum. Fuchs fasst den Leib als Resonanzkörper auf, durch den Teilhabe und Teilnahme möglich wird. Das seelische Erleben ist in diesem Sinne nicht nur etwas in uns, auch nicht irgendwo im Körper lokalisierbar, sondern verwoben mit dem Außen, auf das es zugeht, während dieses Außen wiederum auf den sich Erlebenden zukommt. „Die elementare Sensibilität beginnt an der Peripherie des Körpers." (Fuchs 2008, S. 35) Fuchs hebt den konkret-räumlichen Aspekt des seelischen Erlebens hervor. Im Alkoholrausch kommt es zu einem „amorph-diffusen Leibempfinden mit einem Überquellen von Leibinseln vor allem im Kopfbereich und verschwimmenden Grenzen zum Umraum (‚Umnebelung')" (Fuchs 2000b, S. 15). Durch Hilarion Petzold wurde der Leibbegriff in die Psychotherapie eingeführt. Thomas Fuchs nutzte seine leibphilosophischen Erkenntnisse für das Verständnis psychiatrischer Erkrankungen wie etwa der Depression und Schizophrenie. Gabriele Frick-Baer und Udo Baer setzten den leibphilosophischen Ansatz methodologisch in die kreativen Therapien des Tanzes, der Gestaltung und der Musik um und entwickelten eine entsprechend geprägte Diagnostik und Methodik, die das innere Erleben von Menschen fokussiert. Wesentlich für die therapeutische Arbeit definieren Baer/Frick-Baer Begrifflichkeiten, die sich in der phänomenologischen und therapeutischen Praxis als nutzbar erwiesen, wie Richtungsleibbewegungen (rückwärts und vorwärts gewandtes Erleben), konstitutive Leibbewegungen, Raumerleben (hier insbesondere Bedeutungsräume), Resonanz und das Leibgedächtnis, denn „jede Sinneserfahrung enthält einen Anteil an früherer Leiberfahrung" (Merleau-Ponty 1966, S. 75). In diesem Sinne fasst Petzold Drogensucht als komplexe leibliche Schädigung auf und bezeichnet betroffene Kinder aus derartig belasteten Familien als „Kompensationsgiganten" (Petzold 2003). Er unterscheidet in seinem integrativ geprägten Ansatz den perzeptiven (wahrnehmenden), erinnernden (memorativen) und expressiven (auf Wahrgenommenes mit Ausdruck reagierenden) Leib. Frühe Beeinträchtigungen im Entwicklungsalter – etwa die Gewalteinwirkung durch einen alkoholisierten Vater, die häufig eine apathische Reaktionslosigkeit als traumatische Folge zeige (etwa das betroffene Kind schreit nicht) – beschreibt Petzold wie folgt: „Es hat den perzeptiven Leib anästhetisiert und will sich nicht mehr ausdrücken – ihm wurde der expressive Leib amputiert. All dies ist so furchtbar, dass es auch nicht erinnert werden darf, das Leibgedächtnis erfährt eine Amnesie.“ (Petzold 2003, S. 468) Petzold leitet aus dieser Sichtweise einen mehrperspektivischen Behandlungsansatz für Suchtpatienten ab, der den mit Körper, Seele und Geist erlebenden Menschen in seinem sozialen und ökologischen Feld in den Mittelpunkt stellt (Petzold 2003).

1.1.2 Leiborientierte Therapie im mehrperspektivischen Verbund

Leiborientierte Therapie beschäftigt sich nach Baer/Frick-Baer mit Leibregungen, also Momenten des Erlebens, die der Wahrnehmung zumindest potenziell zugänglich sind (Baer/Frick-Baer 2004). Dazu zählen: körperliche, seelisch-emotionale, geistige, soziale Regungen, wie auch Befinden, Stimmungen und Gefühle als affektive Regungen; Impulse und Erregungen (Vitalitätseffekte) als Leibbewegungen. Leiborientierte Therapie versteht sich als musterverändernd, in Beziehung tretend, und achtet Klientenkompetenz, basierend auf einem humanistisch-psychologischen Menschenbild, das von den kreativen Potenzialen des Menschen ausgeht. Fußend auf der phänomenologischen Philosophie und den kreativen Künsten, bezieht leiborientierte Therapie Forschungen der Entwicklungspsychologie und der Neurowissenschaften ein; hier insbesondere Erkenntnisse, wie Menschen sich und die Welt mittels neuronaler Prozesse im Gehirn erleben. Die therapeutische Haltung kennzeichnen Baer/Frick-Baer durch die Begriffe „Würde“, „Begegnung“ und „Resonanz“. „Uns ist die Würde der Klient/innen heilig, was in unserem Konzept der Klientenkompetenz Ausdruck gefunden hat. Dazu gehört, dass wir Therapeut/innen uns selbst würdigen, unsere eigenen Grenzen, unsere Bedürfnisse, unsere Regungen, dass wir uns, um therapeutisch arbeiten zu können, mit diesen in Eigentherapie auseinandersetzen und uns eine kontinuierliche Supervision begleitend zu unserer therapeutischen Praxis wertvoll und notwendig ist.“ (Baer/Frick-Baer 2004, S. 399) Daraus leiten sich Grundlagen der therapeutischen Beziehung ab, die einschließen, dass Therapeutinnen sich einlassen auf Klient/innen, mit all ihren Schwierigkeiten; dass sie mit ihnen einen individuellen Resonanzprozess beschreiten. Das vorab beschriebene Mitspielen und Mitschwingen wird hier ausdrücklich gefordert, ohne dabei den analytischen Blick auf die orchestrale Partitur zu vernachlässigen. Resonanz als wechselseitiger Schwingungsprozess bildet die qualitative Grundlage für musikalische Dialoge als Dialoge des Erlebens zwischen Klient/innen und Therapeut/innen. Resonanz wird, auch in ihren blockierenden oder verhindernden Qualitäten, im Gegensatz zu Konzepten einer vermeintlich notwendigen therapeutischen Abgrenzung ausdrücklich gewürdigt und genutzt. Auch Übertragungen und Gegenübertragungen werden, in Anlehnung an Freuds ursprüngliche Auffassung der „falschen Verknüpfung", in diesem Sinne als Teil von Resonanzprozessen aufgefasst. „Übertragung entsteht demnach dann, wenn frühere Szenen oder frühere Beziehungen in der Resonanz mit einem Partner oder einer Partnerin lebendig werden." (Baer/Frick-Baer 2004, S. 391)

Mit dem Blickwinkel der leiborientierten Musiktherapie lässt sich eine Brücke schlagen zur anthropologischen Medizin. In der anthropologischen Medizin liegt der Blick auf dem Sowohl-als-auch des Krankheitsbegriffes: Krankheit beinhaltet in diesem Verständnis immer auch Gesundheit, im Sinne einer Salutogenese. Antonovsky fordert, unsere Kinder zu rüsten, mit den Unbillen und Belastungen zurechtzukommen – also trotz Stress und Unglück gesund zu bleiben. Damit rückt die pathogenetische Sicht stärker in den Hintergrund (Antonovsky 1997). Victor von Weizsäcker prägte den Begriff des Gestaltkreises. „Es gibt keine Methode, um zu entscheiden, was angefangen hat, das Körperliche oder das Seelische. Der Anfang, genauer das Vorher-Nachher, der Vortritt ist unentscheidbar." (Weizsäcker 1988a, S. 530) Werden entsteht in der Entscheidungsfreiheit des Menschen. Dies erscheint in Anbetracht oft ohnmächtig erlebter Lebenszusammenhänge von Kindern aus alkoholbelasteten Familien von existentieller Wichtigkeit. „Im Verluste dieser Freiheit aber entsteht Krankheit. So wird das ‚Pathische' pathologisch." (Weizsäcker 1987b, S. 81) Als wesentliches Ziel fasst Weizsäcker das Begreifen auf. Umfassendes Begreifen ermögliche eine Begegnung mit dem Subjekt im Objekt, sei Umgang mit dem subjekthaltigen Objekt. Während das Erklären den Kranken von uns entferne und das Verstehen ihn auf sich beruhen lasse, ohne ihn zu verändern – ihn also ebenfalls in sich zurückwerfe – sei allein das

Begreifen ein Umgang mit ihm, der ihn umgreifend in uns hineinziehe, um ihn mit uns zu verändern, verwandeln, zu gestalten (Weizsäcker 1988b). „Immer ist das Lebendige ein veränderliches Gleichbleibendes – wie der Mensch.“ (Weizsäcker 1987b, S. 50) Verbindungen zur ökologischen Psychologie und Sinnesforschung werden sinnfällig. Sozialwissenschaften und Psychologie prägten den Begriff des Feldes und des sozialen Lebensraumes, des Milieus im Sinne Lewins. „Wer sich mit den Wechselwirkungen zwischen Menschen und ihrer Umgebung beschäftigt, muss den Sinnen Aufmerksamkeit schenken. Die Sinne sind die Brücke zwischen den Menschen und ihrer Umgebung, mittels der Sinneswahrnehmung wird Umgebung wahrgenommen.“ (Baer 2007, S. 61)

1.1.3 Leiborientierte Musiktherapie

Baer/Frick-Baer haben den leiborientierten Ansatz in die Musiktherapie eingeführt; aktive, rezeptive und themenzentrierte Musiktherapie vereinigend. Musiktherapie „bietet nichts Besseres, aber anderes als die Nachbartherapien.“ (Decker-Voigt 2005, S. 17). Für alkoholbelastete Kinder und Erwachsene bietet die leiborientierte Musiktherapie die Chance zur Introspektion in Resonanz sowie einer neuen, sozial tragfähigen therapeutischen Interaktions- und Beziehungserfahrung.

„Wir setzen Musizieren und Musikhören absichtsvoll so ein, dass die Fähigkeit und die Vielfalt des Erlebens unterstützt und gefördert werden. Das Erklingen ist nicht die einzige Leibregung, die in der Musiktherapie von Bedeutung ist, auch wenn sie im Vordergrund unserer Aufmerksamkeit steht. Wir gehen jeder inneren Beteiligung nach, fragen nach dem, was ins Schwingen kommt, nach den inneren Bildern und Gefühlen, nach Stimmungen und dem Körpererleben. Musizieren und Musikhören ist Zugang zum Erleben und Ausdruck des Erlebens – beides nutzt die Musiktherapie. Musizieren und Musik-Hören unterstützen und integrieren aber auch die anderen Leibregungen. Oft ist es sinnvoll und sogar notwendig, von der Leibregung des Tönens und Klingens zu anderen Leibregungen zu wechseln, um den therapeutischen Prozess seinen angemessenen Weg gehen zu lassen. Für uns gilt: Musiktherapie ist ein besonderer Teil kreativer Leibtherapie. Wir bezeichnen unseren musiktherapeutischen Ansatz deshalb auch als leiborientierte Musiktherapie.“ (Baer/Frick-Baer 2005a, S. 339)

Ansätze im kindertherapeutischen Bereich befinden sich in der Entwicklung (Baer/Barnowski-Geiser 2005a; Baer/Frick-Baer 2005b).

1.2 Der Sinnen-gefüllte Spagat zwischen Medizin und Kunst – Zugang durch künstlerische Therapie

Der Einsatz künstlerischer Therapien für spezifische Patientengruppen steckt bezüglich seiner Wirksamkeitserforschung noch in der Entwicklungsphase, so auch in der Arbeit mit Kindern aus alkoholbelasteten Familien. Dies verwundert einerseits, da gerade kreative Medien Zugänge zum inneren Erleben von Kindern und belasteten Erwachsenen ermöglichen, andererseits sind künstlerische Therapien noch recht junge Wissenschaften. Anfänglich wurde Pionierarbeit geleistet, indem Menschen, die in der Kunst, der Musik, Poesie oder im Tanz beheimatet waren, entdeckten, dass das Musizieren, Malen, Tanzen, Schreiben heilend wirken kann. Schon Aristoteles wies auf die Entlastungsfunktion von Künsten hin. „Hier treffen übrigens Künstler, Wissenschaftler und Therapeuten zusammen, denn in Bezug auf den Menschen und seine Lebensprozesse bringen alle drei etwas ‚zur Sprache', was dieser Mensch aufgrund dessen, was als ‚Störung' bezeichnet wird, zunächst nicht oder nicht befriedigend tun kann. Und auch wenn Wissenschaftler, Künstler und Therapeut in Personalunion eine reale Person wären, bringen sie doch in den jeweils unterschiedlichen Rollenperspektiven auf unterschiedliche Weise etwas zur Sprache." (Kriz 2002, S. 85) Diese erste Suche wird nun zunehmend abgelöst durch eine wissenschaftliche Erforschung. „Die ‚Vermählung' der kreativen Therapien mit den therapeutischen Hauptschulen schuf einen sicher scheinenden theoretischen Rahmen und förderte die Anerkennung. Sie begünstigte aber auch die Tendenz, die eigenen Forschungs- und Weiterentwicklungsbemühungen nicht energisch voranzutreiben (von Ausnahmen abgesehen) und als ‚Hilfsverfahren' für die verbal ausgerichteten Therapien eingestuft zu werden." (Baer 2004, S. 24) Insbesondere künstlerische Therapien und Wissenschaft scheinen sich manchmal förmlich feindlich gegenüber zu stehen (Tüpker 2002). Im Konzept der klassischen Medizin etwa wird das Subjekt als Störgröße eliminiert (Petersen 2002). Dieses Basieren auf naturwissenschaftlicher Logik hat zum Teil reduktionistische Folgen, indem subjektive Empfindungen, da sie der experimentellen Erforschung und Erfassung wenig zugänglich scheinen, lediglich als Beiwerk subjektiv gefärbter Innenwelten an die Seite gestellt werden. Das Messbare wird im Letzten zur „eigentlichen Realität" erhoben. „Damit sinkt die Sphäre der alltäglichen Lebenserfahrung zum Schein herab, und zum wahren Sein wird das, was die Physik erfasst." (Fuchs 2007, S. 18) In der künstlerischen Therapie dagegen bilden therapeutische Beziehung, therapeutischer Prozess und das ästhetische Medium die Grundlagen der Betrachtung. Eine gewisse Brisanz ergibt sich an der Schnittstelle der therapeutischen Wirksamkeit. Die insbesondere von medizinischen Vertreter/innen geforderte Wirksamkeitsforschung hat neben den zu erwartenden Gewinnen auch ihren Preis. Qualitative Forschung, die sich den Eigenschaften eines Gegenstandes oder einer Person widmet, sucht ihren Platz neben quantitativer. „Wer im Fluß nur den ‚Energielieferanten', im Tier den Fleischvorrat und im Menschen die ‚Arbeitskraft' sieht, ignoriert die Qualität." (Kriz 2002, S. 83) Er ignoriert das Wesen des Menschen. Innenansichten sind jedoch von Bedeutung. „Die Innenperspektive des erlebenden Subjekts mit seiner reichhaltigen Phänomenologie ist eben etwas anderes als die distanzierte Beschreibung aus der Außenperspektive. Man kann ‚Vertrauen zum Therapeuten' auf vielerlei Weisen von außen versuchen zu beschreiben, beispielsweise über die Beobachtung des Ausdrucks und des Verhaltens und über physiologische Messungen, und man kann den Patienten sogar fragen und die Antwort registrieren – aber das „Erleben des Vertrauens" durch den Patienten, seine Innenansicht, ist etwas prinzipiell anderes (...) Phänomene von erlebter Störung und Stagnation sowie deren Überwindung im therapeutischen Prozess in einen Sinnzusammenhang zu stellen und verständlich zu machen, ist etwas anderes, als Kategorien zu zählen und zu messen, selbst dann, wenn es Kategorien von Sinnbeschreibungen sind." (Kriz 2002, S. 83f) Gerade die Forderung nach Objektivität birgt Risiken in einer Kunst wie der Musik, die von der Begegnung von Subjekten lebt – Objektivität würde diese Begegnung förmlich ausschalten. Tüpker prägt deshalb den Begriff der kontrollierten Subjektivität, die durch supervisorische Begleitung, ausreichende Selbsterfahrung des Beobachters sowie einen nicht auf sinnliche Wahrnehmung beschränkten Erfahrungsbegriff gewährleistet werden soll (Tüpker 2002). Die Erkenntnismittel der künstlerischen Therapien fußen auf den Künsten und damit auf einer Anthropologie der Ästhetik. Damit sind sie weniger rational zielgerichtet und exakt, sondern zeichnen sich genuin durch Besonderheiten aus: „Durch Offenheit für die Komplexität therapeutischer Vorgänge, durch integrale Vision sehr verschiedener Wahrnehmungsweisen, durch kunstanaloge Darstellung ihrer Ergebnisse, durch die Konzeptionalisierung von größerer Tiefe (des Erlebens und der Wahrnehmung), durch eine erweiterte Phänomenologie der Wahrnehmung, durch grundsätzliche Interdisziplinarität, durch einen an den therapeutischen Phänomenen orientierten Kausalitätsbegriff (wie z.B. Synchronizität, Akausalität, Gestaltkausalität) und durch die gesellschaftliche Verantwortung angesichts der globalen ökologischen Verantwortung und Katastrophe.“ (Wellendorf 2002, S. 450) Decker-Voigt trägt der Kategorie der Subjektivität ausdrücklich Rechnung, indem er resümiert: „Die Qualität einer empirisch anerkannten therapeutischen Methode entscheidet nicht primär über den Erfolg einer Therapie. Eine Therapie ist immer nur so erfolgreich, wie die Persönlichkeit der Therapeut/in ihre therapeutische Kompetenz dem individuellen Patienten gegenüber zu personieren vermag. Das Methodenrepertoire ist sekundär.“ (Decker-Voigt 2005, S. 21)

Künstlerische Therapien scheinen das geeignete Medium der Wahl in vielerlei Hinsicht, da sie Erlebensprozesse anregen, die Sinnlichkeit, Emotionen und Denken umfassen, im besten Sinne Spiel-Räume erschaffen können. Verhaltensweisen, an denen Menschen leiden, werden nicht nur sichtbar und be-greifbar gemacht, sondern auch spielerisch handelnd verändert (Baer 2004, S. 25).

1.2.1 Musiktherapie zwischen Philosophie, Psychologie und Medizin

Die Geschichte der Musiktherapie ist zunächst eine medizinische, wurde Musik doch schon früh als magisch-mystisches Heilmittel identifiziert und in den Anfängen des vergangenen Jahrhunderts als Pharmakon, einer musikalischen Hausapotheke gleich, eingesetzt. In den Anfängen der Musiktherapie wurde Musik angewendet im Rahmen medizinischer Indikation, so verstand sie sich anfänglich als Ausdrucksschulung und Freizeitgestaltung psychisch kranker oder behinderter Menschen (Bruhn 2000; Decker-Voigt 1996a). Musiktherapeut/innen waren in den Anfängen vor allem Autodidakten, die Forschung wurde naturwissenschaftlich orientierten Medizinern und Musikwissenschaftlern überlassen. So war „Musiktherapie eine Schnittfeld-Disziplin, gespeist durch musikalisch-künstlerische Techniken und medizinisches Fachwissen.“ (Mahns 1999, S. 74) Musikpsychotherapie beschäftigte sich anfänglich insbesondere mit der Erforschung affektiver Wirkweisen von Musik – wenig differenzierend, ob es sich um eine psychologische oder ästhetische Aussage handle (De la Motte-Haber 1977). Die Geschichte der Musiktherapie ist somit eng verknüpft mit Entwicklungen in ihr verwandten Disziplinen und Strömungen, die wiederum Verwobenheiten zeigten. In ihren Anfängen wurde die Psychologie vorwiegend genutzt, um einen Beitrag zur Erkenntnis in der Philosophie zu leisten. Schon 1863 entwickelte Helmholtz die Lehre von den Tonempfindungen. Die Analyse des Bewusstseins und der Wahrnehmung waren zu diesen frühen Zeiten erkenntnisleitende Interessen einer Psychologie, ganz Tochter der Philosophie. Dem Bewusstsein wollte man sich nähern, indem man es in Empfindung zerlegte. „Empfindungen, durch die Reizung von Sinnesorganen hervorgerufen, galten als die kleinsten Elemente, aus denen sich die Wahrnehmung zusammensetzt, indem diese Elemente miteinander und mit früheren Erfahrungen verknüpft werden.“ (De la Motte-Haber 1977, S. 11) Dem Vorwurf der anatomistischen Sicht begegnete später die Gestalttheorie, personiert in Köhler und Kofka. Auch die Auswirkungen des Behaviourismus fanden ihren Niederschlag. Der erweiterte Verhaltensbegriff führte zu einem Wandel des Forschungsgegenstandes und damit entsprechend einem Wandel der Methoden. Es lassen sich grundlegend zwei entstandene Richtungen unterscheiden: die beschreibend phänomenologische Vorgehensweise und die experimentelle. Verstehen wurde im ersteren Sinne ab der Mitte des 19. Jahrhunderts definiert als erfolgend über Schauen, Intuition und Einsicht. Durchgesetzt haben sich inzwischen neben dem medizinischen Modell und dem weniger verbreiteten lerntheoretischen Modell das psychodynamische und das humanistisch-existentialistische Denkmodell, geprägt von unterschiedlichen Menschenbildern (Decker-Voigt 2001).

1.2.2 Musiktherapie als Ressource für Betroffene

Auch wenn Musiktherapie mit anderen Wissenschaften und Künsten kooperiert, gleichsam im Konzert musiziert, offeriert sie doch spezifische Ressourcen, die sie für Betroffene wichtig werden lässt. Musik ermöglicht insbesondere Anknüpfung an prätraumatische Zeiten. „Und diese Zeit stellt für die meisten von uns die Basisressource für das weitere Leben dar." (Decker-Voigt 2005, S. 23) Insofern kann in der Arbeit mit Betroffenen eine Re-Inszenierung schwieriger und traumatischer Erlebnisse erhofft werden „und dies in einer ressourcenträchtigen Frühsprache – dies dürfte das nun weiter verstehbare ‚Phänomen Musiktherapie' ausmachen." (Decker-Voigt 2005, S. 24) Musiktherapie bietet die Chance der Problemaufdeckung und der gleichzeitigen Ressourcenfindung (Decker-Voigt 2005). Dabei lasse Musik aufgrund der ihr eigenen individuellen Symbolsprache gutachterfähige Interpretationssicherheit vermissen, Musiktherapie ermöglicht jedoch das Hörbarmachen von Zusammengebrochenem sowie Verlorenem, von Scham und verlorener Scham in der sozialen Interaktion und die Erarbeitung eines neuen Vertrauens im dialogischen Prozess der präverbalen Kommunikation (Decker-Voigt 2005).

In der Arbeit mit missbrauchten Kindern in einem Hamburger Forschungsprojekt zeigte sich die besondere Eignung von Musiktherapie hinsichtlich:

- Der Absenkung und Überwindung von Schwellenangst, der Begegnung mit einer Therapeut/in, die ein Repräsentant derjenigen Erwachsenenwelt wahrgenommen wird, aus der die Traumatisierung oder Belastung erwuchs.
- Der Möglichkeit, Annäherung an tabuisierte Themen herzustellen, Unaussprechliches erklingen zu lassen. „Eine Annäherung, die ein gebettet ist in die therapeutische Beziehung zur Therapeutin und die mit dem Medium improvisierter Musik eine zunächst verschlüsselte Symbolsprache ausdrücken lässt, was bisher unaussprechbar war, weil schon die Annäherung abgewehrt werden musste."
(Decker-Voigt 2005, S. 17)

1.2.3 Der intermediale Zugang

Nicht nur Musik hat den großen Vorteil, Unaussprechliches zur Sprache zu bringen, auch andere kreative Medien, wie etwa die Gestaltung, der Tanz, die Poesie, haben den Vorzug und die Krux, Unaussprechliches, Ungesagtes zum Ausdruck zu bringen. Das, was betroffene Kinder und Erwachsene in belasteten Familien erlebt haben und in ihren Gedächtnisspuren verankert ist, kann sowohl als Ton erklingen, als Farbe gekleckert und auch in einer Bewegung ausgedrückt werden. „Der sprachlose Raum ist also keineswegs ausdruckslos (...) Der sprachlose Raum ist auch der Hintergrund für kreative Prozesse. Aus ihm schöpft der Mensch sein Potential an Kreativität. Als Quelle des Schöpferischen ist er aber auch wesentliche Voraussetzung für eine gesunde Entwicklung." (Richter 1997, S. 61f)

Es geht folglich nicht um „die" Methode, sondern über die Eignung und Auswahl des Mediums entscheiden Klient/innen in ihrer Kompetenz ebenso wie der zwischen Klient/innen und Therapeut/innen entstehende Schwingungsraum. Dabei ist dreifache Achtsamkeit gefordert:

- Achtsamkeit für Klient/innen
- Achtsamkeit für die Therapeut/in
- Achtsamkeit für die Beziehung, die zwischen ihnen entsteht

So kann es in dieser dreifach gelebten Achtsamkeit durchaus vonnöten sein, dass Musiktherapeut/innen gerne ihr vertrautes Medium einsetzen möchten, aber spüren müssen, dass es für den vor ihnen sitzenden Klienten zu bedrohlich erscheint. Der Schwingungsraum zwischen Therapeut/innen und Betroffenen ist ein besonderer. Er ist durch die spezifischen Vorerfahrungen der Alkoholbelastung geprägt. Musik in ihrer oftmals direkten und aufdeckenden Wirkung kann für viele Betroffene erschreckend enthüllend sein und damit Angst auslösen. Zugleich mag es wesentlich sein, an Klient/innen bedrohlich erscheinenden Punkten zwischen aktiver und rezeptiver Musiktherapie zu wechseln, oder aber auch gestaltungs- und oder tanztherapeutische Methoden, Imaginationen und Körperreisen u.ä. einzusetzen.

1.3 Der kindorientierte Zugang

Kindheit und die damit verbundenen Belastungen und Chancen auf Entwicklung in den Blick zu nehmen, ist in der Geschichte der Menschheit ein recht junges Ereignis. „Die Geschichte der Kindheit ist ein Alptraum, aus dem wir gerade erst erwachen. Je weiter wir in der Geschichte zurückgehen, desto unzureichender wird die Pflege der Kinder, die Fürsorge für sie, und desto größer die Wahrscheinlichkeit, dass Kinder getötet, ausgesetzt geschlagen, gequält und sexuell missbraucht wurden." (De Mause 1980, S. 12) So wie sich der Zugang zu Kindern historisch gesehen durch die Jahrhunderte stark veränderte und als Ausdruck der jeweiligen Kultur zu verstehen ist, entwickelten sich auch Kindertherapie und Kindermusiktherapie erst zum Ende des 20.Jahrhunderts als eigenständige wissenschaftliche Disziplinen.

1.3.1 Kindheit im historischen Wandel

Kindheiten sind bestimmt durch Menschen und die jeweilige Zeit, in der sie leben. In seiner psychogenetischen Theorie der Kindheitsgeschichte geht De Mause davon aus, dass historischer Wandel vor allem in psychogenen Veränderungen der Persönlichkeits- und Charakterstruktur sowie der durch die Generationenabfolge weitergegebenen Interaktionsstruktur begründet liege. Insofern sei Kindheit vielmehr als soziales Artefakt und weniger als biologische Kategorie anzusehen (Postman 1999). Es gibt keine eindeutigen Festlegungen genetischer Art, in welchen Zeitabschnitten ein Mensch als Kind zu bezeichnen ist. Im Mittelalter und am Anfang der Neuzeit waren, wie aus frühem Bildermaterial zu entnehmen ist, Kinder mit Erwachsenen vermischt, sobald sie der Amme oder Mutter entwöhnt waren. Kinder in dem Sinne, wie wir heute oft Menschen zwischen 7 und 17 Jahren verstehen, gibt es als historisch registrierte Größe erst seit knapp 200 Jahren, wie auch die exakte Altersbestimmung eines Kindes erst zwei Jahrhunderte zurückreicht (Postman 1999). Erst um das siebzehnte Jahrhundert herum kam neben den Naturwissenschaften, dem Nationalstaat und der Religionsfreiheit auch die Kindheit als soziales Prinzip auf. Unter dem Einfluss der Renaissance entdeckte man, dass Kinder nicht von sich aus reif seien für das Leben, sie seien nicht nur kleine Erwachsene, deren Arbeitskraft genutzt werden konnte, sondern man sollte sie einer speziellen Einflussnahme, etwa einer Quarantäne in Klöstern, unterwerfen, um gezielt auf sie Einfluss zu nehmen. Praktiken der Kindererziehung sind somit wesentliche kulturelle Merkmale und stellen zugleich die Grundlage für die Weitergabe anderer kultureller Merkmale dar, während gleichzeitig Grenzen für das in einer Gesellschaft Erreichbare festgelegt werden. „Es bedarf spezifischer Kindheitserfahrungen, um spezifische Merkmale einer Kultur aufrechtzuerhalten; sobald die betreffenden Erfahrungen fehlen, verschwindet auch das betreffende kulturelle Merkmal.“ (De Mause 1980, S. 101) Musikmachen, Singen und Tanzen spielten eine große Rolle in der Sozialisation in unterschiedlichsten Kulturen. So werden etwa in nahezu allen Kulturen Kinder durch Wiegenlieder oder andere besondere Musikformen in den

Schlaf begleitet. Auf den hohen evolutionären Stellenwert früher musikalischer Kommunikationsfähigkeiten und elterlicher Kompetenzen verweisen die Autoren Papousek (Papousek 1995). Diese frühen Formen der Musikkommunikation sind Teil der kindlichen Identitätsbildung, verändern und nehmen Einfluss auf die jeweilige Evolution der Musikkultur (Plahl/Koch–Temming 2005). „Da auch heute Kinder getötet, geschlagen und sexuell missbraucht werden, muss jeder Versuch einer Periodisierung der Kinderaufzucht berücksichtigen, dass die psychogenetische Evolution in verschiedenen Familienbahnen mit unterschiedlicher Geschwindigkeit voranschreitet, und dass viele Eltern anscheinend in frühen historischen Formen ‚stecken geblieben' sind.“ (De Mause 1980, S. 101)

1.3.2 Kindheit in der Gegenwart

Erst ab Mitte des 20. Jahrhunderts hält die kulturelle Überzeugung Einzug, Kinder bestmöglich auszubilden, erst seit Beginn des 20. Jahrhunderts gibt es die Beziehungsform der Unterstützung zwischen Eltern und Kindern. Diese Form beruht auf der Überzeugung, dass das Kind besser als seine Eltern weiß, was es braucht, und die Eltern versuchen, sich in das Kind einzufühlen. Nach De Mauses Auffassung ist erst durch diese Form gegeben, dass „sich in diesem Rahmen Kinder entwickeln, die freundlich und aufrichtig und nicht depressiv sind, die nicht dauernd andere nachahmen oder ausschließlich gruppenorientiert sind, die einen starken Willen haben und sich durch keine Autorität einschüchtern lassen.“ (De Mause 1980, S. 101) Kindheit als stärkender Faktor zur gesunden Entwicklung steht im starken Gegensatz zu aktuellen gesellschaftlichen Entwicklungen. Mittlerweile erhält jedes vierte Kind bis zum 8. Lebensjahr eine oder mehrere Therapien. Also hat einerseits eine Hinwendung zur kindlichen Bedürftigkeit und Entwicklungsunterstützung, gleichzeitig ein sozialer und demographischer Wandel stattgefunden. Die Lebenswelt von Kindern heute hat sich rasant verändert. Ohne therapeutische Begleitung scheinen viele Kinder auf der Strecke zu bleiben, insbesondere diejenigen, die neben den insgesamt zu tragenden gesellschaftlichen Belastungen weitere verarbeiten müssen. Auch die Alterstruktur der Gesellschaft hat sich verändert, die konstant niedrige Geburtenrate bei gleichzeitig höherer Lebenserwartung führt zu einer Übermacht von Erwachsenen. Viele Kinder heute haben keine Geschwister mehr. Nur noch ein Drittel der Haushalte in

Deutschland besteht aus einer traditionellen Kernfamilie, Kinder können sich ihrer Eltern heute nicht mehr sicher sein (Plahl 1993). Neben Armut und sozialem Abstieg vor allem allein erziehender Mütter scheint insgesamt ein Mangel an verbindlichen und präsenten Bezugspersonen ein großes Problem in der Kindheit der Neuzeit darzustellen. An die Stelle dieser Bezugspersonen rücken häufig die Medien, insbesondere der Fernseh- und Computerspielkonsum hat drastisch zugenommen. „Alles immer, überall und sofort", beschreibt Geißler das Motto der angebrochenen Postmoderne (Geißler 1999). Neben den positiven Folgen einer optimalen Informationsversorgung und der Nutzbarkeit als Kommunikationsmittel unter Gleichaltrigen weisen Autoren in jüngerer Zeit vermehrt auf die negativen Auswirkungen von wahllosem und stundenlangem Medienkonsum hin. Die Loslösung von festen Rhythmen und Ritualen in der familiären Struktur kann zu Zuständen permanenter Unsicherheit führen. „Familien mit halbwüchsigen Kindern und einem Fernsehapparat mit 53 Programmen stellen zweifelsohne die geeigneten Studienobjekte für Belastungsanalysen postmoderner Zeitkoordination statt. Sie erleben den Widerspruch zwischen dem Glück, das ihnen durch die vielen Möglichkeiten offeriert wird, und ihrem eigenen Unglücklichsein, wenn sie diese Möglichkeit nutzen wollen." (Geißler 1999, S. 111) Der Rhythmus einer Kindheit der Neuzeit hat seine Selbstverständlichkeit verloren. „Es besteht ein Zusammenhang zwischen Störungen im rhythmischen Lebensablauf und modernen Zivilisationskrankheiten. All die menschlichen Schicksale wie beispielsweise Fettleibigkeit, Herzkrankheiten, Atem- und Gefühlsflachheit, Schlafstörungen, Sucht, Depression und Suizidalität sind vergleichbar mit einer Trommel, deren Fell so lange gegen ihre eigene Schwingung geschlagen wird, bis diese reißt. Die Trommel existiert noch, aber sie klingt nicht mehr. Das gerissene Fell, die Krankheit, zeigt in jedem Fall, dass ein Lebensrhythmus neu gefunden werden muss." (Hegi 1997, S. 35)

Postman befürchtet in der aktuellen Gegenwart ein Verschwinden von Kindheit, die zunehmend ihre „Unschuld" verliere (Postman 1999). Er beklagt insbesondere die freie Zugänglichkeit altersunangemessener Informationen durch das Fernsehen.

Kindheit in der Neuzeit zeigt sich neben erhöhten Wahlmöglichkeiten geprägt durch Verlust von Sicherheit. Gewalt und Amok, Krieg und andere existentielle Bedrohungen stellen Quellen einer Grundverunsicherung dar, der

Kinder heute vom frühesten Alter, durch Medien zusätzlich unzensiert, von klein an und zu jeder Zeit ungefiltert bestens informiert, vielfach alleine und hilflos ausgeliefert sind.

1.3.3 Kindertherapie und Kindermusiktherapie

Auch Kindertherapie ist eine Disziplin des 20 Jahrhunderts. Insbesondere Sigmund Freuds Betrachtungen werden häufig als gründend angeführt für die psychoanalytische Kinderpsychotherapie und die psychoanalytische Pädagogik (auch wenn sich seine Ausführungen insbesondere auf die Erzählungen Erwachsener stütze). Seine Studien an neurotischen Erwachsenen führten ihn zum Blick auf die Kindheit, in der er diese Störungen begründet sah. Anfänglich und bis heute kommen namhafte Vertreter der Kindertherapie wie in ihren Anfängen Hermine Hug-Hellmuth (1871-1924), Melanie Klein (1882-1960) und Anna Freud (1895-1982) aus den Schnittfeldern von Pädagogik und Therapie. Im musikpädagogischen Bereich sind Orff und Keetmann zu erwähnen. Kindliche Musikalität wurde als elementar aufgefasst und eng verbunden mit kindlicher Bewegungslust und Kreativität. Diese kindlich musikalisch-kreativen Potentiale wurden von den Pionieren der Kindermusiktherapie genutzt, um sie therapeutisch einzusetzen (Plahl/Koch-Temming 2005). Die Geschichte der Musiktherapie für Kinder ist nicht von der Geschichte der Musiktherapie der Erwachsenen zu trennen. So sind auch die grundlegenden Strömungen aus den in der Musiktherapie mit Erwachsenen verbreiteten abzuleiten (Vocke 2007).

1.4 Methoden und Zugänge zum Fallbeispiel-bezogenen Teil dieser Arbeit

In dieser Arbeit handelt es sich um einen Beitrag zur qualitativen Forschung durch ein prozessorientiertes, am Einzelfall ausgerichtetes Vorgehen (Petersen 2002). Hier wird ein subjektiver Zugang gewählt, um das Erleben der Betroffenen durch das eigene zu erfassen (Decker-Voigt 1991). Dieser scheint für die im Tabu befindliche betroffene Klientel prädestiniert. Monika Rennert kommt nach umfassenden Untersuchungen und Literaturrecherchen zu dem Ergebnis, dass sich die Methoden der empirischen Forschung offenbar wenig eignen, eindeutige Erkenntnisse über das Erleben von Betroffenen in Suchtfamilien zu liefern (Rennert 1990/2005). Meine Auswertungen beziehen sich auf:

a) Dokumentierte mittel- und langfristige Therapieverläufe: Einzeltherapie, zwischen 6 und 38 Monaten mit betroffenen Kindern, sowie mittel- und langfristige Therapieverläufe zwischen 15 und 62 Monaten mit erwachsenen Betroffenen im Zeitraum 1999-2008. Beobachtet und gezielt unter leiborientierten Aspekten ausgewertet wurden:

   10 betroffene Kinder (männlich und weiblich):
   - deren Väter und/oder Mütter Alkoholiker sind und von ihnen getrennt leben,
   - deren Väter und/oder Mütter Alkoholiker sind und mit ihnen zusammen in einem Haushalt leben,
   - deren Väter und Mütter sich zu ihrer Sucht bekennen,
   - deren Väter und Mütter das Thema tabuisieren.

   10 betroffene Erwachsene (männlich und weiblich):
   - deren Kindheit und Jugend durch familiären Alkoholkonsum belastet war,
   - deren augenblickliches Leben durch den Alkoholismus ihrer Eltern belastet ist.

b) Auswertung von schriftlich dokumentierten klingenden oder gestalteten Zeitachsen-Tryptichons (Selbsteinschätzungen von Kindern und Erwachsenen nach und während erfolgter Therapie)

c) Auswertung von dokumentierten Beobachtungen in Kurzzeitinterventionen mit Betroffenen und ihren Familien, während meiner Tätigkeit als Beratungslehrerin in einer Gesamtschule

d) Beobachtungen und Dokumentationen während gruppentherapeutischer Integrationsangebote für Schüler/innen zwischen zehn und 13 Jahren (246 Stunden, Therapiedauer zwischen 6 und 18 Monaten)

e) Fallbesprechungen während meiner mehrjährigen Tätigkeit als Ausbildungsleiterin und Lehrtherapeutin für Musiktherapeut/innen sowie kreative Kinder- und Jugendtherapeut/innen, die mit Betroffenen arbeiten

1.4.1 Verfolgte Fragestellungen

Durch das geplante Forschungsprojekt soll eine bislang in der Musiktherapie unterrepräsentierte Klientel, Kinder aus alkoholbelasteten Familien, diagnostisch in den Blick genommen, Hilfreiches und Entlastendes in therapeutischen Prozessen dargestellt werden. Es handelt sich somit nicht um Grundlagenforschung, sondern um am Einzelfall orientierte, theoretische Praxeologie, durch die allgemeine Rückschlüsse auf das Erleben und die Therapie von Betroffenen möglich werden sollen. Mein Blick ist dabei nicht primär auf äußerlich wahrnehmbares abweichendes Verhalten gerichtet, sondern das innere Erleben Betroffener soll gewürdigt und erhellt werden. Dazu wurden leibtherapeutische Modelle und Beschreibungskriterien zur Hilfe genommen, wie sie bereits auf andere Felder angewendet wurden, etwa in den Feldern AD(H)S (Baer/Barnowski-Geiser 2005a), Demenz (Baer 2007) und Essstörung (Baer/Costagliola/Frick-Baer 2007). Ich verfolgte in den Sitzungen die durch die Klient/innen eingebrachten Themen und Aspekte und arbeitete mit meiner Resonanz, insbesondere mit Sharings, die aktiv in den Prozessverlauf eingebracht wurden. Übertragungen und Gegenübertragungen wurden im leiborientierten Sinne unter Resonanzaspekten angesehen und in regelmäßiger Supervision kontrolliert und begleitet. „Kreative Leibtherapie ist in ihrem psychotherapeutischen Schwerpunkt ein phänomenologisch-tiefenpsychologisches Verfahren, das Veränderungen von Basismustern des Erlebens und Verhaltens ermöglicht." (Baer 2007, S. 33)

Verfolgte Fragestellungen:

- Welche Besonderheiten im Erleben zeigen Kinder aus alkoholbelasteten Familien?
- Was brauchen Kinder aus alkoholbelasteten Familien und was nicht?
- Welchen Beitrag kann leiborientierte Musiktherapie leisten, wo sind Grenzen?
- Wie kann man diese „unentdeckte Mehrheit", insbesondere betroffene Kinder, entdecken, ohne notwendige Grenzen zu verletzen?

- Welche spezifischen Methoden und Verfahren sind hilfreich, um Zugang zur inneren Welt dieser Kinder zu bekommen?
- Welche Rückschlüsse für die musiktherapeutische Arbeit mit diesen Kindern können gezogen werden?
- Welche Grenzen und Besonderheiten ergeben sich in der Zusammenarbeit mit dem tabuisierenden System, in dem alkoholbelastete Kinder leben?
- Welche Veränderungen im Erleben und Verhalten Betroffener sind durch kreative Verfahren möglich?
- Welche Faktoren lassen Veränderung möglich werden?
- Gibt es Hinweise auf geeignete Präventivmaßnahmen?

1.4.2 Setting

Die Arbeit an diesem Projekt fand in unterschiedlichen Arbeitsfeldern und Räumen in den Jahren 1999 – 2008 statt.

1.4.2.1 Zur schulischen Arbeit

Meine schulische Arbeit bezieht sich auf drei Felder: Ich bin Beratungslehrerin, Musiktherapeutin und Lehrerin, letzteres mit der geringsten Stundenanzahl meines Deputats. An der Gesamtschule Rheydt-Mülfort, an der ich seit 1999 tätig bin, gibt es drei Beratungslehrerinnen in den Abteilungen 5/6, 7/8 und 9/10. Der Bereich 5/6 wird durch mich vertreten. Als eine der wenigen Regelschulen in Deutschland bietet die Gesamtschule Rheydt-Mülfort ihren Schüler/innen Musiktherapie in Einzel- oder Gruppentherapie („Musikförder" genannt) an. Dieses Angebot wurde von mir seit 1999 entwickelt und ausgebaut (Barnowski-Geiser 2001, 2002 und 2003). Es steht ein eigens ausgewiesener Musiktherapieraum zur Verfügung. Das Angebot richtet sich an alle Schüler/innen vom 5. bis zum 13.Jahrgang. In diesem Raum befinden sich vorwiegend afrikanische Instrumente, etwa 20 Yogamatten, auf denen Kinder und Jugendliche sitzen und toben können, ein Punching-Ball, Stofftiere, Puppen, eine Stereoanlage, ein therapeutischer Sandkasten und verschiedene Gouache- und Ölkreidefarben. Die Instrumente des Musikraumes (E-Gitarren, Blasinstrumente, Schlagzeug) können bei Bedarf mit benutzt werden, wozu dann allerdings ein Raumwechsel nötig wird. Die Betonwände wurden zur Schallisolierung mit Teppichen beklebt, wodurch eine relativ gute

Schallisolierung gegeben ist. Trotz des benachbarten Naturwissenschaftsraumes können die Schüler/innen laut sein, es kommt nur selten zu Beschwerden wegen Lärmbelästigung, was ein freies Arbeitsklima schafft. Die Zuweisung zur Therapie erfolgt durch die Beratungslehrer/innen, Klassenlehrer/innen oder die Abteilungsleitung, in den letzten Jahren vermehrt auch durch Selbstanmeldung der Schüler/innen. Zu Beginn entscheide ich, nachdem ich Einschätzungen von Klassenlehrer/innen, Eltern und Kindern angehört habe, in Absprache mit der Abteilungsleitung, ob diese Therapie im Rahmen von Schule durchführbar ist (hier ist insbesondere die Kooperationswilligkeit von Eltern und Lehrer/innen anzusehen) und in Einzel- und/oder Gruppentherapie erfolgen wird. Für weitergehende testdiagnostische Fragestellungen kooperiert die Schule mit dem schulpsychologischen Dienst und dem örtlichen Sozialpädiatrischen Zentrum. Bei schwerwiegenderen Krisen gibt es zum Teil Unterbringungsmöglichkeiten in einer ambulanten Tagesklinik oder einer benachbarten Kinder- und Jugendpsychiatrie. Spezialisiert auf Betroffene ist keine der anderen Einrichtungen. Einige Schüler/innen konnten Treffen einer örtlichen Selbsthilfegruppe für Kinder von Alkoholiker/innen in Anspruch nehmen.

Die Bandbreite der aufgenommenen Schüler/innen repräsentiert die übliche Bandbreite einer ambulanten Praxis für Kinder- und Jugendlichentherapie, nicht zu unterschätzen ist allerdings die hohe Zahl der Selbstanmelder. Es ist zu vermuten, dass gerade Betroffene den Weg über die schulische Therapie finden, da sie in hohem Maße davon abhängig sind, Vertrauen zu fassen. Die Bekanntheit der Therapeutin und die leichte Erreichbarkeit scheinen die Hemmschwelle, Therapie in Anspruch zu nehmen, positiv abzusenken. So gab es durchaus wiederholt Schüler/innen, deren Eltern nicht „begeistert" waren, ihre Kinder in Therapie zu sehen, diese ihrerseits aber die Notwendigkeit der Therapie für sich ihren Eltern gegenüber durchsetzten und erstritten. Dies war jedoch nicht Untersuchungsgegenstand.

Die Arbeit in verschiedenen Rollen birgt Chancen und Gefahren. Um Rollenvermischungen entgegen zu wirken, arbeitete ich mit Schüler/innen, die bei mir Unterricht hatten, so weit dies im Voraus planbar war nicht therapeutisch. Die Übergänge zwischen Beratung und Therapie zeigten sich oftmals fließend. Aus einer angedachten Kurzzeitintervention mit beabsichtigter Weitervermittlung an andere Stellen wurde mehrfach auf Wunsch der Schüler/innen eine längerfristige Einzeltherapie. Im Blick auf Betroffene ist dieser Punkt wichtig: Da es für sie ausgesprochen schwierig ist, vertrauensvoll Kontakt aufzunehmen, muss in der Regel der erste Kontakt bei positiver wechselseitiger Resonanz im Sinne der Betroffenen weiter verfolgt werden. Ebenso war auffällig, dass nahezu alle Schüler/innen zunächst wegen schulischer Auffälligkeiten (Störverhalten, „meldet sich nicht" etc.) in das Gruppenangebot überwiesen worden waren und erst danach Einzeltherapie in Anspruch nahmen. Die Dauer der Einzeltherapie kann von mir frei bestimmt und zusammen mit dem Schüler oder der Schülerin gestaltet werden. Es gab Verläufe zwischen 6 bis 36 Monaten.

1.4.2.2 „Musikförder" – das gruppentherapeutische Angebot

Das gruppentherapeutische Angebot, „Musikförder" genannt, fand in den Jahren 1999 bis 2008 für die Klassenstufen 5 bis 8 statt, seit 2003 für die Stufen 5 und 6 einstündig als fest verankerte Stunde im allgemeinen Förderverband neben „LRS-Förder", „Mathematikförder" usw. Die Konzeption des musikalischen Förderangebotes wurde in dieser Zeit von mir entwickelt und stetig modifiziert (Barnowski-Geiser 2001). Die Gruppengröße beträgt vier bis sechs Kinder. Angemeldet werden die Schüler/innen durch ihre Klassenleitungen, nach Vorgesprächen setze ich jeweils die Gruppen in Absprache mit der Abteilungsleitung individuell zusammen. Die Schüler/innen haben zwei Probesitzungen und melden sich dann bei Wunsch verbindlich für ein Schulhalbjahr an, was um ein weiteres verlängert werden kann. 95 Prozent der Schülerinnen nehmen ein gesamtes Schuljahr in Anspruch. Bis 2002 konnte das Angebot sogar über mehrere Jahre in Anspruch genommen werden. Es gab sowohl geschlechtsspezifische als auch gemischtgeschlechtliche Gruppen. Die Gruppen wurden nicht nach fachtherapeutischen Aspekten differenziert (also etwa nur „ADHS-Kinder", Hochbegabte etc.), sondern danach, wie die Schüler/innen nach meinem Eindruck und der Beschreibung ihrer Lehrer/innen zusammen passten. Wegen Alkoholbelastung wurde in den Jahren kein Kind explizit angemeldet.

1.4.2.3 Freie Praxis

Die freie Praxis führe ich neben der hauptberuflichen Schultätigkeit seit 2002. Sie liegt in einem kleinen Dorf in der Nähe von Erkelenz in einem Teil eines von mir bewohnten ehemaligen Vierkanthofes. Auch hier ist ungestörtes Musizieren möglich, da der Praxisteil geschützt und abseits vom Haupthaus liegt. Zur Ausstattung gehören ein Holzboden, ein Raum mit zwei Sofas und Stereoanlage mit Kopfhörern, der sich sehr bei rezeptiven Einheiten eignet, ein größerer Raum mit Sitzecke, Klavier und zahlreichen afrikanischen Instrumenten sowie Monochord, Bassschlitztrommel, aber auch klassischen Instrumenten (Violine, Gitarre, Querflöte etc.). Des Weiteren stehen Farbe, Ton, Zeitungspapier, Stoff sowie Puppen und Stofftiere zur Verfügung. Bis 2006 arbeitete ich mit Kindern, Jugendlichen und Erwachsenen (Einzel- und Gruppentherapie), seit 2006 differenziere ich die Bereiche stärker und arbeite seitdem in der freien Praxis ausschließlich mit Erwachsenen. Alle Klient/innen sind Selbstzahler, die meisten kommen über Weiterempfehlungen und sind weiblich. Einige kommen aus der Gegend, in der die Praxis liegt, die meisten haben eine etwa 30 bis 90-minütige Anfahrt. Die Anmeldegründe umfassen die Bandbreite einer traditionellen ambulanten Praxis für Psychotherapie. Ein Teil der Klient/innen kommt aus dem Feld der sozialen und therapeutischen Arbeit. Einige Begleitungen haben supervisorischen Charakter. Als Arbeitsschwerpunkte zeigten sich Ess-Störungen, psychosomatische Erkrankungen, ADS/ADHS und familiäre Probleme. Der Anteil der erwachsenen Kinder aus alkoholbelasteten Familien war hoch, diese Belastung war jedoch in keinem Fall Anmeldegrund.

1.4.3 Material und Auswertung

Die Auswertung stützte sich:

- auf dokumentierte Sitzungsprotokolle im Zeitraum von 1999 bis 2008, Dialoge wurden im Anschluss an die Sitzungen niedergeschrieben und am nächsten Tag ergänzt um Aspekte, die eventuell nachträglich erinnert wurden. Die protokollierten Sitzungsverläufe wurden unter leibtherapeutischen Aspekten ausgewertet und erfasst. Diese ausführlich und regelmäßig dokumentierten Arbeiten (564 Stunden Einzeltherapie mit betroffenen Kindern, 602 Stunden Einzeltherapie mit betroffenen Erwachsenen) wurden mit einem einheitlichen Fantasienamen (Kinder) oder Kürzel (Erwachsenen) versehen und in der Arbeit unter diesem Kürzel und einer entsprechenden Fallvignettenbezeichnung zur Kennzeichnung an Äußerungen und Fallsequenzen angefügt.

- auf freie Beobachtungen während therapeutischer Kontakte mit Betroffenen in Gruppentherapie, Ausbildungsleitung, kreativ-supervisorischer Arbeit und Beratung, die jeweils im Anschluss an den Kontakt als wörtliche Zitate anhand leibtherapeutischer Diagnostik und unter Angabe der verwendeten Kategorie dokumentiert wurden (etwa Dokumentation Beratung/Erregungskontur/Betroffener, 17 Jahre).
- Am Ende einer Therapie wurde nach Möglichkeit ein Zeitachsen- Tryptichon erstellt. Dies war bei 16 von 20 Personen, deren Prozessverlauf ausführlich dokumentiert wurde, möglich.
- Das gesamte dokumentierte Material und die vorliegenden Abschluss-Tryptichons wurden in Kategorien zusammengefasst und geordnet, anschließend im Sinne zu ermittelnder Hilfefaktoren differenziert und kategorisiert. Der Schwerpunkt lag dabei weniger auf einer quantitativen Erfassung als vielmehr auf ihrer qualitativen Analyse. Diese Auswertung mündete in dem unter Kap.III.2 beschriebenen AWOKADO-Konzept.

Das Mitschneiden von Musik oder Gesprächen wurde im Angesicht der tabuisierten Thematik als nicht günstig eingeschätzt.

1.4.3.1 Abschlussbefragung durch das Zeitachsen-Tryptichon

Am Ende der therapeutischen Prozesse, also frühestens nach sechs Monaten, erfolgte eine Bestandsaufnahme der therapeutischen Arbeit, in der das Erleben der Klient/innen in Bezug auf ihre therapeutische Arbeit sowie hilfreich empfundene Faktoren des zurückliegenden Prozesses mit kreativen Methoden erfragt wurden. Die Erarbeitung dauerte jeweils eine Therapiestunde und erfolgte in Form des intermedialen Tryptichons in der Zeitachse.

Vor der Therapie	Jetzt	Zukunft

Abbildung 2: Zeitachsen- Tryptichon

Die Arbeit mit dem gestalterischen Tryptichon nach Udo Baer (Baer 1999) bildet die Grundlage für die von mir zielgruppenspezifisch weiterentwickelte Befragungsmethode. Dabei war es mir wichtig, der Selbsteinschätzung und Bewertung Betroffener derart Raum zu geben, dass eine qualitative Aussage und anschließende Analyse möglich wurde. Der explizit eingebaute Zeitaspekt kann rückwärtiges, gegenwärtiges und zukünftiges Erleben Betroffener kreativ zur Sprache bringen. Das Tryptichon konnte musikalisch erarbeitet werden; es wurde aber auch die Möglichkeit angeboten, mit einem anderen Medium zu arbeiten, etwa über Gestaltung oder Bewegung, wenn Musik den Betroffenen nicht geeignet erschien. Damit wurde dem durchgehenden intermedialen Ansatz Rechnung getragen und die Wahl des Mediums in die Hand der Klient/innen gelegt. Von einigen Betroffenen wurde geäußert, dass es für sie ein großer Schritt gewesen sei, am Ende der Therapie mit Musik, die doch zu Beginn so bedrohlich erschienen sei, gearbeitet zu haben. Sie äußerten durchgängig, dass Musik tiefere Schichten ihres Erlebens zum Klingen gebracht habe. Die Aufgabenstellung, die angeboten wurde, lautete etwa wie folgt:

„Machen Sie es sich bequem, seien Sie achtsam für sich und ihren Atem, achtsam für Ihren Körper und spüren Sie, wie es Ihnen gerade geht. Stellen sie sich nun vor, dass Sie mit Ihrer Phantasie zurückreisen können in die Zeit. Gestern, Vorgestern, vor einem Monat, vor einem halben Jahr, vor einem Jahr. Bis in die Zeit, bevor sie sich in diese Therapie begeben haben. Seien Sie achtsam. Wie fühlt sich ihr Körper an, wie Ihr Atem. Vielleicht entstehen vor Ihrem inneren Auge Landschaften oder Situationen, vielleicht hören Sie Klänge oder sehen Farben, nehmen Gerüche wahr. Folgen Sie ihren Einfällen und kommen sie irgendwann in ihrem Tempo mit Ihrer Aufmerksamkeit in diesen Raum zurück."

Anschließend wurden die Klient/innen aufgefordert, für die Zeit vor der Therapie ein Instrument auszusuchen und diesem im Raum einen Platz zu geben. Es wurde Raum zum Erzählen und Erklingen gegeben, dann sollte diese Zeit durch einen Titel fokussiert werden. In ähnlicher Art und Weise wurde dann durch neuerliche Imagination die Jetzt-Zeit gestaltet. Auch für die Jetzt-Zeit wurde ein Titel gefunden. Anschließend wurde erfragt, wie die Klient/innen den Prozess von „Vor der Therapie" bis „Jetzt" geschafft hatten: „Was hat Ihnen auf dem Weg geholfen?". Manche Klient/innen gingen neuerlich den Weg zwischen ihren in den Raum gelegten Instrumenten. Am Ende wurde ein Blick in die Zukunft geworfen. „Wie möchten Sie in der Zukunft klingen?", wodurch offen Gebliebenes in der Therapie oder kleine Zielvereinbarungen, z. B. Kontakt in größerem Abstand, ausgesprochen wurden. Dieses Verfahren wurde bei Kindern und Erwachsenen ebenso in angemessener sprachlicher Abwandlung angewendet. Je jünger die Kinder waren, umso mehr fielen die verbalen Aussagen kurz aus und das musikalische Material musste von mir mehr erfragt werden. Da das jüngste Kind zum Zeitpunkt der Abschussbefragung elf Jahre alt war (Aufnahmealter 9 Jahre), war eine Befragung und Besprechung in allen Fällen gut möglich. Im Anschluss an die Sitzung wurde ein Gedächtnisprotokoll angefertigt, die Instrumentenanordnung dokumentiert. Ebenso wurde mit Gestaltung verfahren. Ein großes Blatt wurde in drei Teile geknickt und dann entsprechend erarbeitet und betitelt. Manchmal ergab sich auch anschließend ein Vertonen der gemalten Bilder. Diese Methode erwies sich als sehr fruchtbar und aufschlussreich. Alle Betroffenen beschrieben Veränderungen durch die Therapie und konnten leicht und gut hilfreiche Wirkfaktoren benennen.

In einigen Fällen waren allerdings die Abschlussbefragungen nicht möglich. In zwei Fällen verwehrten Eltern ihre Zustimmung (Angst vor Öffentlichwerden), im ausführlich beschriebenen Fall „Anna" wie auch bei Herrn I. verhinderte ein plötzlicher Umzug die Befragung. Diese Schwierigkeiten in der Materialerhebung sind ein Teil der für die Klientel spezifischen Problematik der Tabuisierung und Unberechenbarkeit. Aussagen von Betroffenen wurden mit Altersangaben versehen. Als Altersangabe wurde das Alter, in dem die jeweilige Äußerung erfolgte, nicht das Eingangsalter, angegeben.

1.4.3.2 Die Anwendung: das klingende Zeitachsen-Tryptichon im Fallbeispiel

Frau P. ist Tochter einer Alkoholikerin. Die Herkunftsfamilie tabuisiert dies bis heute.

Vor der Therapie: „Eingesperrt und unter Dampf"

Für die Zeit vor der Therapie wählt Frau H. eine mehrteilige Maracas, der sie einen Platz auf dem Boden im Therapieraum gibt, sie wieder aufhebt und zu spielen beginnt. Sehr leise, kurze Klänge, die sie jeweils mit der Hand abdämpft, ertönen, bevor sie von neuem leiser beginnt.

„Vor der Therapie bin ich sehr leise, ich fühle mich sehr eng. Mein Atem ist völlig flach. Ich habe viel Angst, nichts von mir darf nach außen dringen. Ich werde von außen immerzu gedämpft mit Wertungen: ‚Du bist nicht richtig. Du hast Schuld!' Anschließend benennt sie den Titel: Eingesperrt und unter Dampf."

Jetzt: „Drachenflug"

Frau P. benötigt hier zwei Instrumente. Sie sei „voller" als damals, habe mehr inneren Reichtum. Sie wählt eine Djembe für ihre Kraft und die gewonnene Klarheit, die sie in einer strukturierten Rhythmusfolge erklingen lässt. Die Klangschale stehe für ihre Feinfühligkeit und ihre Möglichkeit, mit anderen mit- zuschwingen. Sie entscheidet sich, noch eine Ratsche dazu zu holen für ihre Wut, die „endlich hörbar werden durfte – endlich kann ich laut sein!", sagt sie und spielt neuerlich die Djembe, mit mehr rhythmischen Wechseln. Als Titel wählt sie „Drachenflug" – am Fuße des Drachens hänge ihre Schwere, die aber auch dafür sorge, dass sie nicht verloren gehe oder „irgendwo hängen bleibe".

Benannte Wirkfaktoren

„Heute halte ich mich aus. Der Halt in der Therapie, das Gehaltenwerden, hat mir die Kraft gegeben, mich und mein Inneres auszuhalten. Das hat mir Freiheit gegeben und Raum. Das habe ich geschafft, indem ich nicht mehr weggeschaut habe, sondern jeden Teil der Maracas und jeden Stein, der mich zum Stürzen gebracht hat, genau unter die Lupe genommen habe. Ich habe mich getraut, wieder zuzugreifen, so wie jetzt nach den Instrumenten. Vor der Therapie hatte ich meine Neugier und meine Lust auf das Leben verloren. Es hat mir geholfen, dass ich mich angenommen gefühlt habe, so wie ich bin, und dass ich Umwege gehen durfte, so wie es für mich stimmt."

Zukunft: „Sattsein"

Für die Zukunft wählt Frau P. eine große Steel-Drum. Sie brauche in der Zukunft nur ein Instrument, weil sich alles mehr in ihr verbinde. „Alles ist schon da, es muss noch richtig zusammen wachsen. Ich möchte später noch mehr zwischen Laut und Leise wählen können und ohne Angst neugierig sein können."

Zur Wahl des Mediums sagt sie: „Ich habe Musik gewählt, darauf bin ich stolz. Mit Musik komme ich noch schneller als mit Malen an mein Eigenes – das traue ich mich heute. Es war furchtbar, für das Eigene die Zugehörigkeit aufzugeben, aber die Sehnsucht hat gerettet."

Sie ist traurig, dass die Familiengeschichte so massive Spuren hinterlassen hat.

2

Wie alkoholbelastete Kinder und Erwachsene sich und ihre Welt erleben

„... weil es weh tut, wenn das hochkommt" (Vignette V1)

Der 13jährige Felix kommt wegen massiven Wutausbrüchen und aggressiven Handlungen in die Therapie. Felix ist von seiner alkoholkranken Mutter von frühester Kindheit an misshandelt worden – verbal und körperlich. Felix spürt sich nicht. Er äußert, keine Gefühle mehr zu haben, nichts mehr zu spüren, „weil es weh tut, wenn das hochkommt". Seine trinkende Mutter hat ihre gewalttätigen Handlungen über ihren Glauben gerechtfertigt – Felix wurde bestraft für „Bösesein und Götterlästerlichkeit" sein. Felix glaubt zu Beginn der Therapie, dass ihm die Gewalt zu Recht angetan wurde. Er lebt nun bei seinem Vater und hat furchtbare Angst, dass er sich so verhalten könnte, dass er auch hier geschlagen wird. Er weiß nicht, was richtig und falsch ist. Er ist permanent damit beschäftigt, seine Ängste und Sorgen unter Kontrolle zu halten. Felix befindet sich in der Phase der Lösung: Er muss das, was ihm in der Familie seiner Mutter widerfahren ist, aufarbeiten, ohne bislang einen Ausdruck dafür zu finden, und zugleich Teil der Familie seines Vaters werden, Teil einer neuen Schulklasse und Nachbarschaft usw. Sein Vater hat „genug" von der Beziehung zu seiner Exfrau. Er findet, dass Felix „Glück" habe, dass er ihn nun aufnimmt, und erwartet, dass er zeigt, wie glücklich und zufrieden er sei, da er doch ein neues Zuhause habe. Felix Vater hat mit der Vergangenheit abgeschlossen, Felix selbst möchte das auch, aber das Alte holt ihn ein. Vor seinen Mitschülern hat Felix Angst und kehrt diese in Gewaltaktionen um. Felix lehnt es zu Beginn seiner Therapie ab, kreativ zu werden, Instrumente und Farben findet er bedrohlich und entwertet diese als „Babykram!".

Parallel hat er eine massive Schwindelsymptomatik bis zur Ohnmacht entwickelt, für die keine körperliche Ursache auszumachen ist. Er rettet sich in die Welt der Drachen und Monster. Stundenlang kann er erzählen, welche Kräfte diese besitzen. Er träumt davon, ähnlich mächtig sein zu können. Sein inneres Erleben stellt er mit Instrumenten dar – es ist eine neuartige Erfahrung, dass er den Dirigentenstab in die Hand nimmt und die vor ihm stehenden Instrumente, die ihn ansonsten in seinem Erleben überrollten, dirigiert. In der Therapiestunde fühlt er sich für Augenblicke nicht mehr ohnmächtig, er kann die Fülle seines Erlebens lenken – für Augenblicke. (V1, Felix, 13 Jahre)

Am Beispiel von Felix wird deutlich, wie vielschichtig das Erleben von Alkoholbelastung ist; welch verwobenes, in sich verstricktes inneres und äußeres Erlebens-Geflecht Therapeut/innen in dieser Arbeit mit Betroffenen – einem Knäuel gleich – begegnet. Eine präzise Beschreibung der Innenwelt erfordert, gleichsam einzelne Fäden in die Hand zu nehmen, zu entwirren, um das Erleben von Alkoholbelastung, die zugrunde liegende Partitur, transparenter werden zu lassen. Die gewählten Beschreibungen zur Differenzierung der inneren und äußeren Welt können wie jede Theoriebildung lediglich ein Abbild und Ausschnitt gelebter Wirklichkeiten sein, ihre Ver-wortung oder/und Verklanglichung. Die Partitur stellt noch nicht die Musik selbst dar, sondern ist als notierte Manifestation die Voraussetzung, um diese nach-erlebbar, nachspielbar werden zu lassen. Metaphorisch gesprochen wird es, an das Bild aus der Einstimmung anknüpfend, kaum möglich sein, das Meer und den umgebenden Kosmos in den Händen zu halten. Dennoch mag ich den Versuch unternehmen, anhand leibtherapeutischer Aspekte des individuellen Erlebens synoptisch Innenwelten zu beschreiben, um so, in Anlehnung an den gewählten Titel dieser Arbeit, hör- und sichtbar werden zu lassen, „was niemand sieht".

2.1 Krisenbelastung

„... jeden Tag Hölle und Krieg!" (Vignette V2)

Die Schülerin Severine, 15 Jahre alt, kommt wegen eines akuten Problems mit einer Mitschülerin zur Beratung. Als ich nach Unterstützung durch ihre Familie frage, erzählt sie: „Ich weiß nicht, ob Sie sich so etwas vorstellen können, ich hatte sozusagen keine Kindheit. Bis ich drei Jahre alt war, ging es, aber dann fing mein Vater an, Alkohol zu trinken. Ab da war jeden Tag Hölle und Krieg!"

„Immer wieder hat er meine Mutter vor meinen Augen verprügelt. Völlig betrunken zerrte er mich und meine Geschwister mitten in der Nacht, ohne jede Vorwarnung, aus dem Bett, stellte sich vor uns auf, um uns zu bestrafen und verprügelte uns wahllos für Dinge, die ihm gerade in den Kopf kamen. Mitten in der Nacht. Wenn dann das Strafgericht und die Schläge gerade zu Ende schienen, öffnete sich die Tür erneut, alles begann genauso wie vorher und lief erneut ab, manchmal bis in die Morgenstunden. Mein Vater, wahrscheinlich im Filmriss, erinnerte sich an nichts."

Severines Familie war über Jahre wiederholten, unberechenbaren Gewalttaten ausgeliefert. Fluchtversuche der Mutter scheitern; Frauenhausaufnahme, dann wieder Zusammenkommen der Eltern: „Und wieder ging alles von vorne los. Als meine Mutter uns verlassen wollte, besorgte mein Vater eine Waffe, um zu verdeutlichen, was mit uns Kindern im Falle der Flucht meiner Mutter passieren werde. Ich hatte große Angst. Seit ich sechs bin, habe ich meinen Vater gebissen und getreten; habe ich mich gewehrt und gesagt, was er meiner Mutter antut, versucht zu sagen, was in der Familie abläuft. Es hat nichts genützt, ich bekam dadurch sogar mehr Schläge. Dann, als ich neun war, hatte mein Vater eine andere Frau. Da wollte meine Mutter sich umbringen, immer wieder. Ich konnte Tag und Nacht an nichts anderes mehr denken, ich war immer in Angst um sie, hatte aber auch Angst, dass mein Vater plötzlich wieder betrunken aufläuft und uns allen etwas antut."

Ich frage, nachdem ich meine Betroffenheit für ihre Geschichte geäußert habe, wie sie sich gerettet habe. Severine sinnt ein wenig:

„Ich hatte, glaube ich, so etwas wie einen Schutzengel, der mir eine große Sicherheit gegeben hat. Überhaupt fand ich einen Halt in meinem Glauben. Und meine Freundin! Die ist immer für mich da. Zum ersten Mal geht ein Strahlen über Severines Gesicht: „Ich schreibe Lieder!" (V2, Betroffene, 14 Jahre)

Viele Betroffene sind tagtäglich äußerst belastenden Situationen mit trinkenden Eltern ausgesetzt, die als massive Krisen zu bezeichnen sind. Betroffene fühlen sich dem dauerhaften Krisenerleben gegenüber oftmals ohnmächtig. Insbesondere betroffene Kinder verfügen kaum über Möglichkeiten, sich aus der sie belastenden Situation zu entfernen. Krisen bestimmen das Leben Betroffener maßgeblich und zeigten sich als bestimmender Teil ihres leiblichen Erlebens. „Im psychiatrischen Sinne spricht man von einer Krise, wenn sich eine Lebenssituation wesentlich ändert, insbesondere wenn Hindernisse auftreten, die der Betroffene nicht mit seinen bisherigen Erfahrungen und Methoden bewältigen kann, so dass er in einen Zustand allgemeiner Labilisierung gerät." (Caplan nach Tölle 1996, S. 369) Diese Belastung ist maßgeblich bestimmt durch den Alkoholiker – die Betroffenen verfügen kaum über Wahlmöglichkeiten in ihrer Lebensgestaltung. Sie fühlen sich dem Verhalten des Alkoholikers oftmals hilflos ausgeliefert, was insbesondere bei betroffenen Kindern als grausame Realität anzuerkennen ist. Der 17-jährige Costa hat dies in einem selbstverfassten Rap-Text beschrieben:

10.000 Tonnen

Es gibt eine schwere Last
Die ich rumtrage
Schwerer als ein Telefonmast
Stell ich sie auf die Goldwaage?
Sie ist
Nicht zu ertragen
Doch ich muss sie tragen
Ich trag sie soweit ich kann
Und dann ...?
Ich sag euch eins, sie wiegt
10 tausend Tonnen
Meine Last
ist tödlich
Und nicht
Sehr gemütlich
Hahaha

In durch Alkoholismus krisengeplagten Familien gibt es oftmals weder verlässliche Bezugspersonen noch eine sichere Versorgung. Emotionen toben oder verschwinden, die häusliche Stimmung ist extrem durch das Suchtverhalten des Trinkenden bestimmt. Innere und äußere Ordnungen brechen tagtäglich zusammen, werden wahllos und willkürlich neu bestimmt. Es gibt keinen Halt in den Erwachsenen und keine Sicherheit. Oftmals werden diejenigen, die gerade für diese sicheren Erfahrungen stehen sollten, selbst zu Quellen massiver Bedrohung. Kinder aus alkoholbelasteten Familien haben oftmals keinen sicheren Boden, fühlen sich chronisch überfordert von der einen Krise, während sie ängstlich lauern, ob sich die nächste Katastrophe gerade schon wieder durch drohende Vorzeichen ankündigt. Sie haben oftmals nur noch wenig Hoffnung auf ein besseres Familienleben – all dies sind Phänomene einer dauerhaften Krisenbelastung.

„Wenn jemand meinen Vater auf das Alkoholthema ansprach, konnte er ausrasten ... Es war in unserer Familie zu einem stummen Thema geworden!“ (V3, Frau L., 44 Jahre)

Krisen sind Situationen und Lebensphasen, die von Menschen als existentielle Bedrohung erlebt werden. „In schweren Fällen gehen mit der Krise Hilflosigkeit und Leistungsunfähigkeit, Gefühle des Gelähmtseins und Angst, auch vegetative Symptome und Verhaltensstörungen einher.“ (Tölle 1996, S. 369) Entscheidendes Merkmal einer Krise ist, ob ein krisenhafter Lebensumstand subjektiv so erlebt wird – Kinder aus alkoholbelasteten Familien sollen das, was sie erlebt haben, nicht erleben – oftmals wird ihnen gesagt, dass das Gesehene gar nicht stattgefunden habe und nur Teil ihrer Einbildung sei.

Mama sagt, Papa war gar nicht betrunken, was du immer redest: „Der war nur ein bisschen lustig!“ (V4, Kolja, 9 Jahre)

2.2 Belastungsphasen

Ob sich die Betroffenen nun in der Situation mit aktuellen Dauertrinkern befinden, in nichtsüchtigen Phasen oder auch Jahre nach den erlebten Suchtphasen: Die auszumachenden Auswirkungen der durch den Trinkenden verursachten Krise müssen bei den Betroffenen als massiv bezeichnet werden. Für viele in der Akutphase der Belastung Befindliche ist nie klar, wann der Alkoholiker zu trinken beginnt, wann er wieder aufhört – auch die so genannten „trockenen Phasen“ werden von vielen Betroffenen als belastend beschrieben: eine durch äußerste Spannung gekennzeichnete Phase, einerseits durch das ängstliche Warten auf die neuerliche, unberechenbare Suchtphase, andererseits durch eine unerträgliche Atmosphäre durch das Fehlen des Suchtmittels; somit von allen Beteiligten als neuerliche, nur andere Krise erlebt. Eine Phase, in der viele Angehörige beschreiben, dem Alkoholiker in Anbetracht der sich darbietenden Gefühls- und Stimmungslage, „lieber wieder Alkohol zu geben", um die ohne Alkohol nicht aushaltbar empfundene Spannung zu mildern. Ob sie somit wollen oder nicht, befinden sich Kinder aus alkoholbelasteten Familien in einer durch eine Dauerkrise bestimmte Situation.

In der Arbeit mit Betroffenen ließen sich folgende unterschiedliche Phasen der Belastung erkennen:

2.2.1 Schleichende Alkoholbelastung

Die schleichende Alkoholbelastung zeichnet sich durch wiederholtes, alltägliches Erleben von Trinken aus, das allmählich in Suchtverhalten übergleitet, oftmals unterbrochen durch Phasen, in denen Trinken keine oder eine sehr untergeordnete Rolle spielt. Dennoch ist diese Phase mit starker Beunruhigung der betroffenen Kinder verbunden. Die Belastung ist noch wenig greifbar, erst recht nicht zu besprechen, liegt mehr im Diffusen, ist aber gerade dadurch als stark einzustufen. Viele betroffene Kinder geben an, in dieser Phase insbesondere unter der gespannten Gereiztheit im Familiensystem zu leiden, die wiederum nicht zu besprechen ist. Betroffene wissen nicht, was los ist, spüren aber, dass etwas nicht stimmt. Trinken liegt in der familiären Bewertung im „Spaßbereich", eine Suchtgefährdung wird oftmals bagatellisiert und verharmlost und geht teilweise übergangslos in eine Tabuisierung des Bereiches Alkohol und Trunksucht über. Wenn betroffenen Kindern eine Aussage zum Trinkverhalten ihrer Eltern trotz familiären Verbotes entgleitet, nehmen sie ihre Aussage oftmals zurück oder bagatellisieren und verharmlosen, wie es ihre in die Abhängigkeit gleitenden Eltern tun.

Kolja gibt an, aufgeregt zu sein. Öfter. Er spielt seine Erregung in der Therapiestunde auf dem Ballafon (afrikanisches Xylofon-artiges Instrument). Er schlägt sehr stark mit den Schlegeln, laute Töne, dicht gedrängte Tonabfolgen erklingen, er gerät außer Atem. „So ist das manchmal. Ich hab Angst, wenn Papa nach Hause kommt und Bier getrunken hat! Ich weiß nicht, was er gleich macht!"

Ihm rinnt sichtbar der Schweiß am Kopf entlang.
„Also, dein Papa trinkt Bier und du hast Angst?", frage ich.

Kolja wird weiß im Gesicht.

„Nein, nein! Quatsch, er trinkt ganz selten Bier. Das war nur einmal. Ich muss jetzt mal aufhören. Musikmachen macht mir gar keinen Spaß heute!" (V5, Kolja, 9 Jahre)

In dieser Phase der schleichenden Suchtbelastung scheinen alle Familienmitglieder besonders intensiv um die Verdeckung und Vertuschung bemüht zu sein – nichts ist sicher, nichts weiß man genau. Wahrheit und Wahrnehmung befinden sich im Diffusen, was neuerlich Ängste auslösen kann. Gerade in dieser Phase konnte Musik für Betroffene zu einem hochgradig bedrohlichen Medium werden, das aufdeckend-verräterisch erlebt wurde.

2.2.2 Dauerhafte Alkoholbelastung

„Vor meiner Therapie liege ich in einem großen schwarzen Loch. Wie lange habe ich darin verbrach?Ich weiß es nicht, wahrscheinlich mindestens ein Jahrzehnt. Ich kann mich nicht mehr bewegen, nicht aufstehen, bin innerlich gelähmt. Ich habe keine Idee mehr, wie ich jemals da hinaus kommen soll – denn offensichtlich ist dieser familiäre Wahnsinn das Leben!" (V6, Frau H., 42 Jahre)

Die Suchtbelastung durch permanentes Trinken, oft als Spiegeltrinken (eine bestimmte Alkoholmenge wird dauerhaft getrunken, unter der der Trinkende oftmals nicht auffällig wird, auf die er jedoch nicht verzichten kann) oder Quartalstrinken („nasse" Phasen mit starkem Trinkkonsum wechseln mit trockenen, in denen nichts getrunken wird), zeichnet sich durch unstetige und unberechenbare Permanenz der auftauchenden Krisenperioden aus. Hält die Alkoholsucht über Jahre oder Jahrzehnte an, wird sie auch, und dies wird in den meisten betroffenen Familien ausgeblendet, eine Frage von Leben und Tod. Ob durch Stürze, Organversagen, Komata, Suizide etc.: Immer auch hat das dauerhafte Ansehen von Alkoholsucht in der Chronifizierung einen geheimen Unterton von Sterbebegleitung. Der Alkoholkranke riskiert sein Leben, die mitbetroffenen Kinder müssen dem ungewissen Spiel zwischen Leben und Tod zusehen, ob sie wollen oder nicht.

2.2.2.1 Tabuisierung der Alkoholbelastung

In dieser Phase wird der Alkoholismus innerhalb und außerhalb der Familie totgeschwiegen. Dies ist insbesondere bei Spiegeltrinkern sehr lange möglich. Oftmals werden Kinder in dieser Phase durch andere Symptome auffällig.

2.2.2.2 Partielle Enttabuisierung

Dies ist eine Phase, in der sich das Suchtverhalten fortsetzt und für alle Beteiligten zu einer kaum noch zu tragenden Belastung wird. Teils wird dies öffentlich, oftmals als peinlich erlebtes Auffälligwerden des Trinkers, etwa in Form von Arbeitsversäumnissen, Gewalttätigkeiten etc. oder Teilsysteme der Familie decken die Suchtbelastung zumindest innerfamiliär auf und besprechen ihre große Hilflosigkeit gegenüber dem Süchtigen mit anderen Familienmitgliedern. Die Enttabuisierung kann jedoch augenblicklich wieder in die Tabuisierung gewendet werden, wenn das Ansprechen zu bedrohlich erscheint.

2.2.2.3 Enttabuisierung und öffentlich werden.

Dauert das Suchtverhalten, wie vorab beschrieben, unvermindert an und potenziert sich gar, kann es sein, dass die Familie sowohl nach innen aufdeckt als auch im Außen nach Hilfe sucht. Oftmals geht dies einher mit der Trennung der Eltern, die für die betroffenen Kinder eine neuerliche Krise bedeuten kann, insbesondere wenn sie, wie in einigen Familien zu beobachten war, zum Spielball zwischen den streitenden Eltern werden. Je größer der innere Druck wird, je stärker die Krise, um so mehr gibt es die Chance, dass Betroffene sich anvertrauen oder „zeigen", oftmals jedoch in verschlüsselter Form durch „Störung" (s. Diagnostik), die einer geschulten Entschlüsselung bedarf.

2.2.2.4 Mehrfachbelastung - Mehrfachabhängigkeit

Einige Betroffene beschrieben Mehrfachbelastungen: Trinker weichen kurz- oder langfristig auf Tabletteneinnahme aus oder leben beides in Kombination. In einigen Fällen entsteht zugleich eine Abhängigkeit von anderen Stoffen, etwa Drogen oder Medikamenten. Für Betroffene nimmt die Belastung zu, der Süchtige ist nicht mehr ohne Rausch oder Betäubung, kaum noch als er oder sie „selbst" mitzubekommen. Die Zentrierung um die Suchtmittel nimmt so stark zu, dass betroffene Kinder und Angehörige nur noch als Kontrolleure oder Verhinderer von Sucht, im Wechsel mit zugedachten Rettungsfunktionen, wahrgenommen werden. Viele Betroffene werden so stark in das Suchterleben mit einbezogen, dass sie kaum noch ein Eigenleben führen. Auch psychische Störungen können in den Vordergrund rücken. Hier ist wenig erkennbar, ob zuerst die psychische Störung vorhanden war und der Alkoholismus als Medikament eingesetzt wurde oder umgekehrt, die psychische Störung aus dem Substanzmittelmissbrauch erwuchs. Auf die Nähe zur bipolaren Störung und Borderlinestörung verweisen Sachse u. a. (Sachse 2002). Die Belastung der Betroffenen ist immens, denn auch die alkoholfreien Perioden sind von massivsten Störungen und Ausfällen geprägt.

2.2.2.5 Alkoholerkrankung oder/und Suchterkrankung beider Elternteile oder/und weiterer Familienmitglieder

Oftmals schaukelt sich die familiäre Dynamik hoch. Die dauerhafte Alkoholbelastung und die damit verbundene Überlastung können etwa beim mitbetroffenen Partner dazu führen, Schmerzmittel oder Antidepressiva einzunehmen. Für betroffene Kinder fällt, wenn der zunächst nichtsüchtige Elternteil auch in Abhängigkeiten verfällt, in der Regel die letzte und einzige Quelle relativer Zuverlässigkeit weg. Betroffene beschreiben diese Phase als existenzielle Haltlosigkeit. Wenn nicht außerfamiliäre Helfer, wie etwa auch Großeltern, einspringen, scheint die Belastung als „nicht mehr zu tragen". Ungelöste Delegationen aus der Großelterngeneration scheinen sich ebenfalls oft unbemerkt in das Erleben der Enkelgeneration auszuwirken – diese Perspektive ist noch wenig erforscht. (s. a. Kap. III 1.7.3.2)

2.2.3 Lösungsbelastung

Diese Phase tritt oftmals erst nach Jahren oder Jahrzehnten zwischen schleichender und dauerhafter Suchtbelastung ein, viele der erwachsenen Betroffenen erreichten dieses Stadium mit ihren trinkenden Eltern nie. Betroffene, deren trinkende Eltern sich zu ihrem Alkoholismus bekannten, bereit waren, Hilfe zu suchen und anzunehmen, empfinden oftmals eine große Erleichterung, wenn sich Helfer dem tabuisierten Bereich der Familie nähern dürfen. Es ergeben sich jedoch neuerlich krisenhaft erlebte Situationen:

2.2.3.1 Entzug

„Wie viele Jahre, Jahrzehnte haben wir davon geträumt ... Meine Schwester erzählt mir, dass meine Eltern Hand in Hand über den Flur gehen, er große Ängste hat, viel weint, mag nicht allein sein ... habe ich meine Eltern schon mal Hand in Hand gehen sehen? Ich glaube nicht ... Mein Vater, ich kann es nicht glauben, will loskommen von dem Zeug, so hat er sich ausgedrückt ... mein Vater – unfassbar!" (V7, Frau L., 44 Jahre)

Diese Phase ist gekennzeichnet durch die Aufgabe des Suchtmittels: durch ambulante Therapie oder aber durch das Verlassen der Familie in Form eines stationären Langzeitentzugs. Das Öffentlichwerden muss von Betroffenen verarbeitet werden, oftmals beginnen finanzielle Probleme durch Verlust des Arbeitsplatzes des Süchtigen. Kinder können in soziale Abseitssituationen geraten, gehänselt werden u.ä. Aber auch die Hoffung auf ein neues, anderes Leben beginnt – die Sorge vor Rückfällen bleibt. Die Auflösung angestammter familiärer Rollenmuster, für Kinder etwa dem nichtsüchtigen Partner ein Partnerersatz zu sein, beginnt. Die Belastung für die familiäre Stimmungs- und Gefühlswelt kann enorm sein. Gerade in dieser Phase möchten Eltern nicht mehr konfrontiert werden mit den Spuren des alten süchtigen Lebens und wünschen sich, dass ihre Kinder keine Spuren abbekommen haben.

Probleme, vormals „Weg-Getrunkenes", werden nun ungefiltert wahrgenommen und müssen miteinander in der Familie bearbeitet werden. Auch weiterhin ist das Leben in einer alkoholbelasteten Familie noch nicht mit dem in einer nicht durch Sucht geprägten Familie vergleichbar. Da der Alkoholiker lebenslänglich krank und gefährdet bleibt, besteht zudem eine erhöhte Vulnerabilität, in Phase 1 oder 2 der Belastung zurückzufallen. Die Spannung und Angst vor dem Krisenerleben bleiben für viele Betroffene, wie Erwachsene in der Rückschau berichten, über Jahre hinaus weiter bestehen. Für viele Betroffene muss nach dem Ende der akuten Krisen förmlich ein neuer Lebensinhalt und Sinn, abseits des Kreisens um den Alkoholiker, gefunden werden.

2.2.3.2 Trennung, Abschied, Tod

Wenn Mütter sich von ihrem trinkenden Partner trennen, ist dies für das beobachtende Umfeld ein wesentlicher Schritt. Das Umfeld atmet auf, sicher oftmals zu Recht. Für betroffene Kinder bleibt die Lösung ein schwieriger

Prozess, einem Drahtseilakt gleichend. Sie fühlen sich bei aller erlebten Verletzung dem alkoholkranken Elternteil verbunden, lieben und hassen zugleich. Sich trennende Partner/innen haben oftmals wenig Verständnis, wenn die Kinder an der Bindung zum Trinkenden festhalten – sie erwarten Loyalität von ihren Kindern, was diese in erneute Nöte versetzt. Oftmals möchte der sich Trennende mit dieser Vergangenheit in einem Tempo abschließen, das ihnen als Erwachsenen vielleicht angemessen ist. Sie möchten endlich der Scham und der Beschämung, dem Leid der vergangenen Jahre entkommen, eventuell mit einem neuen Partner. Kinderseelen haben jedoch ihr eigenes Tempo. Die Krisenbelastung ist nicht mit dem Auszug oder dem Verlassen der Familie, dem Abstand zum Süchtigen, gelöst. Für viele Kinder setzt sich die Krise in ihrem Inneren fort.

Zudem berichten betroffene Erwachsene, dass sie auch Jahre nach ihrem Auszug völlig in den Verlauf des süchtigen Verhaltens mit einbezogen wurden. Anrufe wegen diverser Katastrophen seien an der Tagesordnung gewesen. Stürze, Arbeitsausfälle, Streitereien zwischen den Eltern geben auch im Erwachsenenalter Anlass, die Krise mit dem Süchtigen weiterhin zu leben – wenn nicht mehr äußerlich, so fühlten sich die Betroffenen innerlich der Erregung und der gespürten Krisendynamik ausgeliefert. Auch die suchtfreien Phasen bezeichnen Betroffene als überlagert mit dem „Warten auf das Schreckliche".

„Ich habe lieber, wenn etwas Schreckliches passiert! Dann ist es endlich da. Die Spannung davor ist nicht aushaltbar." (V8, Frau I., 44 Jahre)

Besonders belastet schienen Kinder, deren alkoholkranker Elternteil verstarb: Schuldfragen und der Tod des Alkoholkranken blieben oftmals unaufgearbeitet.

„Ich frage mich, ob Papa gestorben ist, weil ich ihn manchmal so gehasst habe. Vielleicht hätte ich ihn mehr lieben müssen. Ich hab es ihm auch wenig gezeigt!" (V9, Betroffener, 14 Jahre)

In der in dieser Untersuchung beschriebenen Stichprobe befand sich etwa die Hälfte der betroffenen Kinder in der Phase der Lösungsbelastung, ein geringerer Anteil in der Phase der chronischen Belastung/Mehrfachbelastung mit Enttabuisierung, nur zwei Kinder befanden sich in der Phase der tabuisierten Belastung. Dies mag nicht als repräsentativ gelten, handelt es sich ja nicht um Grundlagenforschung. Es ist dennoch ein wichtiger Hinweis darauf, wie gering die Zahl akut betroffener Kinder ist, die tatsächlich den Weg in die Therapie finden. Gerade bei diesen betroffenen Kindern wurde die Therapie zudem jeweils auf Wunsch der Eltern abgebrochen – die Nähe zum Aufdecken der tabuisierten Thematik löste offensichtlich Ängste aus, die nicht zu besprechen waren. Bei den Erwachsenen befand sich der überwiegende Teil, und das mag erstaunen, in der Phase der tabuisierten Belastung, die zugleich einen Übergang in die Lösung zeigte durch den (bis auf eine Person) bereits vollzogenen Auszug aus dem Elternhaus. Insgesamt zeigte sich, dass die chronische, tabuisierte Alkoholbelastung, die keine therapeutische Hilfe erfuhr, für erwachsene Betroffene eine massive Belastung darstellte. Die als „unendlich" erlebte Krise, und das teilweise über mehrere Jahrzehnte, zeigte sich einerseits als erschöpfendes wie auch andererseits als Betroffene scheinbar „gleichgültig" machendes Phänomen. Es muss davon ausgegangen werden, dass die Zahl der unentdeckten Betroffenen, die dringend therapeutischer Hilfe bedürften, groß ist und hier im Verborgenen ein großes Heer ihrerseits neuerlich potenziell alkohol- und gesundheitsgefährdeter Menschen heranwächst.

2.2.4 Das Belastungserleben und seine Folgen

Wiederkehrende traumatische Ereignisse in der Kindheit können insbesondere in der Langzeitwirkung massive Folgen haben. Jede Krise ist eine existentiell bedrohlich erlebte Erfahrung. Jedes Trauma durch sexuelle oder andere Gewalt kann bei Kindern wie Erwachsenen lange Zeit danach archaische Gefühle auslösen. Im Gehirn (im limbischen System) wird jede einkommende Information daraufhin überprüft, ob sie mit existenziell bedrohlichen Situationen zusammenhängt (Hüther 1999). In Tierversuchen konnte nachgewiesen werden, dass sich Irritationen und Stress in der frühen Phase der Hirnentwicklung als besonders ungünstig für die Herausbildung synaptischer Angebote und Stabilisierung frontaler Verschaltungsmuster zeigten (Hüther 1999). Der Nachweis der Übertragbarkeit dieser Forschungen auf den Menschen steht aus, bedenklich stimmen mag dieses Ergebnis dennoch. Erwachsene Betroffene zeigten starke Auswirkungen dieses jahrzehntelangen Krisenerlebens: Vermehrt litten sie unter mehr oder weniger starken Erschöpfungs- und Burnout-Symptomen, starken körperlichen Beschwerden, posttraumatischen Belastungsstörungen und Anspannungserkrankungen. „Langfristiger Stress führt somit über die Energiemobilisation zu Myopathien, zu chronischer Müdigkeit und zum Steroiddiabetes; der chronisch erhöhte kardiovaskuläre Tonus wird zum chronischen Hypertonus." (Spitzer 2003, S. 170)

Extrem potenziert wird dieses krisenhafte Erleben durch die Verunsicherung der Kinder, was sie glauben und wem sie Vertrauen schenken können. Nicht einmal ihrer eigenen Wahrnehmung trauen sie: Betroffene Kinder sprechen nicht über ihr leidvolles Erleben, wenn ihre Wahrnehmung durch das restliche Familiensystem als „falsch" oder „überempfindlich" entwertet wird. So tragen sie das Krisenerleben in ihrem Inneren allein; bekommen viele Betroffene doch für ihr inneres Erleben weder Resonanz noch Bestätigung. Dies führt zu extremen Selbstwertproblemen – Kinder aus alkoholbelasteten Familien sind gefährdet, das Zutrauen zu sich und ihrer Umwelt zu verlieren, da sie wiederholt ins Leere greifen, wo sie gehalten werden müssten.

„Ich hab bis heute, obwohl mein Vater ja nun schon Jahrzehnte aus meinem Leben verschwunden ist, Angst, dass er plötzlich irgendwo sitzen könnte. Betrunken. Ich denke, man muss ihn als Penner bezeichnen. Ich werde nachts schweißgebadet wach, irgendjemand sagt: ‚Dieser Penner da ist dein Vater!'" (V10, Frau H., 42 Jahre)

„Ich habe Angst, dass mein Vater mich aus der Schule holen könnte und mich wieder verprügelt. Ich hab mich damals gegen ihn entschieden, und Mama hat gemacht, dass er mich nicht mehr sehen darf. Auch beim Spielen denke ich, dass er kommt und mich entführt. Im Unterricht kann ich manchmal an nichts anderes mehr denken. Ruhig werde ich eigentlich nur noch, wenn ich mich mit jemandem prügele. Dann spür ich, dass ich stark bin!" (V11, Sammy, 13 Jahre)

„Ich habe gelernt, mit Krisen zu leben, sie gehören zu meinem Leben, wissen Sie, ich kann aber nicht ohne Krise leben. Dann ist da diese seltsame Leere und die Angst, wann es wieder losschlägt. Ohne Grund habe ich ein inneres Rasen und denke: Ach, lass was passieren, dann weiß ich wenigstens, was es ist!" (V12, Frau I., 46 Jahre)

Auch wenn die Krise im Außen nicht mehr sichtbar ist, ist sie den betroffenen Menschen leibhaftig geworden. Wie im medizinischen Sinne enthält der Begriff „Krise“ auch zugleich die Chance zur Wandlung, der Wendung zum Besseren, hier also der Bewältigung und des Fortschritts (Tölle 1996). Insbesondere belastete Kinder können diese Bewältigung allerdings kaum allein schaffen. Erwachsene Betroffene waren auffallend viel in ihrem Leben in Krisen verstrickt, viele waren zu Krisenhelfer/innen für andere Menschen geworden, die sie durchaus mit einer „Unerschütterlichkeit“ und Optimismus begleiteten. Gefahren lauerten im Übergehen von eigenen Belastungsgrenzen, die für Betroffene, die über Jahrzehnte familiärem Alkoholismus ausgesetzt waren, nicht mehr erkennbar waren. Die Wahrnehmung von Belastung und ein Maßstab für ihre Größe und Schwere sind oftmals ebenso verloren gegangen wie eine Beziehung zur eigenen Belastungsgrenze. Gerade in therapeutischen und sozialen Berufen waren Betroffene häufig anzutreffen; schon betroffene Kinder äußerten Berufswünsche zu den benannten Arbeitsfeldern.

2.3 Erregungsverläufe und Erregungskonturen

Dauerhaft krisenhaften Situationen mit Alkoholisierten ausgesetzt zu sein, hat Einfluss auf das Erleben von Betroffenen; auf ihr gesamtes leibliches Befinden. Dieses Befinden wird in der leiborientierten Therapie auch durch Erregungskonturen beschrieben. Kinder und Erwachsene aus alkoholbelasteten Familien sind in der Regel hoch erregt, ohne dies, da es sich um einen Dauerzustand handelt, noch bewusst zur Kenntnis zu nehmen.

2.3.1 Erregungskonturen im tabuisierten Kontext

„Aufgeregt bin ich eigentlich immer!“, stellt die 13-jährige Tochter einer alkoholkranken Mutter verwundert fest. Oftmals nehmen Betroffene diesen Aspekt der eigenen Dauererregung erst durch Hinweise von Therapeut/innen erstmalig zur Kenntnis. Viele Kinder und Jugendliche kommen „nicht mehr runter“ von ihrer Erregung, um die sie, dies mutet zunächst paradox an, nicht einmal wissen. Erregungskonturen, auch Vitalitätseffekte genannt, (Decker-Voigt 1996a; Stern 1993) gehören zu den frühen Affekten und sind grundlegende Elemente menschlicher Musterbildung (Baer 2007). Stern spricht in diesem Zusammenhang von Aktivierungs-/Erregungsdimensionen (Stern 1993). „Affekte sind nicht nur stark oder schwach, lust- oder unlustvoll, sondern haben dynamische Eigenschaften, die ihnen eine bestimmte ‚Textur' verleihen." (Dornes 2000, S. 21) Erregungskonturen werden auch als Aktivierungskonturen beschrieben, ihr Erleben als Vitalitätseffekte (Stern 1993). „Plötzlich auftauchender Ärger fühlt sich anders an als langsam anschwellender und ähnliches gilt für Ereignisse in der Außenwelt. Wir können von Licht überflutet oder auch nur berührt werden. Wir können beobachten, wie eine Mutter oder ein Vater den Säugling entweder langsam und bedächtig oder schnell und ruckartig aus dem Bettchen nimmt. Diese vitale Dimension von Affekten oder Ereignissen wird schon von kleinsten Kindern wahrgenommen und trägt dazu bei, dass sie ein ganzes Spektrum von fein nuancierten Gefühlen und Empfindungen haben." (Dornes 2000, S. 21)

2.3.2 Folgen frühkindlicher Hocherregung

Bei den von mir begleiteten Betroffenen waren viele schon frühkindlich durch den Alkoholismus ihrer Eltern belastet (Trost 2003). „Wenn Säuglinge sich erregen, muss sich ihre Erregung in Aktivität ausdrücken – sie können nicht anders. Gerade diese Unmittelbarkeit und Ausdruckskraft fasziniert und rührt uns Erwachsene, wenn wir Säuglingen zuschauen. Im Verlauf des zweiten Lebensjahres erwerben Menschen die Fähigkeit, Erregungen nur innerlich zu spüren und in ihren Aktivitäten zu verbergen. Ab diesem Zeitpunkt also können Säuglinge und Kleinkinder ‚so tun als ob' (Baer 2005) – eine sehr wesentliche Fähigkeit für Kinder aus alkoholbelasteten Familien. „So tun als ob nichts sei", Aufregendes aus- und wegzublenden, war eine durchgängig anzutreffende Qualität. Viele Betroffene, auch im Erwachsenenalter, verbergen Hocherregung zugunsten einer Haltung der scheinbaren Lockerheit.
Erleben ist bei jedem Menschen mit Erregung verbunden, allerdings können Höhe und Intensität der Erregung sehr unterschiedlich sein und auch sehr unterschiedlich wahrgenommen werden. Wir unterscheiden in der leiborientierten Musiktherapie stetige und abrupte Erregungsverläufe auf hohem oder niedrigem Niveau in unterschiedlichen Zeitspannen. Sie können ansteigend oder abschwellend verlaufen. „Wenn sich bestimmte Erregungsverläufe dauerhaft verfestigen und zu einem Lebensmuster werden, bezeichnen wir diese als Erregungskonturen." (Baer 2005, S. 88)

2.3.3 Leibliche Folgen verborgener Hocherregung

„Am meisten rührte mich in einer Fernsehreportage über Methoden in totalitären Staaten ein Satz an, der mich seitdem nicht mehr loslässt: ‚Wenn ich mich nicht bewege, spüre ich die Ketten nicht.' Genau so war das in meiner Familie. Das Tabu hat uns in Ketten gelegt: Ich tanze auf einer Hochspannungsleitung im kühlen Korsett. Wir durften nichts fühlen und nichts äußern. Ich habe mich jahrzehntelang erstarrt gefühlt, ohne dass ich dafür ein Wort oder einen Grund gesehen hätte. Und das schlimme ist, dass nie jemand meine Ketten gesehen hat. Erst langsam, nach Jahren der Therapie, kann ich die Ketten schmerzhaft wahrnehmen – und darüber bin ich dankbar, denn vielleicht kann ich sie dann auch irgendwann ein Stück abwerfen." (V13, Frau P., 47 Jahre)

Die eklatante Diskrepanz zwischen äußerlich sichtbarer und innerer Erregung hat einen hohen Preis. Bei den meisten Betroffenen zeigte sich die Erregung, die erst nach therapeutischen Bemühungen wieder innerlich aufgespürt wurde, als stetig hoch. Diese wurde versucht, nach Außen zu vertuschen – für viele Betroffene ein immenser Kraftakt der Anstrengung. Als Folge zeigte sich eine extrem hohe Muskelspannung, um innere Erregung zu bremsen, oder/und explosive Erregungsschübe als vulkanartige Ausbrüche; dies insbesondere bei betroffenen männlichen Jugendlichen. Diese zeigten sich in explosiven Phasen vermehrt gewaltbereit. Bei der Erforschung dessen, was dem Gewaltausbruch vorausging – etwa beim Musizieren von Erregungskonturen – zeigte sich als Auslöser eine erlebte Höchsterregung, die als nicht aushaltbar empfunden wurde – ein Gewaltausbruch etwa wurde zugleich als die Spannung lösend beschrieben. Bei Erwachsenen, die über Jahrzehnte dauerhaft belastet waren, zeigten sich ihnen selbst unerklärliche innere Erregungsschübe, auch wenn die Situation des Zusammenlebens mit dem Süchtigen vorbei war und lange hinter ihnen lag. Denjenigen Betroffenen, die über Jahrzehnte einer schleichenden oder chronischen Suchtbelastung ausgesetzt waren, war auch der Rhythmus und die entsprechende Erregungskontur des Alkoholikers in ihrer inneren Erregung zu Eigen geworden. Sie hatten die Dynamik und den Verlauf der Erregung verinnerlicht und litten unter für sie unerklärlichen Erregungsschüben bis zur Panik, genauso wie sich Krisen und Erregungsverläufe mit dem Alkoholiker über Jahrzehnte gestaltet hatten. Viele verfügten über ein sicheres Gespür, wann der Süchtige zu trinken beginnt, ohne in direktem Kontakt mit ihm oder der Familie zu sein. Den Verlauf der Erregung erlebten sie nach, insbesondere wenn sie der süchtigen Kontur über Jahrzehnte ausgesetzt waren, indem diese, für viele unbemerkt, zu ihrer eigenen Lebens- und Erregungskontur geworden war. Wenn Betroffene die Erregungskontur des Süchtigen zeichnen und musizieren, stellen sie häufig fest, dass sie sich in ihrem Leben im gleichen Erregungsmuster bewegen.

„Wenn es mir ein paar Tage gut geht, bin ich sicher, dass es jetzt rapide bergab gehen wird. Aber auch irgendwann wieder bergauf. Wenn ich mir das ansehe: Es ist genau die gleiche Berg- und Talfahrt wie bei meiner Mutter – nur dass ich am Tiefpunkt nicht trinke." (V14, Frau R., 38 Jahre)

Aus neurowissenschaftlicher Sicht ist es verständlich, warum aus Erregungsverläufen Erregungskonturen werden: Neuronen arbeiten, indem sie erregt werden. Es besteht eine starke Analogie zwischen Erregungsverläufen und neuronalen Prozessen. Es kann sich in kürzester Zeit ein so genanntes Aktionspotenzial aufbauen, bevor es sich in kurzer Zeit wieder in ein Ruhepotenzial verwandelt. Dabei muss ein Spannungswert unterschritten werden, damit es zu einem Aktionspotenzial kommt, den man auch als Schwelle bezeichnet (Spitzer 2000). „Wenn wir in der Therapie Erregungsverläufe betrachten, stellen wir fest, dass es auch dort bei vielen Klient/innen Schwellenwerte gibt, an denen eine Erregung sich zu einer Krise entwickelt oder aber bei deren Erreichen in sich zusammensacken kann." (Baer 2005, S. 53) Kinder aus alkoholbelasteten Familien erlernen ein Erregungsniveau, das sich entsprechend leiblich und neuronal verankern wird. Wer ständig in höchste Erregung versetzt wird, reagiert mit entsprechender neuronaler Verschaltung, die mit zunehmenden Jahren zu einem Selbstläufer werden kann. Belastete Kinder können neuronal dauererregt verschaltet sein oder auch, als Schutzreaktion ihres Organismus, dauerunterkühlt, runter gefahren, nichts mehr spürend.

„Ich bin ganz viel aufgeregt eigentlich, aber ich will das nicht haben. Wenn ich die Aufregung wegmache, ist mir langweilig. Ich will die Aufregung und die Langeweile nicht spüren und dann mache ich die weg, eigentlich mach ich mich weg. Ich verschwinde in meine eigene Welt sozusagen, das kennen auch meine Freundinnen. Die sprechen mich dann schon gar nicht mehr an. Ich bin einfach weg. Die Langeweile ist furchtbar leer." (V15, Raffaela, 12 J.)

Erregungskonturen stellen einen wesentlichen Zugang zum belastenden Erleben, eine Brücke ins Innere Betroffener dar. Die Arbeit mit Erregungskonturen bietet jedoch nicht nur die Chance des „Aufdeckens" krisenhafter Verläufe, sondern auch die zu ihrer Veränderung, die durch die bereits beschriebene Plastizität des Hirns möglich wird. „Mithin sind die Schaltkreise nicht nur empfänglich für die Ergebnisse frühester Erfahrungen, sondern auch durch nachfolgende Erfahrungen wiederholt form- und veränderbar." (Damasio 1997, S. 160)

2.4 Bedeutung und Bewertung von Emotionalität im Erleben Betroffener

Jede Außenwelt kann Spuren in Innenwelten hinterlassen, neurologisch spricht man von inneren Repräsentationen dieser Außenwelt. Auch die Gefühlswelt wird, wie es in neurowissenschaftlichen Untersuchungen nachgewiesen werden konnte (Braun, Spitzer u. a.), von Anfang an als Summe gemachter und erlebter Erfahrungen erlernt. Affektive Leibregungen, wie in der Kreativen Leibtherapie Befinden, Stimmungen und Gefühle genannt werden, sind bei den betroffenen Kindern aus alkoholbelasteten Familien stark in Mitleidenschaft gezogen, und werden ebenfalls erlernt. Kinder lernen etwa: „Wenn Papa trinkt, gibt es gleich Ärger für mich!" und entwickeln Ängste oder andere mit diesem Erleben verbundene Gefühle. Letztlich scheint das gesamte Befinden Betroffener nachhaltig durch das vorab beschriebene Krisenerleben geprägt zu sein. Da aus leiborientierter Sicht nicht nur die Gefühle selbst in den Blick genommen werden, sondern auch ihr innerer Zusammenhang mit Denkweisen, Selbstbildern, Körpererfahrungen und sozialen Umgebungen, werden diese netzartig entstandenen Panoramen auch als Gefühlslandschaften bezeichnet werden (Baer/Frick-Baer 2002).

Gefühle stellen neuronale Repräsentationen dar. „Wir werden oft von den Gefühlen unbemerkt gesteuert." (Spitzer 2003, S. 13) Gefühle werden hier sowohl in ihrer Leiblichkeit und Räumlichkeit, in ihrer Intentionalität und Interpersonalität aufgefasst, in letzterer insbesondere in ihrer Rückbeziehung auf das Subjekt (Fuchs 200b). „Wie beim Tasten (‚Fühlen') Empfinden und Selbstempfinden ineinsfallen, so ist das Gefühl als Gegenstandsbeziehung zugleich ein Selbstverhältnis, also Fühlen und Sich-Fühlen in einem (sich fürchten, sich schämen, sich freuen). Die Furcht oder Angst (…) bedeutet auch Furcht oder Angst um mich selbst oder mein Leben. Die Scham vor den Anderen ist zugleich die Scham über mich. Im Gefühl ist das Selbst sich nicht gegenständlich als sein eigenes Objekt, sondern zuständlich, erleidend gegeben, als Subjekt affektiven Betroffenseins.“ (Fuchs 2000b, S. 62f) Hieraus wird deutlich, wie sehr die Menschen miteinander verwoben sind. Es lässt sich folgern, wie sehr Betroffene aus alkoholbelasteten Familien innerlich verwoben sein können mit trinkenden Angehörigen, auch und gerade in der Entwicklung ihrer eigenen Gefühlswelt. „Gefühle werden zu Indikatoren für die Qualität der Beziehung, in der andere Menschen und Sachverhalte in unserer Welt zu uns selbst stehen.“ (Fuchs 2000b) Insofern schämen sich Kinder aus alkoholbelasteten Familien nicht an sich, ängstigen sich nicht an sich, sind nicht an sich leer, schuldig, sondern ihre Gefühle sind Repräsentanten und zugleich Träger ihrer sozialen Beziehungen, sprich ihrer alkoholbelasteten Eltern oder Geschwister. Es entsteht ein durch die Auswirkungen des Substanzmissbrauchs geprägter typischer Schwingungsraum zwischen Eltern und Kindern. Die gelungene oder misslungene Affektabstimmung und der Aufbau von Gefühlen sind maßgeblich für den Aufbau von weiteren Beziehungen. „Gefühle werden im Ausdruck, als Ausstrahlungen, Gesten und Handlungen ‚entäußert', um so ihrerseits Gefühle in anderen zu induzieren. Ohne dass wir und dessen immer bewusst wären, wirken umgekehrt die Gefühle und Haltungen der Anderen ständig auf unsere eigenen ein. So bilden Gefühle einen Raum mannigfaltiger Schwingungen, die sich ausbreiten und ein Eigenleben entwickeln, obwohl sie doch zugleich das persönlichste in uns sind.“ (Fuchs 2000b, S. 63)

Emotionen bieten Kindern Orientierungshilfe beim Zurechtfinden in einer komplizierter werdenden Welt (Spitzer 2003). Werden anstehende Probleme angemessen gelöst, stellt sich ein gutes Gefühl ein, das sich im Gehirn verankert (Hüther 1999). Je früher diese Verschaltung erfolgt und je häufiger sie bei Belastungen und Herausforderungen aktiviert wird, umso stärker ist der Bahnungsprozess im Gehirn. Welche Verschaltung zu einem Gefühl gebahnt wird, hängt von subjektiven Empfindungen ab. „Mit jeder erfolgreich bewältigten Belastung, jeder bestandenen Herausforderung wird unter dem Einfluß der bei der kontrollierbaren Streßreaktion stattfindenden Aktivierung des noradrenergen Systems das jeweils empfundene Gefühl in Form von bestimmten dieser Empfindung zugrunde liegenden neuronalen Verschaltungen im Gehirn verankert." (Hüther 1999, S. 69) Aber auch Belastendes und wiederholt nicht Bewältigtes wird im Gehirn als Trampelpfad abgespeichert. „Emotionale Verunsicherung führt zur Aktivierung limbischer und anderer stress-sensitiver neuro-endokriner Regelkreise und zwingt das Kind, nach geeigneten Strategien zur Wiederherstellung seines emotionalen Gleichgewichtes zu suchen. Einseitige, unbalancierte Bahnungsprozesse führen zwangsläufig zu defizitären Entwicklungen in anderen Bereichen (Wahrnehmung, Motorik, Lernverhalten, Motivierbarkeit, Sozialverhalten)." (Trost 2003, S. 60) Auch wiederholte Traumatisierungen wirkten nachhaltig destabilisierend auf die neuro-endokrinen und vegetativen Regelkreise.

Chronischer Stress, wie etwa die vorab beschriebenen dauerhaften Krisen von Kindern aus alkoholbelasteten Familien, messbar am Serum-Cortisolspiegel, kann neuronale Strukturen des Hippocampus, der Amygdala und des Corpus Callosum zerstören und verursacht damit organisch begründbare Regulationsstörungen, später auch komplexe Störungen von Lernen, Emotionen und Verhalten (Trost 2003). Auch wenn dieser Zusammenhang von neuronaler Schädigung für betroffene Kinder noch nicht untersucht wurde, kann vermutet werden, dass Gehirne von Kindern aus alkoholbelasteten Familien durch das emotionale Klima ihrer Familien stark geprägt sind. Es steht zu befürchten, dass lang andauernde wiederholte Belastungen der familiären Umwelt neuronal entsprechend verankert werden und diese „emotionalen Straßen" auch dann aufgesucht werden, wenn es nicht mehr vonnöten ist, etwa als Erwachsene. Dies zeigte sich bei den erwachsenen Personen aus alkoholbelasteten Personen in besonderem Maße, ganz extrem bei dauerhaft tabuisiert Belasteten, die bis ins hohe Alter keine Auflösung des familiären Tabus erfahren hatten, wo die Trunksucht sich durch etliche Jahrzehnte zieht und auch im Erwachsenenalter lebensbestimmend blieb. Es scheint in diesem Fall schwer zu sein, eingefahrene Hirnstraßen zu verlassen (etwa die der Angst und Ohnmacht) und neue Straßen (Hoffnung etc.) zu befahren. Damit kann ein wesentlicher Faktor zur Orientierung in der Welt durch das familiäre Erleben maßgeblich negativ beeinflusst werden – bei den von mir untersuchten Betroffenen war dies der Fall.

2.4.1 Gefühle als Subtexte des Belastungserlebens

Wenn alles, was Kinder aus alkoholbelasteten Systemen bewegt, innen bleiben muss und nicht nach außen dringen darf, verfestigt sich die Trennung zwischen innerem Erleben und dem Außen. Viele Kinder können irgendwann nicht mehr unterscheiden, was sie im Angesicht der familiären Tabuisierung fühlen sollen und was sie tatsächlich erleben und fühlen. So können Gefühle zu Leerstellen des Erlebens werden oder mutieren zu diffusen Grundstimmungen, werden zu einem chronifizierten schlechten Befinden, das sich die Betroffenen selbst nicht erklären können. Die Verleugnung ihrer realen Lebenssituation geht in der Regel so weit, dass sie sich sogar vorwerfen, dass sie sich nicht gut fühlen. Dies hat Folgen. „Da Gefühle Wegweiser sind, die den Menschen helfen, intuitiv Richtungen einzuschlagen, hat das Verschwinden der Gefühle zur Folge, dass innerlich Chaos herrscht, aber davon nichts nach außen dringt." (Baer/Costagiola/Frick-Baer 2007, S. 34f) Die reichhaltigen Gefühle der Kinder aus alkoholbelasteten Systemen werden erst mit zunehmender Therapiedauer und dem entsprechenden Vertrauen zur therapeutischen Bezugsperson ausdrückbar. Bei den meisten Betroffenen konnten sich erst mit zunehmender Therapiezeit die darunter liegenden Gefühle, die im Verborgenen schwelten, überhaupt zeigen. Hier standen Schuld, Scham, Misstrauen, Angst, Sehnsucht, Leere, Ohnmacht und Hilflosigkeit sowie Selbstentfremdung (?) und Verlorensein im Vordergrund. Im Folgenden sollen einzelne Gefühle, die sich zentral im Erleben Betroffener zeigten, exemplarisch und ohne jeden Anspruch auf Vollständigkeit dargestellt werden.

2.4.1.1 Das Erleben von Schuld

„Wenn in der Lebenswelt der Kinder etwas Einschneidendes geschieht, das sie sich nicht erklären können, das, so wie sie es erleben, vom Himmel fällt, dann fühlen sie sich wie automatisch dafür verantwortlich. In diesem Verantwortlichkeit-Fühlen ähneln sich Kinder und der Glaube mancher afrikanischer oder indianischer Stämme: Wenn der Regen ausbleibt, liegt die Verantwortung dafür darin, dass den Göttern zu wenig geopfert wurde oder der Lebenswandel des Häuptlings dem Regen-Gott missfiel." (Baer/Frick-Baer 2005, S. 16)

Ein Gefühl, das sich durch alle Arbeiten mit Betroffenen von der Kindheit bis ins hohe Erwachsenenalter zog, war Schuld. Schuld wird hier verstanden als sich schuldig Fühlen im Sinne einer inneren Bewertung Betroffener. „Das heißt, dass ein erlebtes Schuldgefühl nicht gleichsam bedeutet, dass diejenige Person, an der man scheinbar schuldig wurde, sich selbst als jemanden erlebt, dem etwas angetan wurde. Das Quälende der Schuldgefühle besteht gerade darin, sich ohne äußerlich erkennbaren Grund maßlos schuldig zu fühlen.“ (Strehlow 2005, S. 82) Selbst bei Erwachsenen, die sich intellektuell wiederholt selber sagten, keine Schuld an der Trunksucht ihrer betroffenen Eltern zu haben, zeigte sich die Schuldfrage als lebensbestimmend.

„Und ich war ihrer Ansicht nach schuld, dass sie immer mehr trank, weil das mit mir alles nicht auszuhalten war ... So äußerte sie sich ... und sie sagte mir auch, dass sie, wenn sie im Auto saß, schon oft daran gedacht hatte, gegen die Wand zu rasen - wegen mir. Heute macht mich das wütend!“ (V16, Herr I., 40 Jahre)

In den Erklärungszuschreibungen zeigten sich die meisten Kinder und Erwachsenen auf Befragung hin diffus und beschrieben das Schuldgefühl als „einfach da“, abseits aller logischen Erklärungen. Bei vielen Kindern, die noch in der Tabuisierung leben mussten, hatte eine Umleitung stattgefunden, indem sie ihre Belastung verschoben und sich selbst als belastend beschrieben, sich damit „schuldig machend“.

Manche Kinder äußerten während fortlaufender Therapie so heftige Schuldgefühle, die zu Todeswünschen führten. Diesem grundlegenden Schuldgefühl liegt oftmals ein existenzielles Erleben von „Nicht-gewollt-Sein“ zugrunde. Betroffene glauben, sich das Recht ihrer Existenz und Anwesenheit erarbeiten zu müssen. Eltern erwerben in diesen inneren Konstruktionen ein hohes Zugriffsrecht auf ihre Kinder. Erwachsene Betroffene äußerten, immerzu, weit über die Kindheit hinaus, für ihre Herkunftsfamilie zur Verfügung stehen zu müssen, da sie sich auf ihnen selbst nicht bekannte Art und Weise schuldig gemacht hätten. Sie schienen diese Schuld förmlich abarbeiten zu müssen, was nicht auf der bewussten Ebene ablief und eine innere Loslösung sowie Autonomiebestrebungen fast unmöglich machte.

Frau O., die sich nach ihren Erzählungen von ihrer Herkunftsfamilie deutlich gelöst habe, da es unter Alkoholeinfluss wiederholt zu sexuellen und gewalttätigen Übergriffen durch den Vater gekommen war und sie wenig Loyalität durch Mutter und Geschwister erfahren hatte, stellt ihre Herkunftsfamilie mit Tieren nach. Für sich selbst wählt Frau O. ein schwarzes Schaf, das die Aufschrift trägt: ‚Welcome'. Diese Aufschrift fällt ihr erst durch einen Hinweis der Therapeutin auf. Frau O. stellt sehr verwundert fest: „Und doch ist es genau so, wie ich es hier gewählt habe. Weil ich benannt habe, was sich sehe, war ich das schwarze Schaf meiner Familie, und doch würde ich bis heute alles tun, wenn meine Familie in Not ist. Ich fühle mich tief in der Schuld, die ich nicht erklären kann!" (V17, Frau O., 46 Jahre)

Der Wunsch, sich für die Herkunftsfamilie einsetzen zu wollen, ist bei Betroffenen sehr verbreitet. „Schuld mobilisiert aktive, selbstkontrollierte Versuche, etwas wiedergutmachen zu können." (Strehlow 2005, S. 84) Besonders bei Betroffenen, die ihre alkoholkranken Eltern durch Tod verloren hatten, stellten sich existenzielle Schuldfragen wiederholt, was sie äußerst quälend erlebten. Zum Teil berichteten betroffene Kinder von anderen Familienmitgliedern in der näheren und erweiterten Verwandtschaft, die ihnen Schuld am Tod des Abhängigen gaben. Offenbar sind Familiensysteme durch Tod oder Selbstmord eines Alkoholikers so traumatisiert, dass es darum geht, die Schuld von sich selbst „wegzubekommen". Im Sinne von „Angriff ist die beste Verteidigung" scheuen so offenbar weder Großmütter davor zurück, ihre Enkel in der Verantwortung für den Tod des Alkoholikers zu beschuldigen, wie Geschwister einander, Väter ihre Töchter, was sicherlich als Ausdruck allerhöchster familiärer, innerer Not gewertet werden muss. Kann dieses Schuldthema nicht aufgedeckt werden, zeigte es sich bei Betroffenen als lebensbestimmende Triebfeder des eigenen Handelns und inneren Erlebens, die verschleißende und sich selbst missachtende, einer Selbstbestrafung gleichende Muster hervorbringen konnte. Dauerhafter Alkoholbelastung ausgesetzte Erwachsene zeigten vermehrt einen ungesunden Raubbau mit dem eigenen Körper, einen wenig liebevollen, fast an Selbstverachtung grenzenden, nicht gesundheitsförderlichen Umgang mit sich selbst.

2.4.1.2 Das Erleben von Scham und Beschämung

„Beschämung hat einen bleibenden schlechten Nachgeschmack. Wiederholt sie sich oder ist sie so tiefgreifend, dass sie das Kind in seinen Grundfesten erschüttert, dann kann die Fähigkeit des Kindes, flexibel mit seinen Schutzgrenzen umzugehen, nachhaltig beeinträchtigt werden. Fällt die Scham als Wächterin des Intimen Raums aus, weil die Beschämung unerträglich geworden ist, verlieren manche Kinder und Jugendliche das Gefühl, überhaupt solche Grenzen zu haben. Sie werden schamlos.“ (Baer/Frick-Baer 2008c, S. 50)

Die Gefühlslandschaft der Scham zeigte sich bei allen Betroffenen, mehr oder weniger an der Oberfläche oder tief verborgen, als das Erleben massiv bestimmend. Es zeigte sich ein starker Impuls bei Betroffenen, sich und ihren familiären Raum zu schützen, peinliches nicht nach außen dringen zu lassen.

„Wie habe ich darunter gelitten, all die Sonntage, die mein Vater nicht zum Essen kam und er von selbst irgendwann total betrunken nach Hause kam oder jemand anrief und bat, meinen Vater abzuholen ... So peinlich!“ (V18, Frau L., 42 Jahre)

Baer/Frick-Baer bezeichnen diese Scham als natürliche Scham, die der Verteidigung diene (Baer/Frick-Baer 2008d). Der intime Raum, der als kostbar und schützenswert gilt, wird durch Scham gleichsam gesichert. Scham tritt auf, wenn der intime Raum der Öffentlichkeit preisgegeben zu werden droht. Diese Erfahrung zeigte sich häufig in Erstkontakten mit Kindern aus alkoholbelasteten Familien. Ihre Erzieher/innen und Lehrer/innen beschreiben sie als schweigend, nicht redend über das, was sie bewegt. Erst durch die Resonanz von Therapeut/innen kann oftmals erst im Nachhinein Scham als Sprachhindernis identifiziert werden, das es zu achten galt.

Stark verbreitet bei den Kindern und Erwachsenen aus alkoholbelasteten Familien waren neben dieser „natürlichen“ Scham die stellvertretende Scham und das Beschämtwerden. „Beschämung entblößt, dringt in den Intimen Raum ein, zerrt Geheimes oder vermeintliche Unzulänglichkeiten ans Licht der Öffentlichkeit, missachtet Grenzen.“ (Baer/Frick-Baer 2008c, S. 49) Viele Betroffene hatten eine solche Vielzahl an wiederkehrenden Situationen erlebt, in denen sich ihre Eltern oder Geschwister unter Alkoholeinfluss peinlich benahmen, dass die Scham zu einem ihrer Grundlebensgefühlen wurde – ohne dass sie noch hätten differenzieren können, zu wem diese Scham eigentlich gehörte

Die 14-jährige Nena, ein auffallend hübsches Mädchen, schämt sich für ihre Körpergröße, für ihre (für mich nicht sichtbaren) schiefen Zähne, dafür, dass „ich so bin wie ich bin". Sie traut sich seit Jahren nicht mehr, vor der Klasse zu sprechen, weil sie denkt, dass sie ausgelacht werden wird. Erst mit zunehmender Therapiedauer entdeckt Nena einen Zusammenhang dieser Scham mit Erfahrungen, die sie früher mit ihrem trinkenden Vater gemacht hat. Von klein auf torkelt der Vater beinah täglich vor ihren Augen, schlägt unter Alkoholeinfluss ihre Mutter. Sie schämte sich für ihn, ohne dafür ein Wort zu haben. Obwohl die Eltern nun mehrere Jahre getrennt sind, spürt Nena die Scham weiterhin, immerzu. In ihrer Patchworkfamilie hat sie, wie sie glaubt, unter ihren Geschwistern (Kinder eines anderen Vaters) einen schlechten Stand. „Meine Schwester sagt manchmal, dass ich allen alles versaue. ‚Du bist schließlich das Kind von diesem Schläger!' – Ich kann meine Schwester verstehen, er war ja auch voll peinlich. Ich hab wirklich Angst, dass ich genauso werde. Manchmal finde ich mich schon mindestens so peinlich wie ihn." (V19, Nena, 14 Jahre)

Stellvertretende Scham kann, wiederholt und existenziell erlebt, zur eigenen mutieren. Kommt zu diesem Schamerleben noch die oftmals parallel zur beginnenden Pubertät einsetzende Grundscham hinzu, kann Scham bestimmender Faktor des jugendlichen Erlebens werden.

Viele Kinder berichten, wie sie in den betrunkenen Phasen Opfer von Beschämung wurden, sowohl durch den Trinkenden als auch den nicht trinkenden Elternteil – Trinker beschimpften ihre Kinder grundlos, machten sie etwa für ihr Trinkverhalten verantwortlich: „Wenn du nicht so ein schlechtes Kind wärest, müsste ich nicht trinken!" ist ein Satz, den Kinder in unterschiedlichen Abwandlungen zu hören bekamen. Eltern delegierten ihre nicht erfüllten Verantwortungen an ihre Kinder. „Wie sieht es hier bloß wieder aus, du kannst keine Ordnung halten!" Betroffene berichteten auch von Beschämungen durch den nichtabhängigen Elternteil. In süchtigen Phasen beschämten diese oftmals ihre Kinder. In ihrer Hilflosigkeit etwa warfen sie Kindern vor, sie hätten besser auf den Trinkenden aufpassen müssen, nicht so viele Probleme machen dürfen etc., um den Süchtigen vom Trinken abzuhalten. Die innerfamiliäre Not treibt sonderbare Früchte.

Zudem kommt es in alkoholbelasteten Familien oftmals zu Grenzverlusten und Grenzverletzungen. Scham als Wächterin des intimen Raumes muss teilweise im Sinne eines Copings ausgeschaltet werden; zu unaushaltbar die Verletzungen. Für viele Kinder und Erwachsene ist zeit ihres Lebens nicht mehr deutlich, was zum intimem Raum gehört, was wo erzählt und gesagt werden darf, Nähe und Distanz bleiben oftmals unerprobt. Erwachsene Betroffene berichteten, dass sie, nachdem sie die elterliche Tabuisierung endlich auflösen konnten, in eine Phase kamen, in der sie jedem alles erzählten, was sie in neuerlich beschämende Situationen brachte.

2.4.1.3 Das Erleben von Ohnmacht und Hilflosigkeit

„Wir sprechen nicht von der ‚lauten' Hilflosigkeit, in der ein Opfer vor dem Täter davonrennt und um Hilfe schreit, sondern von der eher ‚leisen' Hilflosigkeit, die sich ganz unspektakulär im Kind einschleicht und breit macht." (Baer/Frick-Baer 2008c, S. 53)

Viele Betroffene fühlten sich ihrer Lebenssituation ohnmächtig und hilflos ausgeliefert, bei vielen Betroffenen hatte sich die Hilflosigkeit als Grundgefühl unter der Gefühllosigkeit breit gemacht. Sie hatten das Gefühl entwickelt, dass sie nichts tun können, denn ihr größter Wunsch, einen nicht trinkenden Elternteil und eine funktionierende Familie zu haben, blieb, egal, was sie taten, unerfüllt. Viele hatten zahlreiche Anstrengungen unternommen; über Wochen und Jahre, einem inneren Mantra gleich, Vorsätze umgesetzt:

„Ich esse abends immer ganz wenig zu Hause, dann koste ich schon nicht so viel Geld. Weil Mama muss für uns alle das Geld verdienen, und das stresst sie und wenn ich was weniger brauche, dann hat sie nicht so viel Stress vielleicht und dann muss sie vielleicht auch nicht mehr trinken, wenn sie weniger Sorgen hat. Ich räume auch immer mein Zimmer auf und gebe keine Widerworte und so. Vielleicht wird es bald besser, ich streng mich an." (V20, Betroffener, 12 Jahre)

Die wiederholte Erfahrung der Ohnmacht – einige Erwachsene beschreiben diese erlebte Hilflosigkeit als Jahrzehnte andauernd – kann zu einer tief greifenden Haltung gegenüber dem Leben werden. Sie können sich noch so sehr anstrengen, sie können die Sucht ihres Elternteils nicht beeinflussen. Dies bestimmt die Art und Weise, wie Kinder und Erwachsene auf ihre Welt zugehen. Die dauerhafte Erfahrung der eigenen Ohnmacht führte bei den Betroffenen meist zu einem grundlegenden Verlust von Selbstwirksamkeitsgefühlen im Wechsel mit Phantasien, die in ihrer Allmacht dem Größenwahn ähnelten. Grundlegend war zudem ein Verlust von Glauben und Zutrauen.

„Ich habe mich vor einer Tür mit der Aufschrift ‚Dein neues Leben' gesehen. Es muss nur noch die Tür aufgehen."
„Wie geht die Türe auf?", frage ich.
„Da kann ich gar nichts machen, Mama muss trocken bleiben und die Tür aufmachen!"
(V21, Raffaela, 13 Jahre)

Da ihre Hilflosigkeit keinen Weg nach außen finden darf, nicht laut und hörbar werden darf, senden Kinder oftmals laute Hilfeschreie, indem sie andere Symptome, etwa sehr große Unruhe, Störverhalten und Verweigerung an den Tag legen. Wiederholte Enttäuschungen behindern das Äußern der Hilflosigkeit. Viele Kinder werden zu einsamen Kämpfern. Auch Erwachsene berichten, dass sie sogar in äußerst schwierigen Krisensituationen nicht auf die Idee kommen, Hilfe in Anspruch zu nehmen. Sie bleiben stumm und müssen das Sich-Hilfe-Holen, Sich-auf–jemanden-Stützen können, oft erst mühsam über neue Personen und Situationen erlernen.

2.4.1.4 Sehnen und Wünschen im Erleben Betroffener

„Oft können Kinder nicht auf die Frage antworten, wonach sie sich sehnen. Die kindlichen Sehnsüchte stehen selten auf dem Wunschzettel. Doch auch die leisen und die verstummten Sehnsüchte kann man lesen und zwar im Spiel der Kinder." (Baer/Frick-Baer 2008c, S. 70)

Eines der Gefühle, das sich erst nach längerer Therapiedauer aufdecken ließ, war Sehnsucht. Wenn sie dann den Raum betrat, wurde immer wieder deutlich, wie tief und groß, scheinbar kaum zu stillen, diese Sehnsucht bei Betroffenen aus belasteten Familien ist. Betroffene machen oft über Jahre und Jahrzehnte die Erfahrung, ins Leere zu greifen. Sie machen die Erfahrung, die größte Nebensache der Welt neben der Sucht zu sein. Besonders die Sehnsucht nach Liebe und Wärme, nach Gesehen- und Gehörtwerden, nach Echo und Resonanz, nach einem Angenommensein, so wie sie sind, zeigte sich als Motor, vielfach auch Beziehungen einzugehen, die, dieses familiäre Muster nacherlebend, gerade nicht anboten.

Die 17-jährige Nadine kommt in die Therapie, da sie die Schule schwänzt und immer wieder „Ausraster" habe. In der letzten Zeit hat ihre Gewaltbereitschaft zugenommen, manchmal ritzt sie sich, wie sie sagt, um sich zu spüren. Heute ist ihr Thema ihr 22-jähriger Freund, der ihr, nach ihren eigenen Aussagen, viel antue, sie sogar geschlagen habe, aber von dem sie nicht los könne.

„Als der das mit meiner Freundin gemacht hat, also das Fremdgehen, meine ich, habe ich mich tierisch tief geritzt. So eine Wut hatte ich. Mein Kopf sagte, trenn dich, aber ich kann das nicht."

„Was sagt dein Herz, spür doch mal, indem du eine Hand dort hinlegst?", schlage ich vor. Nadine spürt kurz nach. „Bleib bei ihm, trenn dich nicht, aber lass dir nichts mehr gefallen!"

„Wie klingt das?" Sie sucht (ich bin sehr überrascht, dass sie der Spielaufforderung folgt, sie spielt ansonsten nicht gerne auf Instrumenten, da sie das zu „kindlich" findet) nach der Schlitztrommel und spielt los.

„Haben sie das gehört, diesen Stier. Ich bin wie ein Stier!"

Nadine wirkt resignativ.

„Es geht nicht, ich bin voll abhängig. Wissen Sie, das ist wie Sucht. Scheiße!"

„Was suchst du denn?", frage ich, Nadines Wort aufgreifend.

„Liebe!", sagt sie leise. „So wie Stiere süchtig gemacht werden auf Blut, so bin ich das auf Liebe. Mein Vater hat mir keine Liebe gegeben, mein erster Freund auch nicht und jetzt schon wieder, renn ich wie doof hinterher. Und schnaub und tob!" (V22, Nadine, 17 Jahre)

Bleibt Sehnsucht dauerhaft unerwidert, so kann sie neuerliche intensive Gefühlswallungen nach sich ziehen. Von Trauer und Wut oftmals überlagert, sucht die Sehnsucht, wie einige Erwachsenen beschreiben, oftmals ein Stillen des Suchens im Genuss von Alkohol. Vermehrt beschrieben Erwachsene sich als Jahrzehnte von einem unbestimmten Gefühl rastlos getrieben, dass sie erst mit zunehmender Selbsterfahrung als Sehnsucht identifizieren konnten.

Oftmals hatte dieses unerkannte Gefühl weitreichende Folgen: zahlreiche und schnell wechselnde Partnerschaften oder bei anderen ein jahrzehntelanges Festhalten an ungeeigneten und verletzenden Partner/innen.

Erschreckend zu beobachten war, wie neben dem Wunsch, dass das elterliche Trinken aufhören möge, viele Kinder keine eigenen Wünsche mehr haben.

2.4.1.5 Das Erleben von Angst und Sorge

„Erfährt ein Kind diese Hilfestellungen in seinem Ängstigen nicht oder wird seine Angst durch ein traumatisches Erlebnis oder andere Überforderung so groß, dass sie seine Fähigkeiten der Bewältigung übersteigt, dann kann die Angst, die aus einem konkreten Gefühl des Warnens entstanden ist, zu einer Grundstimmung werden. Aus einem Kind, das sich ängstigt, wird ein ängstliches Kind.“ (Baer/Frick-Baer 2008c, S. 91)

Angst ist ein, aus der Sicht der Evolution betrachtet, altes, archaisches Gefühl, das, oftmals als unangenehm erlebt, einen wichtigen Beitrag zum Überleben der Spezies Mensch geleistet hat. Angst mobilisierte die Kräfte des Urmenschen, erhöhte seine Achtsamkeit für sein Leben und die ihn bedrohende Umgebung. Der damit verbundene Stress war von Angst begeleitet. „Diese hormonelle Reaktion diente zunächst dem Zweck, die letzten Reserven des Körpers zu mobilisieren, damit er eine bedrohliche Situation übersteht. Es war eine Reaktion für den Notfall. Sie heißt Stressreaktion und hat schon unendlich vielen Lebewesen geholfen, kritische Phasen zu überstehen.“ (Hüther 1998, S. 22)

Bei allen betroffenen Kindern oder Erwachsenen, mit denen ich mich durch ein Jahrzehnt beschäftigt habe, ging die Belastung durch Alkohol einher mit Erfahrungen von Gewalt.

„Die Angst, was wohl gleich passiert. Ob er ausrastet oder nicht. Ich habe Teller mit Essen durch die Küche fliegen sehen, weil er wegen irgendetwas in Wut geraten war, und dann am nächsten Tag einen Vater, der das Malheur sieht, ein ganzes Stück kleiner, voller Reue und Scham.“ (V23, Frau O., 39 Jahre)

Dieses familiäre Erleben von Angst und Schrecken wird potenziert durch Erfahrungen der Neuzeit, denen Kinder und Erwachsene alltäglich ausgesetzt sind. „Täglich erreichen uns neue Katastrophenmeldungen globaler, gesellschaftlicher und politischer Entwicklungen: Weltgeschichte wird zunehmend geprägt von (kriegerischer) Gewalt, Vertreibung, ethnischen ‚Säuberungen' und ökologischen Katastrophen ... Tägliche Reaktionen sind: Die Kinder können nicht mehr so einfach auf die Straße geschickt werden, aus Angst vor Gewalt und Verbrechen, aus Angst vor Ozon- und Hautkrebsgefahr, aus Angst vor Autos, Unfällen und aggressiven Autofahrer/innen." (Passolt 2004, S. 25) Aktuell scheinen Kinder selbst in Schulen und Kindergärten nicht mehr vor Übergriffen sicher, wie die jüngsten Amokläufe zeigen. Bearbeitet man mit Jugendlichen Zukunftsvisionen, so endet das oft in Aussagen wie: „2030 ist alles vernichtet, ein atomarer Schlag hat die Erde verseucht. Ich bin tot! ..." „Du hast keine Chance – nutze sie!" (Passolt 2004, S. 29)

Auch das familiäre Klima Betroffener war partiell oder dauerhaft durch körperliche oder/und verbale Gewalttätigkeit bestimmt. „Dies bedeutet fast immer eine fortwährende latente Traumatisierung ..." (Rost 2005) Ob es sich nun, wie schon vorab beschrieben, um starke Beschimpfungen und Entwürdigungen verbaler Art handelte oder um körperliche Züchtigungen, Wutausbrüche des Alkoholikers: Alkoholisiert oder im Entzug lösten diese gewalttätigen Erfahrungen vor allem ein Gefühl aus – Angst. Da die Gewalttätigkeiten, ähnlich wie andere Aspekte des Alkoholismus, als nicht geschehen oder nicht stattfindend eingestuft werden, erscheint vielen Betroffenen ihre Angst grundlos. Betroffene Kinder beginnen, ihre Angst und Sorgen zu verstecken.

Dieses „Verstecken" erarbeiteten Baer/Frick-Baer neben dem „Fliehen und Kämpfen" als Ausweg und Handlungsweg bei angstbesetzten und bedrohlich erlebten Situationen. Es war unter Betroffenen verbreitet (Baer/Frick-Baer 2002).

„Was habe ich in meinem Leben versucht, zu verstecken, zu verdecken, nur das an die Öffentlichkeit zu lassen, von dem ich meinte, dass es gut kommt, dass es keine falschen Schlüsse zulässt ... Was sollen denn die Leute denken, war überhaupt ein großes Lebensmotto in unserer Familie!" (V23, Frau 0., 44 Jahre)

Verstecken wird zu einem leiblichen Prozess. Betroffene leiden unter Panikwellen und Erregungsschüben, ohne den Kern ihrer Angst benennen und identifizieren zu dürfen. Oftmals macht sich diese Grundangst an Dingen fest, die anderen Personen, wie etwa Lehrer/innen und Erzieher/innen grundlos erscheint, manifestiert sie sich als Angst im Dunkeln, Angst vor Monstern, als allgemeine Schulangst bis zur Verweigerung des Schulbesuchs. Oftmals lässt sich unter diesen diffus anmutenden Ängsten konkretisierend ermitteln, dass die betroffenen Kinder vor allem an der Sorge um ihre alkoholerkrankten Eltern und zugleich an der Angst vor ihnen leiden.

„Ich kann ja nicht in die Schule, ich weiß nicht: fällt Mama betrunken die Treppe hinunter, tut sie sich etwas an?“ (V24, Betroffener, 13 Jahre)

Viele Betroffene schildern, dass sie sich permanent sorgen. Für den Urmenschen hatte Angst eine durchaus vorausschauende Dimension, in ihrer Qualität der Vor-Warnung, der Für-Sorge für die bedrohte Person. Diese Sorgen Betroffener, denen sie manchmal Jahrzehnte ausgesetzt sind, sind oftmals erst nach der Enttabuisierung und dem erlaubten Besprechen in Worte zu fassen. Waren die Eltern trocken, litten Betroffene unter der Sorge, nicht genügend präsent zu sein, um das Trocken-Sein auch aufrecht zu erhalten oder neuerliche Rückfälle aktiv verhindern zu können. Das Vorausschauen auf drohende Krisen und Gefahren bleibt für Betroffene ein zentraler Faktor ihrer Belastungsbewältigung. Hier sind sie ausgesprochen feinsinnig und „dünnhäutig“ in der Lage, kleinste Schwingungen und Veränderungen in der Umwelt aufzuspüren und wahrzunehmen. Es scheint eine Form zu sein, wie Betroffene versuchen, sich zu schützen.

Manche Erwachsene gaben an, unter diesem „Sich-dauernd-Sorgen“ zu leiden. Sie erlebten sich als seismographisch Katastrophen voraus erlebend. Hier ist die Spur der Angst und Sorge offenbar, um im neuronalen Bild zu bleiben, so tief eingefahren, dass es schwer wird, auch wenn es nicht mehr vonnöten wäre, etwa wenn die Alkoholbelastung lange zurückliegt, diese wieder zu verlassen. „Auch das Gefühl, dass man nicht allein ist, dass jemand da ist, den man um Rat fragen kann, der einem zur Seite steht, der zuhört, tröstet und mitfühlt, führt dazu, dass die Angst verschwindet und die Stressreaktion angehalten wird.“ (Hüther 1999, S. 52) Die meisten Betroffenen blieben über

Jahre mit ihren Ängsten allein, was als Potenzierung der Stressreaktionen gesehen werden muss. Angst und Sorge bleibt in vielen Lebensbereichen für Betroffene lebens- und erlebensbestimmend.

2.4.2 Auswirkungen chronischer Affektbelastung

Wenn wir die vorab gewonnenen Erkenntnisse ernst nehmen, so muss eine Diagnostik, die präventiv der Transmission des Alkoholismus entgegenwirken will, unerlässlich Gefühls- und Stimmungslandschaften mit in den Blick nehmen, da zu befürchten steht, dass vor allem das „Sich-nicht-Fühlen“ oder „Sich-nicht-gut-Fühlen“ zu einem chronifizierten Befinden werden kann und zu neuerlichem Alkoholmissbrauch in der nächsten Generation führen kann. Wider allen besseren Wissens und schmerzlicher elterlicher Erfahrungen laufen Kinder von Alkoholikern Gefahr, ihre Gefühle, ihre als schlecht erlebte Grundstimmung ebenfalls durch Alkohol gleichsam in einer Selbstmedikation zu bessern. Es ist zu befürchten, dass Kinder ihre Gefühlswelt ähnlich anästhesieren, verleugnen, verdrängen wie die alkoholsüchtigen Eltern mit weitreichenden psychosozialen und auch kognitiven Folgen. Ein Einstieg in einen neuerlichen Teufelskreis durch die Generationen hindurch scheint ohne therapeutische oder präventive Hilfe tragisch vorprogrammiert. Kinder, die sich durch den Spiegel ihrer Umwelt als falsch erleben, fühlen sich in ihrer Identität erschüttert, teils vernichtet bis zur Zerstörung. „Eine solche Gewissheit im Erleben eines Kindes entsteht nicht über Nacht und ist erst recht nicht angeboren. Sie verdichtet sich über anhaltende und tiefgehende Erfahrungen der Entfremdung und des Verlorenseins. Wer nicht angenommen wird, geht verloren. Wer nicht hört, sieht, spürt oder erfährt, dass er richtig ist, fühlt sich irgendwann falsch.“ (Baer/Frick-Baer 2005, S. 86) Die Auswirkungen verlorener und unterdrückter Gefühlslandschaften müssen als immens eingeschätzt werden. Lernen und Entwicklung scheinen extrem beeinträchtigt, was sich ebenso auf die im Folgenden zu beschreibenden anderen Bereiche inneren Erlebens auswirken kann. So zeigten sich massive Auswirkungen in der Entscheidungsfindung bei alltäglichen Bewertungsprozessen. Udo Baer fasst die Bedeutung der Gefühle in ihrer Zuständigkeit und Beteiligung für neuronale Prozesse wie folgt zusammen (Baer 2005):

Gefühle bewirken und unterstützen:

- die Bildung von Kategorien,
- die Einordnung sinnlicher Erfahrungen in Kategorie,.
- Bewertungsprozesse zur Einordnung von Erfahrungen in das Gedächtnis,
- die Konstruktion des personalen Raumes,
- die Konstruktion des extrapersonalen Raumes,
- die Schaffung einer räumlich und kognitiv stabil erlebten Umwelt,
- die Handlungsplanung,
- die Schaffung eines Ich als Objekt der Handlung.

Wenn wir uns mit Betroffenen aus alkoholbelasteten Familien beschäftigen, rückt die nicht gelebte Gefühlsdimension in den Fokus der Aufmerksamkeit: Was passiert, wenn Gefühle nicht gelebt und ausgelebt werden dürfen? – Wir müssen vermuten, dass neuronale Leistungen Betroffener stark in Mitleidenschaft gezogen sind. „Mit anderen Worten, wenn Sie Ihre emotionalen Zustände finden, d.h. sich Ihrer Gefühle bewusst sind, so gewinnen Sie damit eine Flexibilität der Reaktionsfähigkeit, die auf der besonderen Geschichte Ihrer Interaktion mit der Umwelt beruht. Zwar brauchen Sie angeborene Mechanismen, um diesen Erkenntnisprozess in Gang zu setzen, doch die Empfindungen bieten ihnen mehr." (Damasio 1997, S. 186) Viele Betroffene zeigten sich um eben diesen Empfindungsbereich und damit um einen zentralen Bereich menschlichen Erlebens beschnitten.

2.4.3 Copingstrategien

Kinder aus alkoholbelasteten Familien werden einerseits maßgeblich durch die häusliche Stimmungs- und Gefühlswelt geprägt, zum anderen werden sie durch ihre Einfühlungsfähigkeit (v. a. ihre Spiegelneuronen) die emotionale Innenwelt des Alkoholkranken miterleben und erfühlen, während ihnen gleichzeitig vermittelt wird, dass Fühlen nicht erwünscht, ja, sogar bedrohlich und falsch ist. Auch ihre innere Gefühlslandschaft erlernen Kinder an ihren Modellen, hier trinkenden und oder co-abhängigen Eltern. Betroffene entwickelten typische Mechanismen, die ihnen halfen, sich vor Reizüberflutung durch die belastenden Situationen und den damit verbundenen Gefühlen zu schützen.

Vor Beginn der therapeutischen Arbeit zeigte sich bei den Betroffenen am häufigsten:

Nicht-mehr-Fühlen (Gefühllosigkeit und Leere)

So viele Gefühle in den belasteten Familien und niemand will sie haben! Da alles, was mit der Alkoholbelastung zusammenhängt, verleugnet wird, werden auch die mit der Belastung verbundenen Gefühle verleugnet. Jedes Gefühl ist potenziell gefährlich, bringt es doch das gefährliche Tabu zur Sprache. So leben Kinder in alkoholbelasteten Familie mit einem Paradoxon: Die häusliche Atmosphäre ist voll von Gefühlen und starken Stimmungswechseln, aber alle tun so, als gäbe es diese nicht. Das Kind ist mit dieser Situation allein. Als Folge werden oftmals alle Gefühle verleugnet und abgewehrt. „Das Gefühl der Gefühllosigkeit tritt immer dann auf, wenn Kinder etwas erleben, das für sie unaushaltbar ist. Insofern ist das Gefühl der Gefühllosigkeit in seiner Entstehung immer ein Schutz davor, psychisch bzw. physisch zusammenzubrechen.“ (Baer/Frick-Baer 2008c, S. 96) Während schon lange bekannt ist, dass sich Emotionen auf Denkprozesse auswirken können, ist der Umkehrschluss ein neuerer Gedanke. „Hingegen ist überraschend und neu, dass das Fehlen von Gefühlen und Empfindung nicht weniger schädlich ist.“ (Damasio 2000, S. 234)

Entwerten

Da das tatsächlich Wahrgenommene Betroffenen nicht aushaltbar erscheint, nehmen sie eine Entwertung der eigenen Gefühlswelt vor. Ihre Gefühle betrachten sie recht distanziert als falsch und folgern, irgendetwas im Leben falsch zu machen. Wahrgenommene Gefühle werden abgewertet, indem die Betroffenen ihnen nicht trauen oder sich dafür beschimpfen („Ich müsste mich aber doch eigentlich gut fühlen!“).

Umleiten

Da es im Inneren von Betroffenen wie in einem Dampfkessel kocht und tobt, oftmals nicht aushaltbare Wut, Zorn und Ärger brodeln, muss eine andere Richtung gefunden werden, in die sich diese Gefühle, die nicht erlaubt sind, abseits der Familie entladen können. Förmlich wie Blitzableiter werden Personen gesucht, an denen sich Gefühle stellvertretend entladen können. Manche Kinder in Schulklassen sind in Dauerkonflikte verstrickt, für die beteiligte Pädagogen kaum eine Erklärung haben (etwa das Durchleben der familiären Gefühlswelt in anderen Systemen wie Klasse, Freundschaft etc.). Als weitere Form der Umleitung finden wir, dass Betroffene ihre Gefühle gegenüber anderen gegen sich selbst richten, was oftmals, wie später noch zu beschreiben sein wird, zu einem aggressiven Kampf gegen den eigenen Körper führt.

Sich-selbst-Vverwirren (Chaos)

Gefühle dürfen in tabuisierten Familien nicht sein. Betroffene beschreiben, wie sie sich bei aufsteigenden Gefühlen in einer starken Verwirrung erlebten. Der Spagat zwischen tatsächlich Gefühltem und dem familiär Zulässigen endete für Betroffene teilweise in Verwirrung, der ihnen einem Nebel gleich erschien. Zudem hatten Betroffene Probleme mit „Sowohl-als-auch-Gefühlen“, die sie als sich ausschließend bewerteten. Die Kinder stürzt es in Verwirrung, wenn sie ihre alkoholkranken Eltern zugleich lieben und hassen, wenn sie traurig und wütend sind. Diese unauflösbare Bewertungssituation lässt Diffusität zur Rettung werden.

Sich-fremd-Werden

Die Diskrepanz zwischen dem tatsächlich empfundenen Gefühl und dem erwünschten wird häufig in eine Entfremdung gepackt. Das gesamte Empfinden und Fühlen erscheint den betroffenen Kindern als nicht mehr zu ihnen gehörig. Dissoziation ist eine Form, nicht mehr fühlen und spüren zu müssen. Wenn die Belastungen zu groß werden, es kein Entkommen mehr gibt; wenn Angst, Panik und Schmerz den Leib überwältigen, treten Betroffene in einen Schockzustand, der sie von der umgebenden Welt abtrennt. Manche Betroffene flüchten und retten sich, insbesondere wenn traumatisierende Erlebnisse dazukommen, in Traumwelten. Damasios Aussage „Ich fühle, also bin ich!“, kann im inneren Erleben Betroffener durchaus in der Umkehrung angenommen werden: Ich fühle nicht, also bin ich nicht. Oder es ist zumindest „Nicht Ich“, das fühlt.

2.5 Betroffene im belasteten Raum – Raum- und Richtungserleben

„Wo ich empfinde, da bin ich." (Kant nach Fuchs, 2008, S. 39)

Dem Aspekt der Wechselbeziehung zwischen Mensch und Lebenswelt haben sich neben der Leibphilosophie und Leibtherapie bereits die Sozialwissenschaften, die Biologie, Psychologie und Anthropologie zugewandt, indem hier Räume und Territorien, Umgebungen und Abstände in den Blick der Betrachtung rückten. Ernst Haeckel definierte schon 1866 einen Ökologiebegriff. Üexküll analysierte später Tiere und Pflanzen in ihrer Bezogenheit zur Umwelt (Üexküll 1973). In den Sozialwissenschaften prägte vor allem Lewin den Begriff des Lebensraumes und des „Feldes". Sein Schüler Barker untersuchte später zeitliche und räumliche Milieus als „Settings". Fuchs führte diesen Aspekt in der Leibphilosophie aus. Seit den 70er Jahren hat sich als Sammelbegriff für diese Forschungen die „Ökologische Psychologie" oder „Psychologie der Ökologie" geprägt. Während das Interesse der ökologischen Psychologie in der Beschreibung der Wechselbeziehung der Personen und ihrer Umwelt liegt, rücken leibphänomenologische Perspektiven leibliche „Praxis" in den Fokus, die den sich erlebenden Menschen mit seinem Leib in der Welt seiend beschreibt. „Wir gehören der Welt an, mit Haut und Haaren – wir sind leibliche, lebendige und damit „organischere" Wesen als es der neurowissenschaftliche Zerebrozentrismus suggeriert." (Fuchs 2008, S. 40) Leibtherapie beschäftigt sich mit der Veränderung von Wechselbeziehungen zwischen Leib und Welt und der spezifischen Bedeutung bestimmter Räume für Menschen (Baer/Frick-Baer 2004).

2.5.1 Bedeutungsräume

„Bei uns zu Hause gab es gar keine Grenzen. Einen persönlichen Raum wie ein eigenes Zimmer hätte man nicht beanspruchen dürfen. Ich kann mich bis heute nicht dagegen wehren, wenn mir jemand zu nahe kommt. Ich spüre dann nur Verwirrung oder Leere. Ich kann mich an die Situationen, wenn mein Vater getrunken hatte, nur noch schwer erinnern. Irgendwie war dann nichts sicher – ich war auch nirgendwo sicher, er holte mich aus unserem Zimmer, ob ich wollte oder nicht. Ich bekam oft Schläge, aber ich weiß nur noch wenig. Und alles, was hinter unseren vier Wänden passierte, hatte auf jeden Fall dort zu

bleiben. Nichts von dem, was zu Hause geschah, hätte irgendwo in die Öffentlichkeit gedurft. Alles hatte in diesen viel zu engen Räumen zu bleiben. Das mussten meine Eltern uns gar nicht erklären, das war ein ungeschriebenes Gesetz, an das sich jeder unaufgefordert hielt." (V26, Frau O., 46 Jahre)

Wenn wir uns mit Räumen des inneren Erlebens beschäftigen, so geht es evidenterweise nicht um metrisch messbare Lokalitäten, sondern um das Erleben eben dieser Räume. Räume können für Menschen existenziell werden. Wenn Betroffene ihre Innenwelt verbergen und nicht spüren möchten, können oder dürfen, hat das Folgen. Wenn Belastung alltäglich zur Normalität wird, so hat dies Einfluss auf die inneren Räume, wie sich auch das Zugehen auf die Umgebung verändert: Letztlich wird die gesamte Orientierung belastet. Der innere Raum und die Begegnung mit dem Umraum zeigten sich durch das Belastungserleben Betroffener maßgeblich geprägt. „Jedes Erleben hat eine räumliche Dimension, jedes Erleben greift in den Raum hinein. Der Begriff ‚Raum' hat sprachlich eine mehrfache Bedeutung." (Baer 2007, S. 114) Insofern hört das Erleben eines Menschen nicht an seiner Körpergrenze, etwa an der Haut, auf, sondern greift in den Raum hinein, den es gleichzeitig neu gestaltet. Der Leib erzeugt selbst einen Raum, indem er sich permanent verräumlicht (Fuchs 2000a). Dadurch entstehen Bedeutungen des Erlebens, die in der Leibtherapie als Bedeutungsräume bezeichnet werden (Baer/Frick-Baer 2004).

Baer/Frick-Baer erarbeiteten – anknüpfend an die phänomenologische Leibphilosophie sowie Erkenntnisse der ökologischen Psychologie, Erfahrungen und Begrifflichkeiten der Tanz- und Bewegungstherapie integrierend – mehrere Bedeutungsräume konkretisierend heraus (Baer/Frick-Baer 2001). Hierbei traten in der therapeutischen Arbeit besonders der persönliche Raum und der Raum der Begegnung, der öffentliche und intime Raum neben dem zentralen Ort in Erscheinung. Bedeutungsräume stellen eine zu erfassende leiborientierte Kategorie dar, mit deren Hilfe wir uns dem Innenraum Betroffener aus alkoholbelasteten Familien nähern können.

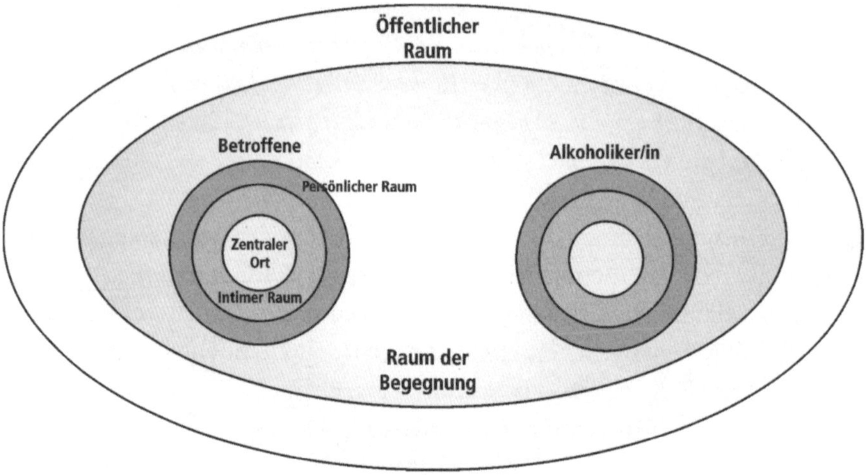

Abbildung 3: Bedeutungsräume in Anlehnung an Baer/Frick-Baer

2.5.2 Der Raum der Begegnung im Erleben Betroffener: Raum-Kontakt-Resonanz

Wenn sich zwei Menschen begegnen, berühren sich ihre persönlichen Räume nicht nur an der Peripherie, sondern ihre Räume überlappen sich. „Die Begegnung zweier Menschen ist nicht nur die Verringerung des geometrischen Abstandes, sondern eine Interaktion, ein Kontakt in einer ganz bestimmten erlebbaren Qualität. Um die Menschen herum, die sich begegnen, kann ein Raum entstehen, ein Raum der Begegnung." (Baer 2007, S. 116) Perls verwendet hier den Kontaktbegriff. „Es ist der Punkt, an dem ich ‚mich' erfahre in Beziehung zu allem, was nicht ‚mich' ist, wenn ich mich als unterschieden vom ‚Du' erlebe." (Clarkson/Mackewn 1995, S. 79) Hegi beschreibt aus musiktherapeutischer Perspektive: „Das Kontaktgeschehen (In-Kontakt-Sein) ist ein lebenswichtiges Bestreben, zwischen Personen oder zwischen Organismus und Umwelt Verbindungen zu schaffen und dabei etwas Drittes wie Kontakt-Atmosphäre zu empfinden." (Hegi 1998, S. 318) Sowohl Laura als auch Fritz Perls definierten Kontakt als Anerkennung des Andersseins und beziehen in ihre Überlegungen einen räumlichen Aspekt ein. „Statt in einem ständigen Hin- und Herschwappen zwischen einer gallertartigen Konfluenz mit seiner Umgebung oder in vollständiger Isolation von ihr zu leben, weiß derjenige jetzt, daß ‚Kontakt' die Anerkennung von Unterschieden bedeutet." (Perls nach Clarkson/Mackewn 1995, S. 79) Schumacher differenziert zwischen Kontakt und Begegnung und fasst Beziehung als Ergebnis von Begegnung und Kontakt auf (Schumacher 1993). So wesentlich die Einführung des Kontaktbegriffes durch Perls war und ist, so ist er alleinig in der Arbeit mit Betroffenen nicht hinreichend, sagt der Kontaktbegriff „allein" doch wenig über die Qualität der Begegnung aus. Teilweise wurde in der Gestalttherapie versucht, diesem Mangel gerecht zu werden, indem mit Wertungen des Kontaktes gearbeitet wurde. Man unterschied zwischen gutem und schlechtem Kontakt; versuchte Abweichungen von der Norm des guten Kontaktes zu kennzeichnen, wie das Fehlen von Anmut und Kraft der Bewegung, Fehlen von Spontaneität und Stärke des Gefühls. In der Leibtherapie wurde die Kategorie des Kontaktes erweitert um den Begriff „Resonanz". „Resonanz existiert dann, wenn zwischen zwei Menschen etwas hin- und herschwingt und damit der Kontakt eine besondere Wechselwirkung und Intensität erreicht." (Baer/Frick-Baer 2001a, S. 77)

Zwischen Kindern und ihren ersten Bezugspersonen, in der Regel ihren Eltern, entsteht ein spezifischer Schwingungsraum. Resonanz ist nicht objektiv zwischen Menschen messbar, sondern eine subjektive Kategorie des Erlebens. Je nachdem wie sich der Kontakt gestaltet, wie seine Qualität spürbar wird, etwa wenn „ein Funke überspringt", entsteht Resonanz.

„Ich habe oft schon Angst gehabt, bevor meine Mutter nach Hause gekommen ist. Wenn sie da war, war sie nicht wirklich da, und wenn sie nicht da war, musste ich immer an sie denken. Und doch habe ich mir gewünscht, dass sie endlich kommt, damit ich weiß, wie sie heute drauf ist. Und ich hatte immer die Hoffnung, dass es vielleicht doch mal schön wird mit ihr. Aber: entweder war sie betrunken oder anders nicht da!", sagt der 13-jährige Felix, nach seinem Auszug seine Situation mit der süchtigen Mutter rückwärtig betrachtend. „Wenn sie mal nicht getrunken hatte, habe ich mich trotzdem neben ihr allein gefühlt. Sie hatte dann meist sehr schlechte Laune, sie störte die Fliege an der Wand. Ich freute mich fast darauf, dass sie bald wieder trinken würde und die furchtbare Spannung weg wäre. Irgendwie war sie dann auch nicht wirklich da, und ich war total auf sie konzentriert, weil ich Angst vor ihren Ausbrüchen hatte. Ich wäre gerne aus dem Raum gelaufen, weil ich Angst vor ihr hatte und mich beklommen fühlte. Dann wäre sie aber sehr wütend geworden. Flucht war verboten." (V27, Felix, 13 Jahre)

Auch wenn er keinen Kontakt zur Mutter verspürt, ist Felix auf vielschichtige Art und Weise mit ihr in Resonanz. Wenn sie getrunken hatte, spürte er Angst vor ihren gewalttätigen Ausbrüchen, vor ihren Beschämungen und ihrem peinlichen Verhalten. Wenn sie nicht getrunken hatte, war er in Resonanz mit einem enorm hohen Spannungsmaß seiner Mutter, das er kaum aushaltbar fand.

2.5.2.1 Kontaktphasen und Resonanzerleben

Es erscheint sinnvoll, die von Perls erarbeiteten Kontaktphasen im Blick auf Betroffene unter dem Aspekt der Resonanzerfahrung anzuschauen. Perls orientierte diese Phasen an den Sequenzen der organismischen Selbstregulation und unterschied: Vorkontakt - Kontaktnahme - Kontaktvollzug - Nachkontakt –Rückzug (Perls 1995).

2.5.2.2 Kontaktvollzug

Kontakt gipfelt im Erlebnis des Kontaktvollzugs; dem Augenblick der Begegnung, wenn die Grenze zwischen dem Selbst und dem anderen verschwindet. (Kepner 1999). Wie wir bereits vorab gesehen haben, gestalten sich die Kontaktphasen für Betroffene in besonderer Hinsicht schwierig. So wie der vorab beschriebene Felix kommen viele betroffene Kinder mit ihren trinkenden Eltern nicht in befriedigenden Kontakt, der sich durch wechselseitige Resonanzfähigkeit auszeichnet, und befinden sich dennoch mit ihnen in Schwingungsräumen, die von höchster Intensität gekennzeichnet sind. Ihre Sehnsucht nach einem Kontakt, indem nicht der Alkohol den Mittelpunkt bildet, sondern sie selber, ist groß. Viele Betroffene erinnern auch Jahre danach Momente eines angenehm erlebten Kontaktes, einer wechselseitigen Resonanz, die betreffende Situation.

„Einmal im Urlaub, als ich sechs Jahre alt war, da waren wir im Wald, meine Mutter und ich, und da hat sie mich gesehen. Da hat sie mit mir gespielt, was ich schön fand, und war auch nicht betrunken, aber trotzdem super drauf. Aber sonst gab es das eher nicht." (V28, Anna, 13 Jahre)

Die Phase des Kontaktvollzugs wird somit mit einem süchtigen Elternteil kaum positiv erlebt, ist in den seltensten Fällen überhaupt möglich. Unter normalen Bedingungen endet der Kontaktvollzug an einem Punkt, der vorher unbestimmt ist: entweder durch Sättigung oder durch äußere Faktoren, die uns veranlassen, uns anderem zuzuwenden (Kepner 1999). Übertragen wir diese Sichtweise auf Betroffene, so stellen wir fest, dass viele über Jahrzehnte „leer" ausgehen, sie bleiben mit ihrem kindlichen Hunger nach Resonanz und Anklang allein. Es tritt somit keine Sättigung durch Kontaktvollzug ein, sondern im Gegenteil erleben viele Betroffene in ihrem Wunsch nach Resonanz, Anklang und Kontaktvollzug Gewalttätigkeit, Beschämung u.ä. Dies hat zur Folge, dass ein Teil der Betroffenen Kontaktvollzug vermeiden möchte, andere begeben sich bei Menschen außerhalb ihrer Familie auf die unermüdliche Suche nach eben diesem Kontakt und der ersehnten Resonanz. Viele erwachsene Betroffene beschreiben sich als über Jahrzehnte suchend und in ihrem Hunger ungestillt bleibend und entwickeln oftmals ein besonders hohes Maß an Kontaktfähigkeit.

2.5.2.3 Übergänge: Vorkontakt, Nachkontakt und Rückzug

Wenn der Kontaktvollzug mit dem Alkoholiker ausgesprochen schwierig erlebt wird, sind auch die Vor- und Nachphasen durch dieses Problem geprägt. Kinder, wie der im Fallbeispiel beschriebene Felix, äußern häufig Ängste im Vorkontakt. Sie suchen ängstlich nach Anzeichen für „Erschreckendes", das ihnen in den unguten Phasen mit dem Alkoholiker drohen könnte und versuchen schon den Vorkontakt durch ihre Wahrnehmung zu kontrollieren. Erwachsene Betroffene beschrieben, dass sie auch Jahre nach dem Auszug aus der elterlichen Gemeinschaft, körperliche Symptome und Ängste bis zur Panik im Vorkontakt verspürten, was ihnen meist erst in therapeutischer Arbeit bewusst wurde. Dieser Vorkontakt konnte sich schon Wochen vor einem angesagten Besuch bei der Herkunftsfamilie ankündigen. Hier wurde die Lösung aus dem Kontakt mit dem Alkoholiker als angenehm erlebt, die Wiederaufnahme als belastend. „Für manche Menschen ist die Loslösung von Kontakt mit der Umwelt etwas Natürliches und Spontanes ... Bei anderen löst der Vorgang des Rückzugs Angst und Mißbehagen aus, Druck, immerzu etwas zu tun." (Kepner 1999, S. 269)

Raffaelas Mutter ist seit ihrer Geburt alkohol- und drogenabhängig. Zum Zeitpunkt der beschriebenen Sitzung kommt sie seit einem Jahr und zwei Monaten zur Einzeltherapie.

Sie wurde von ihren Lehrerinnen wegen ihres traurigen, schweigenden Verhaltens in die Therapie angemeldet.

Raffaela arbeitet an einem Zeitspannen-Tryptichon anhand vorgefertigter Kunstdrucke. Für die Vergangenheit wählt sie ein abstraktes Bild, „weil das Chaos so sichtbar wird. Alles ist wild durcheinander, so wie es damals in meinem Kopf aussah. Schwierige Stellen sind die schwarzen, das war, als Mama wieder zu trinken anfing und einfach weg war."

Sie wechselt zum „Jetzt" und wählt ein für sie passend erscheinendes Bild. Ein Kellner serviert einem Gast auf einem silbernen Tablett (mit hoch gehobener Haube) ein gelbes lebendiges Küken mit dem Ausspruch: „You are in France, Monsieur!"

Das sei jetzt, meint Raffaela, „etwas ordentlicher, aber das Chaos aus dem Anfang ist noch da. Ich sehe nicht gerne Tabletts!", sagt sie leichthin.

„Wo bist du im Bild?", frage ich.

„Ich bin das Küken.", sagt Raffaela.

„Bist du auch eine Überraschung?", frage ich.

„Ja, oft schon, für Mama und Oma, aber jetzt kommt das alles wieder hoch. Als ich drei war und Mama mich bei Oma abgegeben hat. Sie hat gesagt, ich soll mal eben bei Oma bleiben und ich wollte das schon nicht, da habe ich zwei Stunden ausgehalten und musste da schon fast weinen: und dann ist Mama drei Jahre nicht mehr gekommen, sagt meine Oma. Ich weiß nicht, wie lange das genau war, aber ganz lange. Oma hat mir an dem Tag auch auf einem riesigen Tablett lauter Süßigkeiten gegeben und dann hat sie mich auch auf das Tablett gesetzt. Wie das Küken. Mitten in die Süßigkeiten. Seitdem hasse ich Abschiede und Tabletts. Deshalb gehe ich auch nicht in Restaurants, wenn ich Tabletts sehe, wird mir schlecht. Ich hatte das vergessen, jetzt weiß ich wenigstens, warum ich mich so komisch fühle – irgendwie warte ich immer noch, dass Mama mich wieder abholt!" (V29, Raffaela, 13 Jahre)

Schmerzlich erleben Betroffene insbesondere Nachkontakt und Rückzug dann, wenn die Wiederaufnahme des Kontaktes durch das Suchtmittel massiv bestimmt ist. „Es gibt einen Rhythmus zwischen Kontakt und Rückzug. Man lernt, auf seine Bedürfnisse zu achten, sie zu befriedigen und sich dann zurückzuziehen und zu ruhen. Ständig aktiviert zu sein, ist auch eine Art von Krankheit, die Krankheit der Ruhelosigkeit." (Zinker 1977, S. 109f) Hier mögen ähnliche Gründe bestimmend sein, wie sie von Kepner beschrieben werden. Alles, was Kontakt schwierig macht, wirkt wie eine Minderung des Kontaktvollzugs. „Für manche sind Gedanken und Vorstellungen vielleicht zu beengend oder ihr Körperraum ist zu desensibilisiert, um ein angenehmes Verweilen zu gestatten. Ohne einen freien Raum, indem man sich aufhalten kann, fällt einem der Rückzug vom Kontakt schwer.“ (Kepner 1999, S. 270) Sowohl also das Fehlen eines inneren angenehmen Raumes, einer inneren Heimat, wie auch der Mangel an Kontakt mit wechselseitiger Resonanz macht es Betroffenen schwer, von positiv Erlebtem loszulassen.

„Wenn es mit meinem Mann sehr schön war, wir gute Stunden zusammen hatten, konnte ich nicht verstehen, wenn er sich wieder von mir entfernte. Ich lugte ängstlich auf den Augenblick, wann er gehen würde, vielleicht um etwas banales zu tun, wie zu lesen ... und jedes Mal fühlte es sich für mich so an, als trenne er sich für immer, als würde ich nie wieder einen guten Augenblick mit ihm verbringen. Eigentlich war ich immer, wenn er aus dem Kontakt ging, ein bisschen beleidigt oder schlechter Stimmung. Ich fühlte mich auch bei kleinen Abschieden verloren oder leer. Es hat lange gedauert, bis ich merkte, dass mein andauernder Kontaktwunsch meinen Partner belastete.“ (V30, Frau I., 45 Jahre)

2.5.2.4 Modell der erstarrten Beziehungsfixierung

Wesentlich scheint, dass Betroffene bei Kontakten zum Alkoholiker wiederholt und über Jahrzehnte die Erfahrung machen, nicht in Kontakt zu kommen, leer auszugehen, nicht gesehen und gehört zu werden, andererseits in unberechenbarer Weise und zu unbestimmten Zeitpunkten mit grenzüberschreitendem Kontakt überschüttet zu werden. Der nicht gelungene Kontaktvollzug kann maßgeblich das Kontaktverhalten Betroffener bestimmen; bestimmt die Möglichkeit, sich aus Kontakt zu lösen und wieder zurückzuziehen. Für viele Betroffene hat dieser Mangel an gelungenem Kontakt eine Fixierung auf den Alkoholkranken zur Folge. Sie kreisen um ihn, sie sind in ihrer gesamten Ausrichtung auf den Alkoholkranken zentriert, in einem Ausmaß, das als erstarrte Beziehungsfixierung benannt werden kann.

Der Raum der Begegnung ist sichtbar durch die Fixierung bestimmt. Die Abstände der Nähe und Distanz zum Alkoholkranken wechseln. Selten beschrieben sich Betroffene als wirklich „nah“ heran [kommend], das weitere Entfernen wurde als durch Angst besetzt erlebt, da es verbunden war mit der Befürchtung, dass irgendetwas Schlimmes passieren könne. Ihre Aufmerksamkeit für andere Personen und Dinge beschreiben Betroffene als absorbiert auf den Kranken. Das permanente Ins-Leere-Laufen im Ringen um Kontakt kann zu schweren Verletzungen des Selbstwerts führen. Menschen, die über Jahre und Jahrzehnte um die Aufmerksamkeit ihrer Eltern vergeblich ringen, glauben irgendwann, wertlos zu sein und Liebe nicht verdient zu haben.

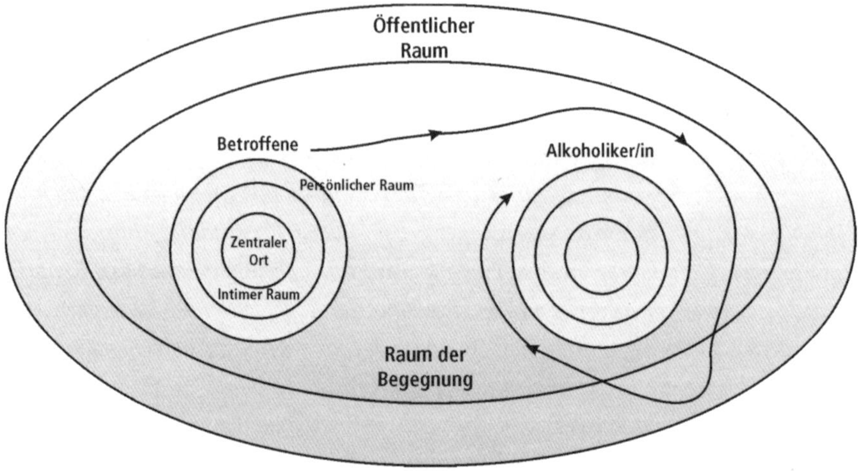

Abbildung 4: Modell der erstarrten Beziehungsfixierung

„Neulich kniete in der Stadt ein Bettler auf der Straße – ich schaute ihn an und merkte, wie mir die Tränen in die Augen schossen. Genau wie dieser armselige Mann dort, dachte ich: Ich bettle schon ein Leben lang um Liebe. Obwohl ich heute durchaus Menschen um mich habe, die äußern, mich aufrichtig zu mögen oder gar zu lieben, bleibt im Inneren das Bettlergefühl!" (V31, Frau I., 45 Jahre)

2.5.2.5 Modell des Selbstverlustes im Süchtigen

„In meiner Therapie war ich ganz überrascht. Die Therapeutin stellte mir Fragen, was ich denn wolle, und ich antwortete fortwährend: Er möchte, dass …! Er möchte jenes. Sie interessiere, was ich wolle, äußerte die Therapeutin hartnäckig. Entsetzt bemerkte ich, dass es dieses Ich nicht mehr gab! Ich hatte es in meinem lebenslangen Kreisen um Süchtige verloren." (V32, Frau H., 38 Jahre)

Wenn Betroffene in ihrem Hunger nach Kontakt und Resonanz jahrelang um den Alkoholkranken kreisen, so hat das Folgen. Letztlich ist Betroffenen nicht mehr klar, wo ihr Raum, ihre Intimität, ihr persönlicher und zentraler

Raum beginnt und der des Alkoholkranken anfängt. Sie verschwinden gleichsam im Alkoholkranken – sie können nur noch schwerlich unterscheiden zwischen Ich und Du.

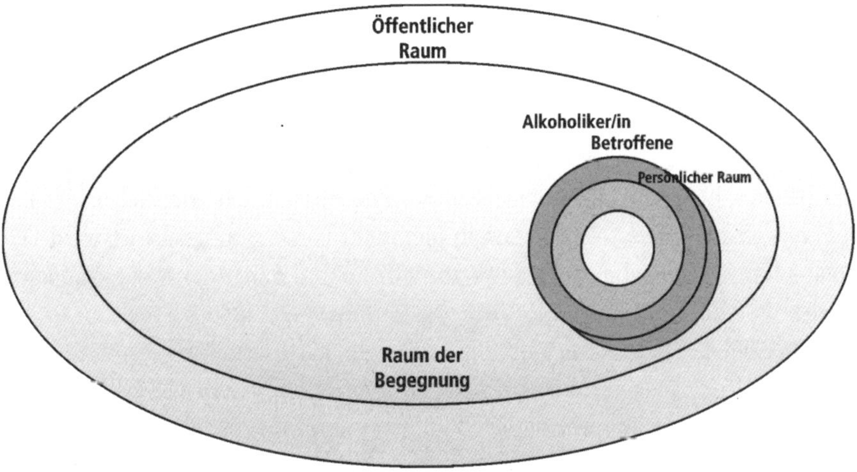

Abbildung 5: Modell des Selbstverlustes im Süchtigen

Dieses Verschwinden im Anderen läuft bei Betroffenen, die von klein auf belastet sind, mit einer solchen Selbstverständlichkeit ab, dass es ihnen derart zu eigen wird – sie empfinden den Selbstverlust nicht, sondern erleben das Aufgehen im Anderen als Teil ihrer Persönlichkeit.

2.5.2.6 Suchen – Verschwinden – Vermeiden/ Beziehungsbewältigungsstrategien

„Erst durch meine schwere Magersucht habe ich irgendwann bemerkt, wie sehr ich in Beziehungen verschwinde. Bis heute bin ich im Kontakt mit meinem Vater so stark damit beschäftigt, wie er verschwindet, alle Gefühle verschwinden lässt. Ich fixiere mich so auf ihn, dass ich von mir gar nichts mehr mitbekomme. Wenn er mich durch seine rüde Art verletzt, spüre ich das gar nicht und denke: ‚Ich erkenne dich doch!', ich bin so intensiv mit seiner anderen, allen verborgenen liebevollen Seite beschäftigt, die ich unter allen Schrecken sehe und fühle. Diese verborgene Seite bindet mich so stark, dass ich verschwinde, während ich sein Verschwinden zu verhindern suche." (V33, Frau E., 44 Jahre)

Betroffenen fällt es schwer, diesen Selbstverlust wahrzunehmen, ist er doch oftmals über Jahrzehnte zwingende Kontaktvoraussetzung gewesen und selbstverständlich geworden. In anderen Beziehungen fällt es ihnen oftmals schwer, ohne Fixierung zu leben. Andere vermeiden konsequent Nähe und Beziehungen, in der Hoffnung, nicht erneut in die Beziehungsfixierung zu verfallen.

Bei erwachsenen Betroffenen wirkten Vorboten des Nachkontaktes oder Rückzugs des Gegenübers oftmals angstauslösend. Offenbar fällt es besonders schwer, bei befriedigendem Kontakt loszulassen. Da der Süchtige jeden Augenblick auf unbestimmte Zeit in die Sucht verschwinden kann, wird Lösen aus Kontakt gleichgesetzt mit Katastrophe und nahender Krise. Zugleich ist jeder Nachkontakt auch ein Vorkontakt – der Nachklang eines sehr unangenehm erlebten Kontaktes mit dem Süchtigen kann der Vorbote des nächstdrohenden sein. Das permanente „nach der Krise ist vor der Krise"-Erleben versetzt viele Betroffene in eine Daueranspannung, die unendliche Suche nach nicht endendem Kontakt in wechselseitiger Resonanz macht Loslösen zu einer großen Herausforderung. Betroffene schützen sich vor diesem Erleben, indem sie teilweise Kontakte zu Menschen suchen, die „nie enden", oder Kontakt in all seinen Phasen und Qualitäten zu vermeiden suchen – ihren Resonanzen und dem erlebten Mangel können sie selten aus dem Wege gehen.

„... deshalb vermeide ich ja, abhängig zu sein." (Vignette V34)

Zara lebt seit dem durch Alkoholismus bedingten Tod des Vaters allein mit ihrer Mutter, sie haben oft Streit: die Mutter beklagt, dass Zara zuviel weg sei und zahlreiche wechselnde Jungenfreundschaften habe. Sie selber komme nicht mehr mit ihr in Kontakt, obwohl es vorher eine große Nähe zwischen ihnen gegeben habe. Zara arbeitet mit einer Musikreise (R.L.M.), in der das Verschwinden mit einem himmlischen Schlitten imaginiert wird. Zara fand die Reise gut, äußert sie im Anschluss nachdenklich, sei jedoch irritiert: „Es war eine Reise in meine Vergangenheit. Ich habe alle getroffen, die mir wichtig waren und die ich jetzt nicht mehr sehe. Meinen Cousin, meinen Opa: und meinen Vater. Zuerst hat er gegrinst und dann war da immerzu dieses vergrämte Gesicht. Das gab es ganz selten, das Lachen, einmal in einem Urlaub, ich glaub, da war ich sechs. Ansonsten war er eher, ich glaube man kann sagen, depressiv?"

Sie schaut mich erwartungsvoll an: „Ich habe Angst, so zu werden wie mein Vater!"

„Bist du mehr das grinsende Gesicht oder das vergrämte?", frage ich. „Ich zeige nach außen das Grinsen und darunter bin ich vergrämt!"

„Also bist du deiner Meinung nach gefährdet, drohst so zu werden wie dein Vater?", frage ich vorsichtig.

„Ja, da ist eine Gefahr, aber deshalb vermeide ich ja, abhängig zu sein. Mein Vater hat nicht verkraftet, was seine Familie ihm angetan hat, hat sich dann total an meine Mutter gehängt – als sie ihre eigenen Wege ging, hat er halt gesoffen. Ich will nicht von meiner Mutter oder irgendwelchen Typen abhängig sein und dann nur scheiße drauf wie mein Vater!" (V34, Betroffene, 14 Jahre)

Es muss vermutet werden, dass Co-Abhängigkeit sowie Suchtmittelabhängigkeit eng mit erstarrter, unbewältigter Beziehungsfixierung zusammenhängt.

2.5.2.7 Auswirkungen von Tabuisierung im Begegnungsraum Familie

„Daher versuchen wir, in einem langen Prozeß unsere persönliche Wahrheit zu entdecken, die, bevor sie uns den neuen Freiheitsraum schenkt, immer schmerzt – es sei denn, wir begnügen uns mit einer intellektuellen Erkenntnis. Aber dann verharren wir doch wieder im Reich der Illusion." (Miller 1997, S. 11)

Frau E. möchte ihre Herkunftsfamilie mit Instrumenten in den Raum holen. Es geht um ihren Vater, ihre Mutter, ihren Bruder und sie. Sie überlegt eine Zeit lang, schreitet verschiedene Instrumente ab und wählt dann die Djembe (afrik. Trommel, Erl. d. Verf.)

„Das ist es!", sagt sie, auf die Djembe zeigend.

Ich frage überrascht nach: „Das ist wer?"

„Das sind wir, es gibt keine einzelnen Instrumente. Man musste in diesem Instrument sein. Ein eigenes Instrument wäre nicht erlaubt gewesen. Man muss so denken wie alle und so fühlen. Hätte man ein anderes Instrument gehabt, hätte man nicht mehr dazu gehört. Meine Mutter sagte oft: ‚Ich und Meins haben wir hier nicht. Mach mal die Augen zu, was du dann siehst, das ist deins. Wir sind eine Familie. Wir sind du und du bist wir!'" (V35, Frau E., 44 Jahre.)

Menschen sind immer in Kontakt und Austausch, in Resonanz mit ihrer Umgebung. Diese Umgebung ist zum einen durch die Sinne erfasst und gestaltet, zum anderen auch und insbesondere durch die Menschen, die ihnen dort begegnen. Die erste interaktive Gruppe der Begegnung ist in nahezu allen Fällen die Familie, die zwar in der Neuzeit immer andere Formen und Rollen hervorbringt, dennoch der Ort bleibt, in dem Kinder ihre ersten Erfahrungen in den sozialen Raum hinein machen. Familie gilt in den westlichen Industriestaaten als wichtigste Sozialisationsinstitution. Zum einen werden hier in der Regel geschlechtsspezifische Rollenmodelle in einer Einheit der Zusammengehörigkeit vorgelebt und dies über einen unterschiedlich langen Zeitraum, äußerlich etwa sichtbar über den gemeinsamen Namen. Weiterhin gilt Familie gemeinhin als Ort wechselseitiger Sympathiebeziehungen, als Stätte der Kooperation und Hilfsbereitschaft. „Die Familie kann Probleme lösen und damit den Einzelnen und die Gruppe entlasten; sie kann aber auch Probleme schaffen oder bei der Lösung versagen und auf diese Weise Verhaltensstörungen ihrer Mitglieder auslösen oder verstärken.“ (Weinert 1974, S. 361ff) Den Zusammenhang zwischen Familiengeheimnissen und Kommunikationsstruktur haben besonders systemisch orientierte Therapeut/innen untersucht. Sie nahmen in den Blick, wie sich im Sinne eines „familly life cycle“ der Lebenszyklus des Individuums mit dem Zyklus seiner Familie verzahnt, wie sich Familienkonstellationen, etwa die Position in der Geschwisterfolge, auswirkt, bis zur weitergehenden Erfassung der Familiensoziologie. Zunehmend rückten aus systemischer Perspektive Familienregeln in den Blickpunkt, die das aktuelle Verhalten jedes Einzelnen als Realisierung der zugrunde liegenden Familienmuster verstehen. In epistemologischen Untersuchungen entdeckte man in bestimmten Familien Familiengeheimnisse und Familienmythen als maßgeblich in ihren Auswirkungen auf die Musterbildung der Einzelperson sowie die Interaktionsmuster im System. Interessant ist hierbei der Aspekt der Homöostase, der 1932 von Cannon in die Physiologie eingeführt wurde, um damit die Konstanterhaltung bestimmter physiologischer Größen unter wechselnden Umweltbedingungen zu erklären. Ashby übertrug dies in den 50er Jahren auf kybernetische Systeme. Auf das Konzept der Familiensysteme wurde es 1957 erstmalig von Jackson angewendet.(Simon/Stierlin 1995) Später wurde der Homöostasebegriff von Maturana/Varela ersetzt durch den umfassenderen der Autopoiese, womit die Fähigkeit von Systemen gemeint ist, unter veränderten Umweltbedingungen ihre Strukturen zu verändern und dadurch zu überleben. Hierbei muss eine Balance zwischen Stabilität und Weiterentwicklung gefunden werden. Kinder, die in eine alkoholbelastete Familie hineingeboren werden, sind somit von Anfang an in besonderem Maße damit beschäftigt, ein Gleichgewicht herzustellen, zwischen dem Anspruch, sich als Individuum angemessen zu entwickeln und doch im Familiensystem dazu zu gehören. Die Starre der eingespielten Suchtfamiliendynamik erschwert diesen Individuationsprozess. Minuchin beschrieb Ende der 70er Jahre insbesondere starre Triaden und Dreiecksbeziehungen, unter denen elterliche Konflikte verborgen sind, als Charakteristikum sogenannter dysfunktionaler Familien. „In der Triangulation sucht jeder Elternteil die Unterstützung des Kindes gegen den anderen Elternteil, wodurch Allianzen und starre Bindungen in Koalitionen entstehen." (Minuchin/Rosman/Baker 1978, S. 46f) Diese enge Anbindung, die Minuchin Ende der 70er Jahre als familiäre „Verstrickung" beschrieb, wurde als sehr problematisch für die Entwicklung des Individuums angesehen. „Aber in der verstrickten Familie geht das Individuum gewissermaßen im System verloren. Seine individuelle Autonomie ist so schwach definiert, dass ihm ein Funktionieren auf individuelle und eigene Weise so gut wie unmöglich gemacht ist." (Minuchin/Rosman/Baker 1978, S. 43f) Insbesondere Ablösetendenzen im Jugendalter zeigten sich durch die engen Bindungen enorm beeinflusst.

Die Dysfunktionalität der Suchtfamiliendynamik nimmt Einfluss auf die gesamte innerfamiliäre Kommunikationsstruktur. Die Familientherapeutin Satir beschreibt vier Formen der gestörten Kommunikation: Beschwichtigung, Anklage, Rationalisieren und Ablenken. Diese Formen begegneten mir besonders in der Arbeit mit Familien, die sich in der Phase der tabuisierten schleichenden oder chronischen Alkoholbelastung befanden. Beschwichtigung zeigte sich insbesondere in der Form, Empfindsamkeit zu entwerten und gipfelte in Äußerungen wie „Ach, die X ist so ein empfindliches Kind!" Auch das Rationalisieren zeigte sich vermehrt, indem Eltern in therapeutischen Gesprächen dem Erleben des Kindes wenig angemessen erscheinende Vorträge hielten. Äußerten die Kinder Gefühle und weinten, zeigten sich diese Eltern in der Interaktion zu ihren Kindern seltsam erstarrt und unerreichbar; wenig tröstlich. Besonders bitter für Kinder wurden Strukturen, die sie zum „Angeklagten" machten, oftmals um von familiären Problemen abzulenken. Dies passierte dann, wenn Eltern einen Konsens fanden, die Suchtbelastung und familiären Probleme weiterzuleben, ohne sie öffentlich werden zu lassen.

Kinder übernahmen hier teilweise sehr selbstverständlich die Rolle des „Sündenbockes“. Und zugleich gehen die Auswirkungen in den belasteten Familien weit über die Kommunikationsstruktur hinaus: Die beschriebene Dynamik des Familiengeheimnisses bringt Resonanzmuster hervor, in denen das Eigene teilweise zugunsten der Systemschwingung aufgegeben werden muss. So vielschichtig wie die unterschiedlichen Suchtbelastungen und Stadien, so vielschichtig auch die Menschen und ihre Beziehungen, und dennoch lassen sich, wie im Folgenden zu beschreiben sein wird, im familiären Begegnungsraum alkoholbelastungsspezifische Besonderheiten finden.

2.5.2.8 Familiengeheimnisse und synchrone Resonanzen

Satir verwies in ihrer Beschreibung von Problemfamilien auf das Auseinanderklaffen zwischen dem gesprochenen Wort und dem, was die Stimme, der Gesichtsausdruck, die Muskelspannung etc. ausdrückte. Sie zeigte somit eine Diskrepanz zwischen verbaler Kommunikation und Körper-Stimmklangkommunikation auf. „Gewöhnlich haben wir die Familie als den Ort betrachtet, an dem wir Liebe, Verständnis und Unterstützung finden können, selbst wenn alles andere versagte. Sie ist der Platz, an dem wir uns erfrischen können und an dem wir auftanken, um mit der Welt draußen besser fertig zu werden. Aber für Millionen belasteter Familien ist das ein Mythos.“ (Satir 1993, S. 27) Die alkoholbelastete Familie ist maßgeblich durch Familiengeheimnisse bestimmt. Hier ist unter dem gesprochenen Wort Wesentliches wahrzunehmen, was sich über die Worte im Raum nicht erschließt. „Sobald ich in einer dieser belasteten Atmosphären bin, reagiert mein Körper heftig. Mein Magen ist überempfindlich, mein Rücken und meine Schultern sowie mein Kopf beginnen bald zu schmerzen. Ich habe mich oft gefragt, ob die Körper der Menschen, die in dieser Familie lebten, wie meiner reagiert haben. Später, als ich sie besser kannte und sie gelöst genug waren, mir zu berichten, wie es sich in ihrer Familie leben lässt, erfuhr ich, dass sie tatsächlich genauso empfinden. Nachdem ich diese Erfahrung immer wieder gemacht hatte, begann ich zu verstehen, warum so viele Mitglieder von gestörten Familien mit physischem Leiden behaftet waren. Ihre Körper reagierten einfach menschlich auf eine sehr unmenschliche Atmosphäre.“ (Satir 1993, S. 25)

Während Satir von Doppelbotschaften spricht, erweitern Baer/Frick-Baer den Blick auf Resonanzebenen. Für die geheimen Botschaften, die unter dem gesagten Wort etwas anderes ausdrücken, prägen sie den Begriff Synchronresonanz neben der Response-Resonanz, die auf der offenkundigen Ebene erlebbar wird. Diese synchronen Resonanzen in belasteten Familiensystemen beschreibt auch Satir, ohne den Resonanzbegriff explizit als solchen zu benutzen.

Durch die Tabuisierung der Krankheit „Alkoholismus" sind Betroffene insbesondere erzwungenen Resonanzen ausgesetzt. Während innerlich die Zerrüttung und die Krise toben, werden sie angehalten, nach außen zu demonstrieren, dass alles stimme. Sie werden gezwungen, fröhlich zu erscheinen, wenn sie traurig sind. Diese erzwungenen Resonanzen führen dazu, dass sich Betroffene wie abgeschnürt von ihren eigenen Schwingungen fühlen, sich „durcheinander" finden, weil sie wie vollgestopft sind mit dem, was das Außen in sie hineinbringt. Indem sie „schlucken", was nicht zu ihnen gehört, können sie kaum noch unterscheiden, was ihres und das der anderen ist. Betroffene gehen sich im Begegnungsraum Familie oftmals verloren mit ihrem eigenen Erleben, sie verlieren ihre eigene Schwingungsfähigkeit. Auch im physikalischen Sinne kommt eine Eigenfrequenz zum Erliegen, wenn ein schwingungsfähiges Gebilde durch eine periodisch wirkende äußere Kraft erregt wird, indem die erzwungene Schwingung nach kurzer Zeit die Frequenz der äußeren Kraft annimmt. „Dies gilt nicht nur physikalisch: Auch im Erleben des Menschen wird durch erzwungene Resonanz die Eigenfrequenz unterdrückt, das eigene Schwingen, das eigene Fühlen, das eigene Lautwerden." (Baer/Frick-Baer 2004, S. 254) Diese erzwungenen Resonanzen gehen einher mit verqueren Schwingungsverläufen, die Betroffene teilweise um sich herum erleben. Wenn Betroffene äußern, sich froh zu fühlen, auf der synchronen Ebene aber eine große Traurigkeit ausstrahlen, so hinterlässt das Spuren in ihrem sozialen Umfeld und beeinflusst, wie dieses wiederum auf Betroffene zugeht.

Eine Potenzierung der erzwungenen Resonanz zeigte sich insbesondere in Patchwork-Familien und bei Alleinerziehenden, in denen der süchtige Partner nicht mehr zur Familie gehörte. Oftmals wurden hier den Kindern die Rollen des Ex-Partners offen oder verdeckt weiter zugeschrieben. „Der wird mal genau so wie sein Vater!" steht wie ein monströses Orakel über diesen Kindern als extreme Belastung, die teils offen ausgesprochen oder lediglich in der synchronen Resonanz wahrnehmbar ist. Auch wenn die Trennung für Eltern gelungen sein kann – viele Kinder halten an der alten Familienkonstellation in ihrem Inneren fest. Das ihnen oftmals abverlangte Loyalitätsbekenntnis, den süchtigen Vater oder die Mutter ebenso wenig sehen zu wollen wie dies der mit ihnen lebende, nichtsüchtige Elternteil wünscht, überfordert betroffene Kinder in einem Höchstmaß.

Frau R. beschäftigt sich in einer Sozialverraumung mit ihrer Herkunftsfamilie. Sie erlebt sich, indem sie alle Familienmitglieder mit Instrumenten dargestellt hat, seltsam außen vor. „Eigentlich gehöre ich nicht dazu, nie. Ich war das einzige leibliche Kind meines Vaters. Nachdem er sich von meiner trinkenden Mutter getrennt hatte, war ich völlig allein und ich hatte manchmal das Gefühl, dass sich alle stellvertretend an mir rächen mussten. Nun war ich das Balg von dem, der hier alle im Stich lässt. Ich durfte auch nichts Positives über meinen Vater sagen, er durfte nur noch als der untreue Lebemann gesehen werden. Ich verstehe erst jetzt, wenn ich die Instrumente ansehe, wie einsam ich war nach dem Auszug meines Vaters." (V36, Frau R., 38 Jahre)

Für manche Eltern sind Kinder aus der ersten Ehe Erinnerung an eine wenig gelungene, oftmals mit Scham und Schuld besetzte, vielleicht extreme Phase ihres eigenen Lebens, die sie gerne hinter sich lassen möchten. Kinder spüren dies und trauen sich ihrerseits oftmals nicht, ihre diesbezüglichen Gefühle oder gar ihre Sehnsucht nach dem getrennt lebenden Elternteil zu äußern. So wird es für betroffene Kinder zu einem ausgesprochenen Dilemma, im Begegnungsraum Familie die eigene Identität zu finden und aufzubauen, zu der ein von den anderen Familienmitgliedern abgelehnter Elternteil notwendig gehört.

2.5.2.9 Auswirkungen des Krisenerlebens in der Mehrgenerationenperspektive

Alkoholismus scheint sich in bestimmten Familien zu bündeln, scheint manche Familien besonders zu betreffen. Oftmals zieht sich die Transmission durch Generationen (Zobel 2006). Aber nicht nur das Trinkverhalten wird weitergegeben, sondern insbesondere auch eine seelisch unklare Befindlichkeit, ein diffuses Dauerkrisenerleben und die Parentifizierung der Kinder der alkoholbelasteten Kinder, also der Enkelgeneration. Dieser Aspekt ist noch kaum erforscht, übersteigt jedoch die Grenzen dieser Forschungsarbeit. Insbesondere genetische und personale Dispositionen im familiären Kontext erfahren zur Zeit wissenschaftliche Aufarbeitung (Lieb 2005; Pinquart/Silbereisen 2005).

2.5.3 Der zentrale Ort im Erleben Betroffener

Auch wenn er anatomisch gesehen nicht lokalisierbar ist, so hat der Zentrale Ort eine wesentliche Bedeutung im Erleben Betroffener. Immer wieder spielte der Zentrale Ort eine Rolle in therapeutischen Sitzungen, immer wieder wurde seine Verbindung mit der Unfähigkeit zu werten deutlich. Unterschiedlich war die Terminologie, die Klient/innen benutzten. Spürbar war der Zentrale Ort – nach Aufforderung und Lenkung der Achtsamkeit – für alle Betroffenen, auch wenn er in unterschiedlichsten Körperregionen und in unterschiedlichsten Formen, Farben oder Klängen erlebt wurde. Für viele Betroffene gestaltete sich der Zentrale Ort als innerer Kern, der unzerstörbar sei. Schon Rogers bezeichnete diesen als „Ort der inneren Bewertung". „Ganz gleich, welcher Name diesem Raum gegeben wird, der Zentrale Ort (oder Raum) wird als der innere Ort erlebt, von dem aus Menschen Entscheidungen treffen, von dem aus sie bewerten, was sie für gut oder schlecht halten und wofür sie sich interessieren oder nicht usw. Er beschreibt das innere Zentrum, von dem aus Menschen ihren Intimen Raum erfahren und ihren Persönlichen Raum füllen und dessen Grenzen schützen, von dem aus sie im Stande sind, einen Raum der Begegnung zu erschaffen oder sich im Öffentlichen Raum zu präsentieren und zu bewegen. Dieser Zentrale Ort ist folglich von zentraler Bedeutung." (Baer/Costagliola/Frick-Baer 2007, S. 175)

„Alle wollen mir meinen inneren Kern rauben!" (Vignette V37)

Frau R. ist damit beschäftigt, dass sie nicht weiß, ob ihr neuer Partner ihr gut tut. Es falle ihr so ungeheuer schwer, zu wissen, was richtig und falsch für sie ist.. Sie rede mit vielen Freundinnen, aber im Grunde wisse sie es dann gar nicht mehr, und aus der Therapie habe sie mitgenommen, dass wichtig sei, was sie selber wahrnehme. Aber genau das wisse sie nicht, Ich frage nach einem inneren Bewertungszentrum in ihrem Körper, was Frau R. zunächst irritiert.

„Was soll denn das sein?", sagt sie, schließt für Sekunden die Augen und sagt dann sehr sicher:

„Das ist auf jeden Fall im Bauch, auch wenn ich nichts drüber weiß ansonsten."

Ich bitte Frau R. nun, die Augen zu schließen und sich auf ihren Atem zu konzentrieren, in diese Stelle im Bauch hineinzuspüren; achtsam zu sein für Farben, Bilder, Geräusche. Frau R. ist wie immer sehr schnell.

„Wörter!", sagt sie, „Viele Wörter kommen da. Vertrauen, take it easy, alles wird gut. Ich glaub, ich bin eigentlich von meinem Kern her ein positiver Mensch."

Ich lade Frau R. ein, diesen Kern auf ein Papier zu kleckern, denn „auf jeden Fall ist mein Kern gelb!", sagt sie nun sehr sicher. Sie kleckert ein gelbes Rondell zentriert auf ein Blatt.

„So war das als Kind, bevor die alle in mich rein gekommen sind, dann kommen sie mit ihrem 'Das stimmt nicht und das ist gar nicht so, wie du das wahrnimmst' und schon habe ich keinen Kern mehr."

„Wer fällt Ihnen dabei ein?", frage ich.

„Mein Vater, der hat mir gar nichts geglaubt`. Meine Mutter, die ja immerzu trank, erst recht nicht! Meine Schwester hat nur auf mir rumgehackt und wenn ich etwas schwierig zu Hause fand, gesagt, dass ich mal ganz schön ruhig sein solle, da ich als Kleinste doch eh immer das Beste abbekäme. Dann mein Mann und eigentlich jetzt auch mein Freund. Ich erwische ihn mit einer anderen Frau und er sagt: Naja, was hätte ich denn machen sollen, wenn sie einfach zu mir ankommt´. Und dann denke ich die ganze Nacht, dass ich sein Fremdgehen verursache, dass er so schlimm zu mir ist, weil ich eben einfach schlimm bin."

Sie schüttet neues Gelb auf ein anderes Blatt, weil sie unbedingt ihren Kern unversehrt lassen möchte und gießt Braun und Schwarz in das erste Bild dazu, die sie anschließend mit ihren Fingern in das Gelb reibt.

„So ist das, ich weiß gar nicht mehr, ob das meine Scheiße oder deren ist!", sagt sie, „Entschuldigung, aber das muss mal raus."

Sie fasst weiter die Kleckerfarben an, rührt mit ihren Fingern in den sich vermischenden Farben und erzählt.

„Eigentlich wurde ich von klein auf entwertet, alles an mir war falsch, bis ich irgendwann eben nicht mehr wusste, was richtig und falsch ist. Wie jetzt eben auch. Was soll ich bloß tun?", fragt sie. „Ich will Kontakt, aber ich will doch auch meinen Kern behalten!"

„Was braucht denn ihr Kern?", frage ich. „Schutz!", sagt sie sehr unmittelbar, „aber ich weiß nicht, wie." „Gestalten Sie ihren Schutz hier!", schlage ich vor, „wir werden sehen, was sich daraus ergibt."

„Stacheldraht", sagt Frau R, „ich brauche auf jeden Fall Stacheldraht!" Diesen malt sie nun mit schwarzer Farbe um ihren Kern herum.

„Aber ich will doch auch offen sein. So wollte ich eigentlich nie sein! Jetzt habe ich Angst, dass er mich verlässt!" (V37, Frau R., 39 Jahre)

2.5.3.1 Belastungserleben und Bewertungsfähigkeit

Im menschlichen Gehirn findet ein fortlaufender Bewertungsprozess statt, in dem, vereinfacht ausgedrückt, jedes Signal, das eingeht, auf seine Wertigkeit hin überprüft wird (Baer 2007, S. 46). Jede Sinneserfahrung ist letztlich ein Bewertungsprozess. Das limbische System, bestehend aus der Amygdala, dem Hippocampus und Teilen des Thalamus, ist dabei maßgeblich beteiligt. Es findet ein permanenter Bewertungsprozess nach den Kriterien „neu – bekannt, wichtig – unwichtig" statt. Dieser Prozess wird in Sekundenschnelle und permanent auf unbewusster Ebene vollzogen. Die Verbindungen zwischen dem limbischen System und der Großhirnrinde sind nicht zufällig. Sie stufen alles, was sich nähert, nach den Aspekten „bekannt – neu, wichtig – unwichtig" ein (Roth 1996). Gleichzeitig spielen bei diesen Bewertungsprozessen emotionale Aspekte eine zentrale Rolle wie etwa Lust oder Unlust, Angst o.ä. „Informationen, denen das limbische System (...) einen emotionalen Stempel aufgedrückt hat, graben sich besonders tief ins Gedächtnis ein – und besonders dauerhaft. Während sich Wissen oft rasch verflüchtigt, bleiben Gefühle lange erhalten." (Friederich/Preiss 2002, S. 68)

Alkoholbelastete Kinder sind durch die emotionale Last der Familie so bestimmt, dass den Betroffenen verständlicherweise oftmals nichts anderes als das Nachdenken und Bewältigen der krisenhaften Situation wichtig erscheint. Wer sich in einer, wie Betroffene äußern, „kriegsähnlichen" Situation in seiner Familie wähnt, hat kaum den Kopf frei. Betroffene scheinen im wahrsten Sinne des Wortes andere Sorgen zu haben als etwa Schulstoff zu lernen.

Existenzielle Sorgen um trinkende Eltern, die im Verlaufe von therapeutischen Prozessen als Gedanken füllend und in der Bewertung Betroffener als die „wichtigsten" beschrieben wurden, füllen das gesamte Erleben Betroffener. Lernen, Motivation und das Erlernen von Bewertungsprozessen können dadurch sehr stark beeinträchtigt sein. Das Gehirn muss eine Reduktion vornehmen, es hat immer nur eine bestimmte Kapazität für Dinge mit der Kategorie „Neu und Wichtig". „Diese Dinge können wir nur mit Aufmerksamkeit und Konzentration tun und dies muss umso stärker ausfallen, je schwieriger die gestellte Aufgabe ist. Wenn unser Gehirn mit derartigen Aufgaben konfrontiert wird, dann erhöht sich in bestimmten Gehirngebieten die neuronale Aktivität und die Hirndurchblutung und damit der Stoffwechsel, und zwar auf Kosten anderer Gebiete." (Roth 1996, S. 37f) Aus Bewertungen werden durch die Summierung und Anhäufung von Erfahrungen letztlich Werte (Baer 2005, S. 31). Die Entwicklung dieser Werte vollzieht, sich neuronal gesehen, im frontalen Cortex. Auch in Bezug auf Werte bilden sich die schon in anderen Zusammenhängen beschriebenen Trampelpfade im Gehirn aus, je nachdem wie die „Straßen" genutzt und gebahnt werden. Es ist davon auszugehen, dass „im frontalen Kortex nicht nur einzelne rasche Bewertungen in Form von Aktivierungsmustern, sondern ebenfalls deren Statistik (man könnte sagen: die Bewertungsgeschichte einer Person) in Form von Synapsenstärken einzelner Neuronen repräsentiert [sind]. Dies hat den Vorteil, dass Erfahrungen mit den Folgen bestimmter Handlungen eine aktuelle Handlung steuern bzw. beeinflussen können" (Spitzer 2003, S. 352). Betroffene klagten über allgemeine Verunsicherung in Bewertungs- und Entscheidungsfragen. Jahrzehntelanges Ansehen von täglicher Werteverschiebung oder Umdeutung bleibt nicht ohne Folgen: Betroffene Kinder und Erwachsene wissen oftmals nicht mehr, was richtig und falsch, was wichtig oder unwichtig ist.

2.5.3.2 Auswirkungen elterlichen Alkoholismus auf Moral und Wertvorstellungen Betroffener

Ich mag an dieser Stelle an einen Besuch auf einem Volksfest erinnern. Nehmen wir etwa das alljährliche rheinische Karnevalstreiben. Dieses und andere Volksfeste sind kaum denkbar ohne den reichlichen und teilweise maßlosen Genuss von Alkohol. Aber darum geht es hier mehr am Rande. Ich möchte vielmehr fokussieren, was mit den Alkoholgenießern passiert. Da schlägt ein junger Mann einer Dame kurz auf den Hintern, entringt ihr einen Kuss. Keine massive Reaktion, nein, er bekommt ein Lachen geschenkt. An der anderen Ecke steht ein betagter Herr und küsst, mit recht eindeutigen sexuellen Ambitionen, eine Dame gleichen Alters, während seine Ehefrau gerade wütend die Szenerie verlassen will. Ein anderer Herr, offensichtlich ein Bekannter, nimmt sie in den Arm. „Annelies, hab dich nicht so, ist doch Karneval. Der weiß nicht, was er tut." Ein junges Mädchen, sichtlich betrunken und als Elfe verkleidet, übergibt sich, nachdem es laut grölend durch die Straße gezogen ist, vor den Füßen einer älteren Dame, der sie in den Arm sinkt. Diese ihrerseits kommentiert, davonlaufend, mit einem verschämten Lachen. „Du bist die Schönste für mich!“, zwinkert aufmunternd ein junger Mann zur Rechten.

Genug dieser Szenerie. Augenfällig hier, wie sich unter Alkoholeinfluss moralische Werte und Wertungen bis zum Absurden verändern, verschieben, verzerren oder gar aufgehoben werden. Für Kinder von Alkoholikern ist die vorab beschriebene Szenerie der Werteverschiebung Alltag. Sie müssen einen alltäglichen Spagat zwischen „Normalität“ und Alkoholnorm leisten.

Werte werden, berufen wir uns auf neurowissenschaftliche Forschungsergebnisse, Kindern weniger im Ethikunterricht oder durch Belehrung vermittelt, sondern durch Erfahrungen. Welche Erfahrungen machen Menschen in alkoholbelasteten Systemen? Ein gesprochenes „Du darfst aber doch sagen, was du denkst!“ steht neben einem gefühlten: „Wehe, du sagst irgendetwas über uns und unser Tabu!“. Betroffene Erwachsene beschreiben sich in der rückwärtigen Betrachtung permanent konfrontiert mit Doppelbotschaften.

„Wir hatten zu Hause eine ganz eigene Welt, die mit keiner anderen vergleichbar war. Unsere eigenen 10 Gebote!“, erzählt Frau I.

‚Du sollst nicht lügen!‘, aber doch, wenn es um Vaters Trinken geht. ‚Du sollst deine Versprechen einhalten!‘, Papa muss das nicht, weil er getrunken hatte.

Ein gefühltes ‚Du bist ein schlimmes Kind, wenn du benennst!‘ neben einem ‚Hier gibt es keine Geheimnisse!‘

‚Du sollst nicht schlagen!‘, für Papa gilt eine Ausnahmeregel, wenn er getrunken hat.

‚Du sollst lustig sein, weil du es doch hier so gut hast!‘

„Ich könnte Stunden so weiter machen!“, sagt Frau I., „Ich habe das früher nicht gemerkt, aber heute macht mich das fassungslos!“ (V38, Frau I., 45 Jahre)

Kinder erleben süchtige Erwachsene, deren Werte und Handlungen mit zunehmendem Alkoholismus weit auseinander klaffen, was im Letzten den Verlust der Selbstachtung des Süchtigen zur Folge haben kann. Auch Kinder beginnen diese Selbstverachtung zu übernehmen. Viele betroffene Kinder sehen über Jahre und Jahrzehnte sich verachtende, alkoholsüchtige Menschen, die durchaus verbal Werte vertreten, diese aber tagtäglich, je nach Stand des süchtigen Prozesses, verwerfen oder aufheben. Oftmals werden ethisch unwürdige Dinge, die unter Alkoholeinfluss getan wurden, weggeleugnet. So erleben betroffene Kinder zum Teil zusätzlich zu den süchtigen Erwachsenen, die eine Doppelmoral vorleben, co-abhängige Partner/innnen, die deren unmoralisches Tun decken und unterstützen, und ebenfalls ihrer Rolle als elterlich-moralische Instanz nicht mehr gerecht werden.

„Immer wieder kam es in meiner Jugend zu heftigen Streitereien zwischen meinen Eltern, wenn mein Vater über viele Tage trank. Er tat völlig unkontrollierbare Dinge, warf mit Gegenständen nach uns, beschimpfte und trat uns, wenn wir ihm Vorhaltungen wegen seines Trinkens zu machen wagten. Immer wieder drohte er mit Suizid, trug Seile zum Erhängen bei sich oder legte ein Brotmesser als unausgesprochene Drohung neben sein Bett. Wenn ich darüber mit meiner Mutter im Nachhinein erzählen wollte, bagatellisierte sie das Geschehene bis zur Verleugnung. ‚Du bist ein Spinnerchen, der hat doch nur ein bisschen mit dem Messer gespielt. Wir haben nicht gestritten, das war nur Spaß!'" Frau I. berichtet, dass sie bis in ihr heutiges Leben Schwierigkeiten habe zu bewerten, ob das, was sie sehe, auch tatsächlich stimme, obwohl ihr immer wieder eine besonders präzise Wahrnehmung durch Freunde und Kollegen bestätigt werde. (V39, Frau I., 46 Jahre)

Eine tragische Schleife beginnt: Betroffene zweifeln an ihrer Wahrnehmung, fühlen sich schuldig und versagend, wenn der Süchtige trinkt – dies führt zum Verlust von Selbstwert und Bedeutung. Kommt es zusätzlich noch zu verbalen oder/und körperlichen Übergriffen, nehmen Kinder die ihnen entgegengebrachte Entwürdigung schnell als Introjekt nach innen: Sie bewerten sich, in der liebevollen Identifikation mit dem Süchtigen, als unwürdig, würdig behandelt zu werden. Auch sie beginnen sich zu verachten, sich falsch zu fühlen, nicht mehr wissend, was richtig und falsch ist. „Introjekte werden als fremdartige Gebilde beschrieben, sie wirken als Fremdkörper in der eigenen Psyche und sind vom Ich-Erleben, vom Denken, Phantasieren und Sprechen weitgehend abgetrennt." (Hirsch nach Strehlow 2002, S. 136) Im Außen leben sie teilweise eine andere, vielleicht großspurige Gegenseite vor. Besonders männliche Jugendliche brüsten sich damit, sich „tierisch cool" zu finden – die Wahrheit darunter sieht oftmals erschreckend anders aus. Lediglich Informationen und Einsichten über Alkoholismus zu vermitteln, erscheint hier längst nicht ausreichend. Kinder orientieren sich an dem tatsächlich vorgelebten Tun ihrer Vorbilder.

Wurden Bewertungen in therapeutischen Sitzungen Thema, zeigten sich Kinder, insbesondere wenn sie sich in der Pubertät befanden, sehr verunsichert – sie haben wenig Ideen darüber, was richtig und falsch im moralischen Sinne ist.

Frau G. berichtet, wie sie, irgendwann im Alter von 12 Jahren merkend, dass in ihrer Familie wirklich etwas nicht stimmte, alles aufsog, was ihr andere Familiennormen erfahrbar machten. Sie schaute leidenschaftlich Fernsehsendungen, die Familienleben zum Thema hatten und sie war eine äußerst interessierte Beobachterin, wenn sie in den Familien ihrer Freunde zu Gast war. „Überrascht stellte ich fest, das es Familien gab, in denen es nicht das Wichtigste war, wie viel es und wann zu trinken gab, sondern dass Alkohol keine Rolle spielte, dass die Leute sich nicht anschrieen und kontrollierten. Zum ersten Mal begegnete mir so etwas wie eine ‚normale' Welt. Schmerzlich empfand ich, dass ich nicht Teil davon war." (V 40, Betroffene, 52Jahre)

Der Aufbau von Moral ist bei Betroffenen durch den ständigen Wechsel von Bewertungen erschwert. Was heute richtig ist, ist morgen falsch. Heute ist vielleicht wichtig, die Wohnung ordentlich zu haben, morgen findet eine ausgelassene Party statt, in der das keine Rolle mehr spielt. Bewerten und Sortieren nach Wichtigkeiten fällt Betroffenen enorm schwer.

Norman, 11 Jahre alt, erzählt den anderen Kindern in der Gruppentherapie, dass er beide Eltern verloren habe. „Alle Alkoholiker!", wirft er hin. „Aber zum Glück habe ich ja die Gruppe!", sagt er. Er kommt aus einer Familie, in der es zahlreiche Alkoholiker gab – die ihm nahen Menschen sind inzwischen verstorben. „Irgendwie war das manchmal auch cool. Bei uns war es so anders, nichts war gleich – nicht so wie bei anderen Kindern, Mahlzeiten immer gleich oder so, sondern Party und viele Leute – eigentlich war immer Karneval!", sagt er und strahlt dabei ein bisschen. (V41, Betroffener, 11 Jahre)

Oftmals begegnen uns somit in dieser Arbeit Betroffene, deren zentraler Raum als Ort der Bewertung zumindest verschüttet ist. „Die Neurowissenschaften zeigen, dass dieser innere Ort der Bewertung unser Gehirn ist, und vertiefen unser Verständnis von der Bedeutung der Bewertungsvorgänge im Gehirn." (Baer 2005, S. 45)

Auch das Erleben von eigener Bewertung, die anders ist als die der Restfamilie oder der Freunde, stürzt Betroffene in große Probleme. Es gibt oftmals einen hohen Anspruch, es allen recht machen zu wollen. Fühlen Betroffene, dass sie zum eigenen Wohle lieber eine andere Entscheidung als die Restfamilie treffen wollen, empfinden sie anstelle des eigenen Wunsches, der über Jahrzehnte nicht sein durfte, oftmals Chaos und Verwirrung. Viele beklagen eine Grundverunsicherung, wem und was sie glauben können.

„Und jetzt will ich endlich glauben!" (Vignette V42)

Raffaela hat einen Stimmungsstein mit in die Therapie gebracht und findet interessant, mit Hilfe des Steins herauszufinden, welche Stimmungen sie denn habe. „Ich möchte gerne positive Stimmungen haben, die anderen lieber nicht!", meint sie. Sie sprüht auf meine Anregung hin ihre aktuellen Stimmungen mit Gouachefarbe auf Papier und kommentiert jeweils: „Rot: Das ist meine Liebe zu verschiedenen Personen, auch zu Mama, ich freue mich, dass sie jetzt eine Wohnung nimmt, Grün ist meine Hoffnung, Lila meine Unsicherheit. Am meisten beunruhigt sie die Stelle, an der alles ineinander geht, ganz viele Gefühle und Stimmungen, die sie mit absoluter Verwirrung verbindet. „Ich weiß oft meinen Weg nicht mehr!", sagt sie leise. „Ich weiß nicht, woran ich glauben soll. Ich will glauben, dass Mama es jetzt schafft, trocken zu werden und dann klappt das manchmal doch wieder nicht. Und wenn andere daran zweifeln, dass Mama trocken wird, wenn andere was anderes sagen, dann bin ich total verwirrt. Ich will jetzt aber glauben, dass das klappt diesmal." Wir suchen in ihrem Bild nach einer Stelle für das Gegenteil der Verwirrung. Dies ist eine Stelle mit geraden Linien. „Hier weiß ich, wo es lang geht. Mein Leben hat eine Richtung. Jetzt ist mal die Mama in meinem Leben dran!" Das Bild der Klarheit und des geraden Weges trommelt sie. Sie hört ein spannenderes Leben, das kommen wird. Ich höre in ihrem Spiel eine hohe Dauererregung, die ich in meiner Resonanz anstrengend finde. „Das ist es auch!", sagt sie. „Ich will gar nicht mehr runter kommen. Pausen mag ich nicht. Ich ermuntere sie, in ihr Spiel Pausen einzubauen, was sie tut. „Pausen schlaffen mich ab, dann komme ich nicht zurück in den Glauben. Wenn ich Zeit habe und es ruhig ist, dann habe ich Zweifel. Und jetzt will ich endlich glauben!" (V42, Raffaela, 13 Jahre)

2.5.3.3 Wertehierarchien im Erleben Betroffener

Nehmen Emotionen im Alltag Betroffener einen großen Raum ein und sind gleichzeitig nicht auszudrücken, werden offenbar Bewertungsprozesse grundlegend erschwert. Erfahren Betroffene wiederholt, dass das, was ihnen gerade wichtig ist („Die Mama trinkt schon wieder!") ausgeblendet wird zugunsten banaler anderer Aspekte (etwa der Aussage, wie unaufgeräumt es in der Wohnung aussähe), so lernen Kinder, dass nicht das augenfällig Wichtige wichtig genommen werden darf, sondern Nebensächliches bedeutungsvoll wird, um vom eigentlich Tragischen abzulenken oder Wichtigkeiten umzudeuten. Dies kann zu einem tief greifenden Verlust von innerer Bewertungsfähigkeit führen und einer damit einhergehenden starken Selbstverunsicherung. Erwachsene, die über Jahrzehnte derartigen innerfamiliären Bewertungsszenarien ausgesetzt waren, zeigten ungeheuren Entscheidungsdruck in für andere Menschen banal anmutenden Dingen sowie eine existentielle Verunsicherung, selbst bei alltäglichen Entscheidungsprozessen. Der Druck der Entscheidung wurde als riesig beschrieben, die Angst, falsch zu entscheiden als existenziell und unaushaltbar. Viele Betroffene litten, da Wichtiges von Unwichtigem nicht zu unterscheiden war, unter chronischem einstürmenden, in sie scheinbar eindringenden „Zuviel", das sie als unüberwindbare Dauerlasten, denen sie nicht entkommen konnten, erlebten. Wo für nicht betroffene Menschen Handlungsprioritäten eindeutig sind, ist für Betroffene der Entscheidungsprozess, welche Handlung getan werden muss, oftmals ein quälendes, sie lähmendes Unterfangen.

„Ich bin völlig fertig. Es ist so ungeheuer viel. Ich muss meine Tochter doch demnächst in einer neuen Schule anmelden, da weiß ich noch gar nicht, wohin. Und dann möchten meine Eltern endlich mal zu Besuch kommen, dafür muss ich die Wohnung aufräumen. Und dann denke ich, wie kann ich die Wohnung aufräumen, wenn ich doch eigentlich für meine Abschlussprüfung lernen muss. Ich hätte nie mit meiner Ausbildung anfangen sollen. Als Mutter geht das gar nicht. Ich bin eben eine schlechte Mutter. Die Wohnung ist immer unaufgeräumter. Ich habe meine Diplomarbeit immer noch nicht angefangen. Was soll ich mit dieser Arbeit anfangen, wenn meine Tochter mich in der neuen Schule brauchen wird." Weinen – „Sehen Sie, das ist so viel –- ich kann gar nichts mehr machen." (V43, Frau L., 39 Jahre)

2.5.3.4 Selbst-Wert im Kontext familiärer Bewertung

„Am schlimmsten war die Unberechenbarkeit meiner Mutter für mich. Am einen Tag war ich bestes Schätzchen, am nächsten Tag ein faules Stück Scheiße, das unfähig ist, ihr den Schnaps zu besorgen." (V44, Betroffener, 37 Jahre)

Alkoholiker mögen höchst unterschiedliche Werte und Normen haben, gemeinsam ist ihnen, dass sie sich mit zunehmender Suchtgeschichte immer weiter von diesen entfernen. Die Lücke zwischen Moral und eigenem Handeln wird mit zunehmender Suchtbelastung größer, was zu immer stärkerem Verlust der Selbstachtung führt. Die Belastung für die betroffenen Kinder ist groß. Kinder aus alkoholbelasteten Familien lernen durch ihre Eltern, die ihnen Vorbilder sind. Sie lernen also vor allem, dass Worte und Taten nicht übereinstimmen, Worte erscheinen Betroffenen oft leer und bedeutungslos – wertlos. Werte sind nicht eindeutig erkennbar, da sie täglich anders sind. Begangenes und erfahrenes Unrecht wird oftmals weggeleugnet. Für Kinder, die zusätzlich auf dem Weg in die Pubertät sind, beginnt ein großes, für sie kaum zu bewältigendes Chaos im Kopf.

Wenn Kinder mit einem alkoholbelasteten Menschen über einen langen Zeitraum zusammen leben, haben sie gelernt, dass vor allem eines wichtig ist: Trinken. Der Alkoholkranke kreist, wenn er dauerhaft erkrankt ist, im Letzten nur um sich und seine Sucht. Er ist, selbst wenn er damit beschäftigt ist, nicht mehr zu trinken, vor allem auf sein Suchtmittel fixiert (Tölle 1996; Dörner/Plog 1996). Kinder aus betroffenen Familien sind im Aufbau ihres moralischen Wertesystems stark mit betroffen, da ihre Werte sich entweder stark an den Suchtkranken anlehnen, was bei männlichen Betroffenen zu beobachten war, oder sich extrem gegen Sucht stellen: ihr eigenes Handeln stand in jedem Fall in starker Dependenz zum erlebten Suchtverhalten. Nach eigenen Lebenszielen oder Orientierungen befragt, werden Kinder und Jugendliche oft stumm. Neben dem Kreisen um die Sucht des erkrankten Elternteils sind eigene Werte oftmals auf der Strecke geblieben. Für viele Betroffene endet dies in der Zuschreibung „Ich bin nicht wichtig!", die in der späteren Partnerwahl und weiteren sozialen Lebensgestaltung massive Folgen haben kann.

„Wenn meine Freundin glücklich ist, dann ist es mir egal wie es mir geht. Vielleicht klingt das blöd, aber dann ist meine Krankheit eben der Preis, den ich zahlen muss. Hauptsache, ich habe eine Partnerin." (V45, Herr S., 42 Jahre)

„Ich will nicht meine Beziehung aufgeben, mich um mich kümmern, das gibt mir nichts. Auch wenn das doof klingt: Da leide ich lieber, aber ich habe wenigstens eine Beziehung!" (V46, Frau R., 38 Jahre)

Viele chronisch Betroffene definieren ihre persönliche Bedeutung ausschließlich über und für andere. Wenn der Suchtkranke nicht zu retten ist, geraten viele Betroffene in existenzielle Selbstbewertungsprobleme. Oftmals wird das nächste „Rettungsobjekt" gesucht: Freunde, Partner, Personen in der weiteren Verwandtschaft. Dies ist mehr als eine nette Eigenschaft; es wird für viele Betroffene zum harten Muster, sich früh erlebter Bedeutungslosigkeit neben dem Konkurrenten Alkohol eine Bedeutung zu „erarbeiten" – mit oftmals hohem Preis und ohne empfundene Wahlmöglichkeit, anders handeln zu können.

„Aber wer bin ich noch, wenn ich nicht jemanden rette?", sagt Frau I. nach mehreren körperlichen Zusammenbrüchen und wirkt sehr unglücklich. (V47, Frau I., 44 Jahre)

Die Diagnostik der Bedeutungsräume in ihrem Kontext von Bewertung ergänzt somit die Forschungen um die Aspekte der Co-Abhängigkeit (Wilson-Schaef 2006) um eine zentrale handlungsleitende Kategorie des inneren Erlebens Betroffener.

2.5.4 Der öffentliche Raum im Erleben Betroffener

Betroffene leben oftmals Jahrzehnte mit Alkoholikern, die sich im öffentlichen Raum peinlich benehmen und sie und andere beschämen. Dies hat unterschiedliche Folgen. Zum einen klagen Betroffene darüber, dass ihnen der öffentliche Raum Angst macht als Raum drohender und erlebter Beschämung, zum anderen fühlen sie sich angezogen davon, öffentlich Beifall zu finden, Resonanzen zu spüren – also schlichtweg, den öffentlichen Raum anders zu erleben, neue Formen der Begegnung zu finden. gewürdigt zu werden, wo es Entwürdigung gab. Nicht zuletzt sind es künstlerische Berufe und Bühnenmetiers, von denen sich Betroffene aus belasteten Familien gleichermaßen angezogen wie abgestoßen fühlen. Oftmals zeigte sich eine chronische Hemmung, sich mit Dingen zu zeigen oder zu präsentieren – auch als Folge früher Erfahrungen im Raum der Begegnung, die den Boden für Schritte in den öffentlichen Raum bilden.

„Ich habe Schweißausbrüche, wenn ich nur an mich Zeigen denke. Ich bin ständig [damit?] beschäftigt, was andere denken, entdecken oder äußern könnten. Ein kritisches Gesicht im Raum reicht, mich zum schweigenden Rückzug zu veranlassen. Manchmal kann ich schon im Vorfeld keinen Stift in die Hand nehmen und formulieren, was bei meiner Präsentation wichtig sein wird: Die innerlich angenommenen, herabwürdigenden Kommentare der Anderen verhindern, überhaupt Buchstaben auf das Papier zu bringen." (V48, Herr I., 30 Jahre)

Ein Hauptanliegen Betroffener ist es, unentdeckt zu bleiben, nicht als „anders" aufzufallen, damit sie auch in dieser Art und Weise dem familiären Tabu verpflichtet bleiben und zugleich ihrem übergroßen Wunsch nach Zugehörigkeit zu Gruppen außerhalb ihrer Familie nachkommen. Dadurch zeigen sich viele Betroffene in Bezug auf soziale Fertigkeiten äußerst kompetent, verfügen über hohe Einfühlungs- und Verbindungsfähigkeiten. Viele Betroffene haben viel zu geben. Andere dagegen taten sich [schwer] mit dem In-Kontakt-Gehen. Sie litten unter ihnen entgegenschwingenden, verqueren Resonanzen. Die dauerhaft erzwungene Verleugnung des „Eigenen", etwa der eigenen Gefühle, führt dazu, dass sie auch in ihrer Umwelt Resonanzen erzeugen, die nicht mitschwingen, sondern schräg oder quer. Es entstehen so genannte verquere Resonanzen, die sich einer präzisen Definition entziehen. „Wir meinen damit eine Resonanz, bei der es keine Gleichschwingung gibt, sondern eher eine Gegenschwingung, kein Mitschwingen, sondern ein Schräg-Schwingen, bei dem etwas quer geht oder quer verläuft." (Baer/Frick-Baer 2004, S. 255) Da Betroffene auf der sichtbaren Ebene etwas anderes anbieten möchten als das tatsächlich Empfundene, lösen sie auch in ihrer Umgebung Verwirrung aus. Betroffene geben sich Mühe, fröhlich zu scheinen, brillieren etwa als Witze-Erzähler und Clowns, strahlen auf der darunter liegenden Ebene der synchronen Resonanz Trauer, Anspannung etc. aus. Damit einher gehen blockierende (Schwingungen dürfen keinen Ausdruck finden) und gedämpfte Resonanz. „Gedämpfte Schwingungen können (…) Resultat eines Selbstschutzes gegen Überforderung und Überbeanspruchung sein, so dass sich ein Mensch darin eingerichtet hat und sie zu seinem Naturell macht.“ (Baer/Frick-Baer 2004, S. 250) Betroffene, die über Jahre im Kontakt gedämpft wurden, entwickeln gedämpfte Resonanzmuster, da sie mit ihren Schwingungen ins Leere liefen. Dies hat zur Folge, dass sich Betroffene auch in nahen Beziehungen alleine fühlen, da sie sich mit ihrem Inneren „rausziehen“. Im Erleben des öffentlichen Raums beklagen sie, dass nur ihre Außenseite geliebt und gemocht werde. Sie erleben ein Paradoxon: Viele möchten unerkannt bleiben und erhoffen dringend erkannt zu werden, indem ihr Inneres Platz und Erkennen findet. Sie möchten gleichsam unerkannt erkannt werden.

2.5.5 Orientierung und Richtungserleben

Mit Richtungsleibbewegungen lassen sich sowohl Bewegungen motorischer als auch emotionaler und räumlicher Natur beschreiben. Richtungsleibbewegungen sind Bewegungen des Erlebens. Folglich geschieht bei diesen Bewegungen mehr als funktionales, motorisches Bewegen. „Ebenso ist die leibliche Bewegung keine bloße Ortsveränderung, sondern ein erlebbares Ausgreifen oder Ausschreiten, eine Gebärde oder Bewegungsgestalt. In der Handlung schließlich greift der Leib auf die Dinge über und schließt sich mit den Instrumenten, die wir gewohnheitsmäßig gebrauchen, zu neuen Einheiten zusammen: Pianist und Klavier, Weber und Webstuhl, Reiter und Pferd ‚verschmelzen' miteinander. Der Leib ist somit das Zentrum eines Netzes sensomotorischer Richtungen, die von ihm ausgehen oder zu ihm hinführen, und die ihn wie unsichtbare Fäden mit der Umgebung verbinden. In Wahrnehmung und Bewegung wird der leibliche Raum zum gerichteten oder ‚Richtungsraum'.“ (Fuchs 2000b, S. 11) Baer/Frick-Baer haben auf die therapeutische Bedeutung der Arbeit mit Leibbewegungen des ‚Hinein – Hinaus', ‚Oben – Unten', ‚Rechts – Links' sowie ‚Vorne und Hinten' hingewiesen (Baer/Frick-Baer 2004).

2.5.5.1 Der eigene Standpunkt in der Belastung durch Alkoholkranke

Jede Orientierung und das daraus resultierende Gerichtetsein braucht einen Ausgangspunkt. Fordert man Betroffene auf, sich für jetzt in diesem Augenblick einen Standpunkt im Therapieraum zu suchen, so stehen viele vor einem unlösbaren Problem. Oftmals ist die Flucht vor dem eigenen Erleben so vorangeschritten, dass Betroffene im wahrsten Wortsinne nicht mehr wissen, wo sie stehen. Es fällt ihnen schwer, einen Standpunkt zu finden. Fragt man in einer Verraumung etwa: „Wo stehen Sie?", so löst dies oftmals ungeheure Probleme bei Betroffenen aus. Der Standpunkt wird permanent verschoben. Betroffene gaben an, nicht mehr zu wissen, wo sie stünden und beschrieben dies als typisch für ihr Leben. Zudem äußerten sie große Angst, deutlich zu werden mit einer Position, äußerten Ängste, wenn sie einen Standpunkt einnähmen, angreifbar zu werden. Dies in Verraumungen deutlich werdende Problem zeigt sich ebenso in verbalen und nonverbalen Kommunikationszusammenhängen. Derartig Betroffene revidieren sehr oft ihre Meinung, ihren Standpunkt, ändern wesentliche Entscheidungen und Einschätzungen in einem für andere oftmals kaum nachvollziehbarem Tempo.

2.5.5.2 *Folgen der Alkoholbelastung für die Art und Weise, wie Betroffene sich in der Welt erleben*

Wenn Betroffene alltäglich die Veränderung von Standpunkten, Werten und Normen erleben, haben sie den Eindruck, in einer „verkehrten" Welt zu leben. Das, was belastend erlebt wird, wird etwa als leicht definiert, die Entscheidung, was sie tun und lassen dürfen, die vielleicht für andere Menschen selbstverständlich ist, wird ein alltäglicher Balanceakt. Dies hat weit reichende Folgen in Bezug auf die Richtungsleibbewegung des Hinein und Hinaus und somit Folgen für die Konstitution Betroffener, ihr gesamtes Befinden.

Permanent hat der Leib einen Austausch zwischen Innen und Außen zu leisten, eine Regulation durchzuführen, die abseits der Bewusstheitsstufe liegt. An den Körperöffnungen gehen Innen und Außen ineinander über, eine Balance zwischen Aufnehmen und Abgeben muss gefunden werden, Leib- und Umraum stehen in einem permanenten Austausch, wenn nicht Störungen diesen Prozess behindern. Betroffene aus belasteten Familien beschreiben diesen Austausch als permanenten Kampf. Wenn nichts nach außen dringen, nichts hinaus, nicht einmal sichtbar werden darf, ist damit das gesamte Erleben verbunden. Betroffene berichten über Gefühle des in sich Gefangenseins, von einer großen und permanenten Kraftanstrengung, das innere Krisenerleben nicht außen sichtbar werden zu lassen.

„Ich halt die Sorgen lieber fest!" (Vignette V49)

„Schüchtern. Ich bin schüchtern, schüchtern und zurückhaltend, schon immer."
„Was hältst du zurück, Andrea?"
„Meine Aufregung!", antwortet Andrea unerwartet spontan.
„Spiel doch mal, wie die Aufregung klingt!", fordere ich auf.

Zielstrebig holt Andrea den Regenmacher und spielt einmal, sehr abrupt, drei Sekunden etwa. Es wirkt erdrutschartig.

„Das waren die Sorgen", sinnt sie, „die habe ich gerade gehört. Die halt ich immer fest. Die Sorgen über meine Tiere, die gestorben sind (sie zählt sie auf und es sind bestimmt zehn an der Zahl). Die Sorgen, dass mich im Aufsatz wieder alle auslachen. Die Sorgen über meine Mama. Also, die Mama hat gesagt, ich soll der Frau B. ruhig über alles erzählen, aber als ich das letzte Mal (sie meint die vorhergehende Testung, Anm. der Verf.) von Mama erzählt habe, war Mama sauer. Also, wie die uns alle gehauen hat, das sollte ich nicht sagen. Da wusste ich nicht mehr, was ich eigentlich sagen soll. Ich halte die Sorgen lieber fest." (Baer/Barnowski-Geiser 2005, S. 92f)

2.5.5.3 Betroffene und ihr Befinden (konstitutive Leibbewegungen)

Das innerliche Krisenerleben nach außen sichtbar werden zu lassen, wird von Betroffenen wiederholt als Verrat an den trinkenden Angehörigen empfunden. Insofern sind viele Betroffene permanent damit beschäftigt, das krisenhaft erlebte Außen einerseits nicht nach innen dringen zu lassen, andererseits das innere Chaos festzuhalten. Dies hat bei vielen Betroffenen ein Erleben von Enge zur Folge, das die gesamte Konstitution betrifft. Insgesamt zeigen die inneren Beschreibungen, dass ein Mangel an Platz und Raum herrscht. Oftmals scheint jedes Gespür für innere Räume verloren gegangen zu sein. Die Grenzen zwischen Innen und Außen verwischen so stark, dass sie nicht mehr spürbar ist: Dies führt bei Betroffenen zu extremer Verwirrung. Innere und äußere Orientierung geht verloren.

„Ich weiß meistens nicht, ob ich mich so schlecht fühle oder ob das aus dem Außen kommt. Oder vielleicht bringe ich ja mit meinem chaotischen Inneren alle um mich herum durcheinander. Ich weiß oft gar nichts mehr." (V50, Frau L., 39 Jahre)

Oftmals macht es Betroffenen, die über Jahrzehnte unter großen Anstrengungen versucht haben, ihren inneren Raum nicht nach außen dringen zu lassen, ja ihn zu verleugnen, große Angst, sich diesem im Rahmen von Therapie wieder zuzuwenden. Die stressreiche Grundsituation in belasteten Familien führt dazu, dass die Achtsamkeit für das „Ich im Jetzt" verloren geht. Dies hat ein starkes Vorwärtsstreben zur Folge.

„Nur nicht spüren, was hinten ist und hinter mir lieg –- es könnte verräterisch sein. So habe ich Jahrzehnte gelebt, immer auf der Flucht– ich kann nicht mehr." (V51, Frau N., Betroffene, 34 Jahre)

Dies führt einerseits zu einem starken körperlichen Vorwärtstrend, zugleich zu einem „hektischen" Grundgefühl. Betroffene scheinen permanent vor dem Jetzt auf der Flucht zu sein, was wiederum als äußerst anstrengend empfunden wird. Die vorab beschriebenen, unsicheren Erfahrungen Betroffener im Raum der Bewertung haben letztlich Auswirkungen auf die gesamte Verfassung und Befindlichkeit Betroffener, auf ihre Konstitution und somit ihre konstitutiven Leibbewegungen.

„Schwer ist leicht und leicht ist schwer ..." (Vignette V52)

Frau L. kommt und ist neuerlich unzufrieden. Eine berufliche Entscheidung schwerwiegender Art stehe bevor. Sie hat, „wie so oft in meinem Leben!", Angst, die falsche Entscheidung zu treffen, denn „nirgends ist es ganz richtig, egal, was ich tue und entscheide. Ich habe aber die Sehnsucht nach einem guten Leben!" Ich lade Frau L. ein, ein Instrument auszusuchen und zu spielen, wie dieses „gute Leben" klinge. Sie entschließt sich sehr direkt, ans Klavier zu gehen. Sie spielt hohe Töne, auf- und absteigend, die sie anschließend als leicht und verspielt beschreibt. „Aber diese Leichtigkeit ist mir total schwer gefallen, ich hatte immer wieder Stellen, an denen es hakte (sie hebt die rechte Hand!), und diese Leichtigkeit ist verdammt schwer. Auch wie in meinem Leben!", flüstert sie.

Ich lade sie ein, das Gegenteil zu spielen. Frau L. beginnt, viele Cluster, sich fast in die Tasten schmeißend, klingen tiefe Töne, aus den Schultern gleichsam wie Ballast auf die Tasten geworfen. „Das war sehr schwer!", sagt sie, „ich bin erschrocken, wie schwer, aber das zu spielen ist mir ganz leicht gefallen. Da bin ich zu Hause, das ist vertraut, es könnte Stunden so weiter gehen, da hakt auch nichts. Da bin ich sicher und vertraut. Aber das ist doch bekloppt!", sagt sie, „verkehrte Welt! Und dann kann das aber von dieser Schwere umschlagen in Panik, dann weiß ich gar nichts mehr." Sie spielt auch dies, atemlos wirkend. Sie hört Rastlosigkeit, wisse nicht mehr, wo ihr der Kopf stehe. Mir fällt auf, dass sowohl die Leichtigkeit als auch die Panik orientierungslos klingen. „Ja", sagt sie, „das stimmt, die normale Schwere gibt mir Sicherheit und Halt. Ich will Leichtigkeit, die mir schwer fällt und Schweres fällt mir leicht. Schwer ist leicht und leicht ist schwer. Puh!"

Ich schlage vor, beides zusammen zu spielen. Frau L. stellt fest, dass die linke Hand eher für „schwer", die rechte für "leicht" stehe. Sie bringt die beiden Hände und Qualitäten zu Gehör. „Ich brauche die Schwere, um von da aus Anlauf in die Leichtigkeit zu nehmen. Ich kann die Schwere also gar nicht wegkriegen, auch nicht bei Entscheidungen." „Ja!", sage ich, „es scheint, als wäre es egal, wie Sie sich entscheiden, es wird immer Schwere und Leichtigkeit geben." Das findet Frau L erleichternd. Das nehme ihr den Druck bei der anstehenden Entscheidung. (V52, Frau L., 44 Jahre)

2.6 Das Körpererleben Betroffener

„Jedes Leben ist voller Illusionen, wohl weil uns die Wahrheit als unerträglich erscheint. Und doch ist uns die Wahrheit so unentbehrlich, dass wir ihren Verlust mit schweren Erkrankungen bezahlen." (Miller 1997, S. 11)

Oftmals wird selbst in Langzeittherapien von den Betroffenen insbesondere eine leibliche Ebene des Erlebens ausgeklammert und gemieden: die Ebene des Körperlichen. Von Betroffenen wenig zur Sprache gebracht, findet das familiäre Tabuthema einen Ausdruck auf anderer Ebene – offensichtlich bringt der Körper sich auf seine Weise selbst zur Sprache.

2.6.1 Der Körper als zentrales Bezugssystem im Erleben von Alkoholbelasteten

Untersuchungen zeigen, „dass der Körper, wie er im Gehirn repräsentiert ist, möglicherweise das unentbehrliche Bezugssystem für neuronale Prozesse bildet, die wir als Bewusstsein erleben; „dass unser eigener Organismus und nicht irgendeine absolute äußere Realität den Orientierungsrahmen abgibt für die Konstruktion, die wir von unserer Umgebung anfertigen, und für die Konstruktion der allgegenwärtigen Subjektivität, die wesentlicher Bestandteil unserer Erfahrungen ist; dass sich unsere erhabensten Gedanken und größten Taten, unsere höchsten Freuden und tiefsten Verzweiflungen den Körper als Maßstab nehmen.“ (Damasio 1997, S. 17)

„Mein Körper spinnt, der macht einfach nicht mehr mit. Der macht, was er will!“ (V53, Herr I., 29 Jahre)

„Ich hasse meinen Körper, alles würde wunderbar funktionieren, aber er macht mir alles kaputt! – Ich will ihn nicht spüren.“ (V54, Frau N., 34 Jahre)

So und ähnlich äußern sich Betroffene, wenn sie zu ihrem Körper befragt werden. Sie beschreiben ihren Körper sowohl als eigenständig und abgelöst vom eigenen Sein als auch widerständig zu ihrem geplanten Handeln. Meist wird der Körper von Betroffenen erst dann wahrgenommen, wenn er in seiner Funktion gestört ist: Somit wird der „Leib, der ich bin“ zum „Körper, den ich habe“. (Fuchs 2000b) Während der gesunde Körper im Hintergrund als selbstverständliche und selbstvergessene Existenz nicht beachtet wird, rückt der kranke Körper als Feindbild in den Blick: als außerhalb der eigenen Person liegendes Problemfeld. Fuchs fasst Krankheit als gestörte Harmonie auf, die mit einer Entfremdung, einer Partikularisierung innerhalb der Leiblichkeit einhergeht (Fuchs 2000b). „Die Seele atmet durch den Körper und Leiden findet im Fleisch statt, egal ob es in der Haut oder in der Vorstellung beginnt.“ (Damasio 1997, S. 19) Im Umkehrschluss meint somit Integration des Körpers, „ihn als Teil der eigenen Innenwelt anzuerkennen und ihn nicht nur als ein Ding, als einen Gegenstand, einen biologischen Organismus, also als Teil der Außenwelt (was der Körper natürlich auch ist), zu behandeln.“ (Seemann 1998, S. 17) Der Körper kann nicht losgelöst vom Fühlen und Denken Betroffener angesehen werden. Wenn wir die Gedanken vorab ernst nehmen, erscheint es als eine wunderbare Leistung des Körpers, das Unaussprechliche für Betroffene in den Dialog zu bringen – doch oftmals findet dies wenig Gehör und Verständnis.

„... und alles schmerzt.“ (Vignette V55)

Frau O. ist erwachsene Tochter eines alkoholkranken und gewalttätigen Vaters. Sie fühlt sich seit längerem krank. „Meine Ohren gehen immer mehr zu, die Nebenhöhlen sind verstopft und mein Körper findet keine rechte Abwehr mehr!“, sagt sie. „Ich bin einfach nur noch erschöpft und alles schmerzt.“ In der therapeutischen Arbeit wird der Kopf in den Blick genommen. Zunächst schließt Frau O. die Augen, fühlt ihren Kopf ab und nimmt ihn wahr.

Th: „Wenn ihr Kopf ein Fabelwesen oder Tier wäre, welches wäre er?“

Wie schon wiederholte Male in der therapeutischen Arbeit fällt es Frau O. schwer, Zugang zu ihrem Körpererleben zu bekommen. Sie merke nur, wie ihr Kopf kreise und kreise, keine Ruhe finde. Ruhe, die er eigentlich brauche.

Frau O: „Mein Kopf ist kein Tier, sondern ein Kreisel!“ Diesen malt sie nun in ihr bereits vorher begonnenes Körperbild ein.

Frau O: „Sieht mehr aus wie eine Schnecke!“, sinnt sie. „Es kreist und kreist und nichts kann raus. Puh!“ Ich ermuntere Frau R., mit ihrer Stimme dieses Kreiseln zum Klingen zu bringen. Kopfkreisend macht sie tiefe Töne. Ihre Stimme wirkt zweigeteilt.

Frau O: „ Irgendwie ist etwas darunter.“

Ich ermuntere sie, auf ihrem Bild nachzuschauen, ob sie etwas unter ihrem Kopf entdecken kann. Frau K. dreht das große Bild auf die Rückseite und befühlt die Hinterseite ihres Kopfes.

Frau O: „Man sieht eigentlich nichts! Und so ist es auch: Es ist Nichts! Bevor es anfängt, in meinem Kopf zu kreiseln, ist nichts. Und da wird mir jetzt schon übel, wenn ich das sage. Überhaupt ist mir in letzter Zeit viel übel! Das Nichts hat auch keinen Ton. Das Nichts klingt nicht.“

Sie malt einen hohlen Kreis auf die Rückseite ihres Kopfes.

Frau O: „Das ist das Nichts. Darin ist irgendwie, dass ich mir nicht traue.“ Blitzlichtartig fallen ihr Menschen ein, denen sie nicht trauen konnte. Vor allem der Zeit ihres Lebens trinkende Vater. Sie wird traurig und malt diese Trauer in ihren Ring des Nichts.

Frau O: „Schuld sitzt in dem Nichts. Ja, und wenn mein Kopf kreiselt, dann muss ich die Schuld und die Trauer und das Nichts nicht spüren. Ich befürchte Probleme mit meinem Partner, wenn ich wirklich anfange, mich zu spüren, weil mein Mann auch nur kreiselt und insofern passte das auch bisher zwischen uns! Und dennoch: ich habe nun immer größere Sehnsucht nach Ruhe. Mein Mann hat seit einiger Zeit eine schwere Krankheit. So geht es nicht weiter! Vielleicht zeigt mein Kopf mir den Weg! Ich brauche den Mut, meinem Körper und meinem Inneren, so wie es wirklich ist, zu begegnen!“ (V55, Frau O., 46 Jahre)

2.6.2 Ungesagtes und Körpersprache

Sehr auffallend und auch für mich – die ich mich ein Jahrzehnt mit langzeitbelasteten Betroffenen befasst habe – überraschend, war die Feststellung, dass alle betroffenen Kinder und Erwachsenen eine hohe Krankheitsrate aufwiesen: Ich traf kaum gesunde Klient/innen während meiner Forschungsarbeit. „Gesundheit ist das Schweigen des Leibes." (Fuchs 2000b, S. 28) Körper scheinen das Ungesagte verdeckt zur Sprache zu bringen. Die Wahrnehmung Betroffener und ihrer Familien lassen die Auffassung der Tanztherapeutin Trudi Schoop anklingen und sinnfällig werden: der Körper ist eine „unerhörte Klatschbase" (Schoop 1981). Viele Betroffene erleben ihre Krankheit vor allem als persönliches Versagen, ihren Körper angemessen in den Griff zu bekommen. Selbst schwerste und messbare Erkrankungen wurden als Niederlage interpretiert.

„Ich habe seitdem ich 15 bin Leukämie, die ist gut behandelbar. Mein Arzt meint, dass die jahrelange Belastung durch das Trinken und die Streitereien meiner Eltern ein Auslöser sind. Ich habe sozusagen meine Aggressionen gegen mich statt gegen meine Eltern gerichtet. Ich schaffe es nicht anders – ich verliere jeden Tag neu gegen meinen Körper – deshalb bin ich so krank!", sagt der 22-jährige Herr B. errötend. (V56, Betroffener, 20 Jahre)

Auffallend war zudem die erhöhte Zahl von betroffenen Frauen und Mädchen, die an Essstörungen litten, hier insbesondere in der Kombination von Bulimie und Magersucht.

„Ich glaube, ich habe jahrelang gekotzt, was ich nicht sagen durfte!" (V57, Frau E., 44 Jahre)

„Mein Körper erschien mir wie ein Tempel, dem nichts Verunreinigendes inne wohnen sollte. Er war mein letztes Hoheitsgebiet. Ich wollte all das Vergiftete, all dies in der Luft liegende Gewalttätige nicht auch noch in mir haben." (V58, Betroffene, 38 Jahre)

„Jede Mahlzeit habe ich als Kind als unerträgliche Qual empfunden. Schon Stunden vorher hatte ich Angst, dass ich etwas nicht mögen könnte. Am Esstisch herrschte eine ungeheure Spannung, meine Eltern hatten permanent Stress, vielleicht wegen vorhergegangener Trinkerei, nichts davon war besprechbar. Geschrieen und getobt wurde über mein ‚Nicht-Essen'. Bis heute hasse ich Mahlzeiten an einem Tisch mit mehreren Menschen." (V59, Frau I., 44 Jahre)

Die beschriebene Häufung reicht nicht für grundlegende Aussagen – sie bestätigt allerdings die neuesten Forschungen, dass besonders Töchter alkoholkranker Väter an Essstörungen leiden.

2.6.2.1 Betroffene in der psychosomatischen Perspektive

Nehmen wir in den Blick, welche Krankheiten in diesem Forschungsprojekt sichtbar wurden, so zeigten sich vor allem Symptome, die im klassisch medizinischen Verständnis in den Bereich der Psychosomatik eingeordnet werden: insbesondere Kopfschmerzen bis zur Migräne, Schwindel, Anspannungserkrankungen, Fibromyalgie sowie chronische Infektbelastungen, die zu längerfristigem Fehlen in Schule und Beruf führten – einige erwachsene Betroffene waren früh berentet oder fühlten sich nicht mehr in der Lage, einer regelmäßigen Beschäftigung nachzugehen. Als typisch beschrieben Betroffene, dass ihre Leiden von betreuenden Mediziner/innen in den Bereich der psychosomatischen Beschwerden eingeordnet wurden, was für Betroffene, auch diejenigen mit einem „beweisbaren" Leiden, eine neuerliche schwerwiegende Belastung darstellt.

Tragischerweise hat sich der Begriff „Psychosomatik" lange Zeit als Synonym für Nicht-Nachweisbares, Nicht-Greifbares, oftmals in die Nähe der Hypochondrie gerücktes Krankfühlen eingependelt. „Die traditionellen Ansichten gehen davon aus, dass hinter der psychosomatischen Störung ein Konflikt liegt, den der Betroffene auf psychischer Ebene lösen sollte, aber nicht lösen kann, so dass sein Körper dies übernehmen muss." (Seemann 1998, S. 73) Dies erhöht den Druck auf Betroffene, die nun eine Krankheit vor Augen geführt bekommen, die sie nach ihrem Eindruck nicht auflösen können, und selbst wenn die Ursache im belastenden elterlichen Alkoholismus vermutet wird, so können Betroffene die Ursache nicht einmal bewusst fokussieren oder gar benennen

Viele Betroffene geraten neuerlich in eine Beschämung über ihr angebliches Unvermögen, ihre Krankheit aufzulösen. Betroffene, die tagtäglich mit verleugneter Sucht leben, haben zudem Schwierigkeiten, wenn sie auf einer nicht sichtbar zu machenden Erkrankung beharren sollen, sind sie doch in ihrer Wahrnehmung grundverunsichert – da ist das Verlassen des Arztes und ein einsames Leben mit dem kranken Körper für sie näher liegend. Partner/innen von Alkoholikern scheinen diesen weit verbreiteten monokausalen Denkansatz zu ahnen: Viele Eltern Betroffener legen großen Wert darauf, dass ihre Kinder gesund seien, auch wenn sie offensichtlich krank sind. Sie scheinen der zum Teil auch von einer kausalitätspsychologisierten Haltung propagierten Auffassung, dass Gesundheit mit einer intakten Familie gleichgesetzt wird, gegensteuern zu wollen. Gerade häufiges Kranksein bei betroffenen Kindern scheint Lehrer/innen und Erzieher/innen zu motivieren, zu schauen, ob in der Familie „alles stimmt".

Als Charakteristikum der somatoformen Störung wird die „wiederholte Darbietung körperlicher Symptome (genannt) in Verbindung mit hartnäckigen Forderungen nach medizinischen Untersuchungen trotz wiederholter negativer Ergebnisse und Versicherung der Ärzte, dass die Symptome nicht körperlich begründbar sind. Sind aber somatische Störungen vorhanden, dann erklären sie nicht die Art und das Ausmaß der Symptome, das Leiden und die innerliche Beteiligung der Patienten." (Seemann 1998, S. 13) Körper erzählen oftmals in einer anderen Sprache, was Kinderseelen belastet.

2.6.2.2 Auswirkungen familiärer Alkoholbelastung auf das Krankheitserleben Betroffener

„Die hat gar nichts!", sagt Frau M „Ich kann ihnen gerne den Gefallen tun und wieder mit ihr zum Arzt gehen!", hält sie mir entgegen, „ aber eigentlich will die nur blau machen." Die 17-jähige Nadine schaut verzweifelt. Ihr alkoholisierter Vater bedroht wiederholt die Familie mit massiver Gewalt, ihre Mutter droht fortwährend, auszuziehen. Darüber darf Nadine nicht sprechen – sie erzählt es dennoch in ihrer Therapiestunde. Dass ihre Tochter durch irgendetwas belastet sein könne, weist Frau E. weit von sich. Herr E. hofft, dass die Therapeutin seine pubertierende Tochter „endlich zur Vernunft bringe". Nadines Worte sind nicht erlaubt, ihre Körpersprache findet wenig fürsorgliche Beachtung; ein Ignorieren, das an Härte grenzt. Nach monatelangen chronischen Entzündungen hat bei Nadine eine Magersucht eingesetzt. (V60, Nadine, 17 Jahre)

Bleibt Krankheit über längere Zeit unerhört, unbehandelt, so hat das Folgen, wie Seemann sie treffend beschreibt: Die Folge sei gewöhnlich eine gesteigerte Suche nach persönlicher oder medizinischer Betreuung oder Zuwendung, die mit emotionalen Konflikten oder psychosozialen Problem in Zusammenhang stehenden Schmerzen sollten schwerwiegend genug sein, um im medizinischen Kontext ernst genommen zu werden (Seemann 1998). In der Kooperation mit Ärzten zeigte sich, dass aus medizinischer Sicht noch wenig auf Kinder belastende Umstände geschaut wird – so gilt für betroffene Kinder und erwachsene betroffene Erkrankte durchaus in abgewandelter Form, was Hanne Seemann in ihrer Arbeit mit Schmerzpatienten über die „Versorgungslandschaft Psychosomatik" konstatiert: „Auf allen Wegweisern kann man lesen, wo es nicht hingeht. kein Organbefund, keine Erklärung, wie es emotionale Belastungen und Konflikte anstellen, Schmerzen hervorzubringen, kein Verständnis oder zumindest Anerkennung für das Leiden und die innere Beteiligung der Betroffenen, ihr Umherirren in der medizinischen Angebotslandschaft und ihren Wunsch, doch noch einen Ort zu finden, wo anerkannt wird, dass sie nicht nur Schmerzen darbieten bzw. über solche klagen, sondern dass sie Schmerzen haben." (Seemann 1998, S. 14) Eindrucksvoll schildert Hanne Seemann, wie Funktionsstörungen eine Sprache des Körpers darstellen, die Bedeutung hat und Sinn macht – belastete Kinder und Erwachsenen sprechen indirekt über den Körper aus, was sie nicht sagen dürfen – sie sind angewiesen auf Menschen, die diese Sprache hören und verstehen können.

2.6.2.3 Auswirkungen auf das Vegetativum

Wie wir schon in den Ausführungen zur Krisenbelastung zeigen konnten, ist das Stressniveau Betroffener chronisch erhöht. Besonders stressanfällig zeigt sich das vegetative Nervensystem, das bei außergewöhnlichen Beanspruchungen eine besondere Beziehung zum Schmerz aufrechterhält. Alarmreaktionen lösen besondere Energetisierungen aus. Wie bei Schreck und Schocksituationen wird das limbische System aktiviert, wo Schreck zum Sympathikusnerv geleitet wird. Jede Alarmreaktion erfordert höchste Aufmerksamkeit. „Wenn die Belastungen jedoch zu stark sind oder zu lange andauern, wird das Vegetativum in seinen regulativen Fähigkeiten überfordert und seine psychophysiologischen Funktionen entgleisen." (Seemann 1998, S. 37) Betroffene bemerken Fehlreaktionen im Entstehen eines Symptoms. „Ein solches Symptom jedoch hat nur die Funktion aufmerksam zu machen und zu warnen und ist noch keine psychosomatische Störung im eigentlichen Sinn. Wenn allerdings solche Symptome nicht bemerkt oder nicht wichtig genommen werden, so können daraus funktionelle Befindlichkeitsstörungen entstehen, die ein Gefühl von Kranksein hervorrufen, ohne dass eine Krankheit zu diagnostizieren wäre." (Seemann 1998, S. 37)

Unter den Typisierungen der psychosomatischen Rhythmusstörungen waren besonders die Anspannungsstörung und vegetative Entgleisung zu verzeichnen. Erwachsene Betroffene zeigten zum Teil chronische Erschöpfungssyndrome, insbesondere dann, wenn in der neuen familiären Situation weitere Belastungsfaktoren wie chronische Erkrankungen von Kindern, Partner/innen oder auch erneute Suchtbelastung auftraten. Klagen der Klient/innen über ihre Leiden waren selten zu vernehmen – das musste der Körper offenbar tun! Klient/innen mussten ausdrücklich aufgefordert werden, sich ihrem Körper zuzuwenden und ihn nicht nur als Feind zu betrachten, der ihr Funktionieren hinderte. „Abschließend können wir sagen, dass das vegetative Nervensystem ein potentes, kraftvolles und intelligentes Funktionssystem ist, das seine Regulationsaufgaben autonom erfüllen kann – vorausgesetzt, die Umgebungsbedingungen sind nicht über zu lange Zeiten zu belastend und vorausgesetzt, wir stören es nicht durch uneinsichtiges Verhalten oder schockieren es massiv." (Seemann 1998, S. 63) Da für Betroffene diese „Einsicht" im Bereich des Tabus liegt, stellt eine „Zusammenarbeit" mit dem Körper eine schwere Herausforderung dar. Bezeichnenderweise treten viele Störungen erst nach den Extrembelastungen auf, etwa wenn die Gefahr der schleichenden oder akuten Suchtbelastung vorüber ist: Offenbar sind Betroffene in der Lage, existenziell bedrohlichen Ereignissen den Vorrang zu lassen.

„Ich bin Zeit meines Lebens krank gewesen und habe mich auch so gefühlt. Stimmige Diagnosen gab es kaum – meine trinkende Mutter habe ich überall verschwiegen. Das war mir sehr peinlich. Ich war ein Glanzkind, das zu strahlen hatte für meine Eltern. Erst als ich nicht mehr schlafen konnte und mich permanent übergab, bemerkte ich, dass mein Körper nicht mehr mitspielt." (V61, Frau N., 35 Jahre)

Betroffene Kinder zeigten sich in dieser Hinsicht besonders belastet, geraten sie doch durch Krankheit zusätzlich in eine Schuldverstrickung. Erst mit etwa 12 Jahren nehmen Kinder Schmerzen nicht mehr als etwas von außen Kommendes wahr, sondern identifizieren diese als körperliche Empfindung. „Bis dahin können Kinder Krankheit als Bestrafung für eigenes Fehlverhalten erleben und sogar Krankheitssymptome verschweigen, weil sie sich deswegen schuldig fühlen." (Plahl/Koch-Temming 2005, S. 114)

2.7 Zusammenklang: wenn die Partitur des Erlebens erklingt

Wenn wir ein musikalisches Werk anhören, so ist es völlig unzureichend, nur eine Stimme anzuhören, etwa die zweite Geige. Dies kann zwar ein durchaus spannender Prozess sein, doch zum Werkerleben gehört der Zusammenklang der Stimmen, ihre Komplexität. Ähnlich wie wir mit dem Anhören einer Violinstimme nicht in der Lage sein werden, ein Werk, etwa Debussys „La Mer", zu erfassen, so lässt sich das bisher Beschriebene, wenn wir es in seiner Bedeutung für das innere Erleben Betroffener ermessen wollen, nur in seinem ausdrücklichen individuellen Zusammenklingen erfassen. Wenn wir Rollenmodelle in der Familie, Kommunikationsmuster oder auch eine Resonanzebene erfassen, werden wir dem inneren Klingen von Betroffenen nur zu einem sehr kleinen Teil gerecht. Wer Betroffene und ihr Belastungserleben verstehen will, muss ihrem gesamten Innenraum im Zusammenklang mit dem Außen Gehör verschaffen und neue Resonanzen ermöglichen.

Die Elemente des Erlebens Betroffener potenzieren sich durch die Wirkung ihres Zusammenklangs: gerade die Gleichzeitigkeit, das Zusammenklingen aller leiblichen Aspekte und die permanente, nicht einschätzbare unberechenbare Wiederholung teils traumatischer Erfahrungen macht die Belastung für Betroffene so immens groß. Gefühle als Leerstellen des Erlebens, der Körper als „Nicht-Ort", fehlende Bewertungsinstanzen, einhergehend mit einer konstitutiven Diffusion, der Verlust von moralischen Wertmaßstäben und dem drohenden „Selbstverlust" im Anderen bei gleichzeitiger permanenter Krisenerwartung stellen in eben diesem Zusammenklang in allen beschriebenen Belastungsphasen eine Potenzierung dar, die als höchste Belastung eingestuft werden muss.

Kapitel III

Helfen und Entlasten

„Ich habe das Glück gehabt, einen Menschen zu treffen, der anderen hilft, indem er sie so akzeptiert, wie sie sind. In diesem Moment wurde mir bewusst, dass ich mich mein Leben lang darum bemüht hatte, anders zu sein, als ich bin und dass genau darin die Ursache meines Leidens lag."
(Christina Didszun/ Betroffene und Tochter eines, wie sie es nennt, „Trunkenboldes")

1

Diagnostik der Alkoholbelastung

Wenn wir uns Betroffenen aus alkoholbelasteten Familien diagnostisch zuwenden, begegnet uns eine Besonderheit: Betroffene befinden sich in durch massive Krisen bestimmten Situationen, die sie und andere Mitglieder ihres Familiensystems im Sinne einer Loyalität zum Angehörigen zu verbergen suchen (insbesondere Betroffene in der schleichenden oder dauerhaften tabuisierten Suchtbelastung). Nur ein sehr geringer Teil, nämlich 14,5 Prozent der Alkoholerkrankten (Rost 2005) nimmt während seines Lebens tatsächlich therapeutische Hilfe in Anspruch. Wir müssen also bei den von elterlichem Alkoholismus betroffenen Kindern davon ausgehen, dass sie in der überwiegenden Zahl nicht wahrgenommen werden; dass ihre Eltern, die ihren Alkoholismus nicht öffentlich machen wollen, erst recht nicht eine Belastung bei ihren Kindern annehmen oder behandeln lassen. Wie soll eine Belastung angenommen werden, wenn ihre Ursache und Quelle verleugnet wird? Dies stellt diagnostisch eine besondere Herausforderung dar.

1.1 Der heikle Tanz am Drahtseil des Tabus

„Erst das Wissen über ein Krankheitsbild ermöglicht die Entfaltung von Intuition und ‚feinfühligem' Umgang mit dem Patienten." (Schumacher/Calvet-Kruppa 2005, S. 288) Selbst bei Therapiewilligen kollidiert die Bereitschaft, Hilfen für ihre Kinder zu suchen, mit dem Wert, eine „gute Mutter", ein „guter Vater" zu sein – hinterlassene Spuren des Alkoholmissbrauchs werden von Eltern bei ihren Kindern oftmals übersehen, könnten sie doch im öffentlichen Blick leicht als Ausdruck elterlichen Versagens oder Fehlverhaltens gewertet werden.

„Die Fassade zu Hause war so perfekt! Meine Schwester und ich funktionierten hervorragend. So perfekt, dass meine Lehrer meine Eltern fragten, ob sie wohl das Rezept verraten könnten, wie man so tolle Kinder erzieht. Die Lehrer fanden halt auch toll, dass wir alles gemacht haben, was man uns auftrug, hilfsbereit waren und uns nie über irgendetwas beschwert hätten. Heute empfinde ich das in Anbetracht meiner täglichen inneren Not zu Hause als Hohn und Zynismus." (V62, Betroffene, 34 Jahre)

Erwachsene Betroffene, die über lange Zeit Krisen durch Alkoholismus ausgesetzt waren, versuchen die Folgen dieses Krisenerlebens, also „Symptome" im Sinne des Familientabus, rückwärtig zu bagatellisieren bis hin zum Verleugnen und Verdrängen. Dies erschwert diagnostische Arbeit enorm, gerät diese doch in ein Spannungsfeld zwischen beinah „kriminalistischem Aufdekken" einerseits und „annehmender Akzeptanz" des familiären Wertesystems andererseits, um Beziehung zu Betroffenen und ihren Angehörigen möglich werden zu lassen – ein heikler Tanz auf dem Drahtseil des Tabus.

1.2 Die Vielfalt der Anforderungen an Diagnostik Betroffener – Mehrperspektivische Betrachtungen

Eine Diagnostik, die sich Betroffenen nur über das gesprochene Wort und explizit erteilten „Aufträgen" nähert, zeigt sich nicht hinreichend. Diagnostik alkoholbelasteter Kinder und Erwachsener erfordert einen weitergehenden Blick: über abweichendes Verhalten, Störung oder „Funktionalität" hinaus. Die in dieser Arbeit entwickelte leiborientierte Diagnostik der Alkoholbelastung

- hält Beschreibungskriterien für das innere Erleben der Belastungsfolgen bereit,
- stellt das Subjekt und sein Erleben (im anthropologischen Sinne von Weizsäckers) in den Mittelpunkt der Betrachtung,
- bezieht sich nicht allein auf das gesprochene Wort, sondern auch auf Nonverbales,
- nimmt Resonanzen (hier insbesondere die Ebene der synchronen Resonanz) und Sharings der Therapeut/innen ernst und nutzt diese als diagnostisches Material für den therapeutischen Prozess,

- fokussiert nicht ausschließlich Betroffene, sondern ebenso das diese umgebende System (Familie, Schule etc.),
- achtet Selbst- und Fremdwahrnehmungen, findet Beschreibungen für Inneres und Äußeres, würdigt ausdrücklich vorliegende Diskrepanzen und Dissonanzen,
- arbeitet nur insoweit aufdeckend und benennend, wie es für Betroffene sinnstiftend und förderlich in ihrem individuellen Prozess erscheint,
- definiert zumutbare Wahrheitsfindung und diagnostische Erfassen als einen prozessualen und interaktiven Vorgang,
- würdigt Resilienzen, Copingstrategien und Ressourcen Betroffener.

Um diesen Erfordernissen gerecht zu werden, wird m. E. ein mehrperspektivischer Ansatz vonnöten, wie er von anderen bereits beschritten wurde (Schumacher 1999/2004; Frohne-Hagemann/Pleß-Adamscyk 2005; Baer 2007): leibphänomenologische, entwicklungspsychologische, systemische und neurowissenschaftliche Ansätze im Konzert. Wie auch die von den Musiktherapeut/innen Schumacher/Calvet-Kruppa entwickelte Operationalisierte Psychodynamische Diagnostik (OPD) zur Einschätzung von Beziehungsqualitäten, ergänzt und erweitert der vorliegende Ansatz eine phänomenologisch-deskriptive Sichtweise (Schumacher 1999/2004; Frohne-Hagemann/Pleß-Adamczyk 2005).

1.3 Leibtherapeutische Diagnostik der Alkoholbelastung

Der in dieser Arbeit verwendete leiborientierte Ansatz wurzelt auf einer humanistisch ausgerichteten Psychologie und der Gestalttherapie. Gerade in diesen Richtungen hat man sich lange mit einer expliziten Diagnostik schwer getan. Im Sinne einer wertschätzenden Haltung gegenüber Klient/innen wurde oftmals eine Diagnostik, in die Nähe zur bloßen Etikettierung gerückt, abgelehnt. „Etiketten sind für Flaschen, nicht für Menschen." (Stevens nach Siegel 2007, S. 35.) Auch in den Werken Perls und den Anfängen gestalttherapeutischer Darstellung sucht man das Wort „Diagnose" vergeblich. „Einsicht", wie sie im Wortsinn des griechischen „diagnosis" enthalten ist, scheint aber gerade bei Betroffenen vonnöten, da Therapeut/innen ansonsten drohen, von den im Tabu gefangenen Kindern und Eltern in ein Meer der Verwirrung entführt zu werden. Es gilt, den klaren Blick für das, was tatsächlich ist und nicht das, was im Sinne der familiären Tabuisierung sein soll, zu behalten. In der leiborientierten Musiktherapie wird ein dialogisch-prozessuales Diagnosemodell favorisiert, in dem die Bandbreite klientenzentrierter Innenansicht, resonanzgebundener prozessualer Erkenntnis und phänomenologischer Beschreibung fokussiert wird: „Am Herzen liegt uns eine Diagnostik, die auf Einsicht gründet und sich radikal-phänomenologisch, prozessual und interaktiv versteht.“ (Baer/Frick-Baer 2004, S. 352) Phänomenologische Diagnostik fokussiert somit wahrnehmbare Phänomene und bleibt möglichst bei der Beschreibung ihrer Merkmale. Die Beziehungsebene wird ausdrücklich einbezogen, Gegenübertragungen von Therapeut/innen im Sinne von Resonanzqualitäten angesehen. „Die Chance, mit Hilfe der eigenen Gegenübertragungsreaktionen zu diagnostischen Aussagen über die Psychodynamik und Ätiologie der Störungen des Klienten zu kommen, schließt eine Lücke zwischen den phänomenologischen und den klassifikatorisch-kategorialen diagnostischen Klassifikationssystemen.“ (Frohne-Hagemann/Pleß-Adamczyk 2005, S. 27) Zudem wird durch diese Arbeit eine bislang bestehende Lücke im ICD 10, dem internationalen Klassifizierungssystem psychischer Erkrankungen, deutlich. Die musiktherapeutische Evaluierung über den EBQ, der Einschätzung von Beziehungsqualitäten als Beziehungsdiagnostik der Kontaktmodi (Schumacher 1999 und 2001) erfolgt im leibtherapeutischen Sinne durch die Beschreibung von Resonanzverläufen und ihren Qualitäten anhand Baer/Frick-Baers Tridentitätsmodell. Die fünf Achsen der Operationalisierten Psychodynamischen Diagnostik (OPD) werden auf die Zielgruppe Betroffener zugeschnitten berücksichtigt. Krankheitserleben (OPD-Achse I) wird hier als Belastungserleben aufgefasst (Frohne-Hagemann/Pleß-Adamczyk 2005). Die Strukturebene (OPD-Achse IV) wird fokussiert in der Anwendung Baer/Frick-Baers Modell der Bedeutungsräume (Baer/Frick-Baer 2004).

Betroffene wurden bislang, wenn sie überhaupt in den Fokus der Aufmerksamkeit rückten, wahrgenommen, indem man von außen betrachtete, ob ihr Verhalten Abweichungen von der Norm aufwies, in denen sich Auswirkungen der Alkoholbelastung zu zeigen schien. Aspekte einer erfolgreichen oder weniger gelungenen Lebensbewältigung wurden ebenso untersucht wie spezifische Rollen- und Interaktionsmuster in betroffenen Familien, später auch eine Ressourcen-orientierte Sicht verfolgt, die Resilienzen aufzeigte (Rennert 1990; Wolin/Wolin 1996; Zobel/Klein 2001). Kriterien zur Diagnostik der Alkoholbelastung liegen bislang nicht vor. Wie es im Inneren von Betroffenen aussieht, war kaum Gegenstand des Forschungsinteresses, wurden doch primär innerfamiliäre Kommunikationsstrukturen und Rollenmodelle beschrieben. Die mit der Alkoholbelastung verbundene Tabuisierung führt aber gerade dazu, dass Betroffene ihr inneres Erleben vor dem Außen verbergen sollen und wollen, was wiederum Folgen hat, wie die Außenwelt auf Betroffene zugeht und auf Inneres einwirkt. Eine am Außen orientierte Diagnostik greift hierbei zu kurz „Innen- und Außenansicht fallen räumlich zusammen und bleiben doch voneinander verschieden. Der subjektive Leib ist eingebettet in den Raum des lebendigen Organismus, ohne mit ihm identisch zu sein." (Fuchs 2007, S. 101) Erleben von Betroffenen, ihr Denken und Fühlen, vollzieht sich in einem für das Auge des Betrachters kaum wahrnehmbaren inneren Prozess, der mit dem Außen korrespondieren kann oder auch nicht. Erleben ist somit ein Akt höchster leiblicher Subjektivität, ein Aspekt, der erst durch die Arbeiten von Weizsäckers in die Medizin eingeführt wurde. „Was immer wir auch explizit planen oder bewusst tun – wir leben aus einem unbewussten, leiblichen Grund heraus, den wir nie ganz vor uns selbst zu bringen vermögen. Und dieser Grund geht ein in alles Wahrnehmen, Denken, Tun, insofern es eines Mediums bedarf, durch das es sich vollzieht, und das selbst transparent beleibt. Dieses Medium ist der Leib." (Fuchs 2007, S. 97)

In dieser Arbeit wird eine diagnostische Annäherung an inneres Erleben versucht, indem das Belastungserleben und seine Folgen anhand von leiborientierten Aspekten beschrieben wird, wie sie schon in der kreativtherapeutischen Arbeit mit Demenzerkrankten (Baer 2007) und Menschen mit Essstörungen erprobt (Baer/Costagliola/Frick-Baer 2007) und auf die Arbeit mit Kindern und Jugendlichen, hier vor allem mit ADS/ADHS, übertragen wurde (Baer/Barnowski-Geiser 2005a und b; 2009).

1.4 Das Erkennen der Alkoholbelastung

Die Diagnostik der Alkoholbelastung beginnt mit ihrem Erkennen. In der Diagnostik Betroffener begegnen uns vor allem zwei Gruppen:

- Betroffene, deren Alkoholbelastung bekannt ist.
- Betroffene, deren Alkoholbelastung tabuisiert und nicht öffentlich ist.

Es gilt, Beschreibungsparameter zu finden, die auf beide Gruppen anwendbar sind. Die hier angewendete leiborientierte Diagnostik der Alkoholbelastung stützt sich auf folgende Aspekte:

Ist-Zustand
Beschreibung von Phänomenen und Mustern sowie leibtherapeutischen Feldern des Erlebens: Erregungskonturen, Affektive Leibregungen, konstitutive Leibbewegungen, Orientierungs- und Richtungserleben, Bedeutungsräume, Körpererleben, psychische Störungen und Musikerleben.

Biografisches Material, Entwicklungsstand (insbes. bei Kindern), Phase der Alkoholbelastung
Erfassen zentraler „Life-events" (Umzug, Tod nahe stehender Angehöriger, frühkindliche Belastung, Probleme bei der Geburt etc.) medizinische Diagnosen, schulische Probleme und Auffälligkeiten, altersbedingt anstehende Entwicklungsaufgaben, diagnostizierte Entwicklungsverzögerungen, erfolgte Therapien und Maßnahmen, Konfliktthematiken der Bereiche Familie, Gleichaltrige, Kindergarten/Schule, Besitz, Spiel, Krankheit, kulturelle Aspekte (Bauers et Al. nach Frohne-Hagemann/Pleß-Adamczyk 2004).

System und Bindungsmuster
Familiäres Lebensmodell (etwa nach Scheidung etc.), Erfassen der Mehrgenerationenperspektive, familiäre Interaktionsmuster, familiäre Bereitschaft zur Kooperation, Resonanzen im Familiensystem, Bindungsmuster (nach Bowlby 2008), Entwicklungsaufgaben nach dem Konzept der Tridentität (etwa „das Kind wirkt emotional unterernährt, zeigt einen generellen Spiegelungsmangel" etc.).

Selbstzuschreibungen und Fremdwahrnehmungen
Selbstbeschreibungen Betroffener, Selbstbeschreibungen des Systems, Wahrnehmungen von außen (Lehrer/innen, Erzieher/innen etc.), Resonanzen und Wahrnehmungen der Therapeut/innen, Divergenzen.

Ressourcen (Copingstrategien und Helfer)
Aktiv Hilfreiches, Rettendes (Kreativität, Hobby aktuell ausgeübt in Vereinen etc.), passiv Hilfreiches, Verschüttetes (Hobbies in der Jugend etc.), soziales Netz (Bestandsaufnahmc und Entwicklungspotential).

Sichtbare und/oder angenommene Belastungsfaktoren
Phase der Alkoholbelastung/Anzeichen von Krisenerleben. Weitere Belastungsfaktoren, auch außerhalb der Familie.

1.4.1 Diagnostik Betroffener als Kryptoanalyse

„Wie es innen aussieht, geht niemanden etwas an!“ – Wenn alkoholbelastete Familien diesen Aphorismus als ihren Leit(d)-spruch gewählt haben, stellt Diagnostik der Alkoholbelastung ein schwieriges Unterfangen dar. Diagnostik des Innen ist nur prozessual, allmählich, wenn überhaupt möglich. Das Geheime, die Tabuisierung und ihre Auswirkungen auf das Erleben Betroffener, nimmt eine zentrale Stellung ein. Wenn wir dieses Erleben Betroffener in seiner Komplexität abbilden wollen, muss es somit in der diagnostischen Erfassung einen Platz haben. Dabei ist nicht gemeint, tabuisiertes nach außen zu zerren, sondern Auswirkungen der Belastung, die für Betroffene nicht beschreib- und benennbar sind, diagnostisch zu erfassen. Dies gleicht einer Kryptoanalyse, aufgefasst als Lehre der Entschlüsselung von geheimen Botschaften. Somit befasst sich kryptoanalytisch verstandene Diagnostik Betroffener ausdrücklich mit dem Geheimem, seinen leiblichen Auswirkungen und seiner Entschlüsselung. In der Musiktherapie gilt es, Bedingungen zu schaffen und Methoden anzubieten, unter denen sich das Leiden an der Alkoholbelastung zeigen darf oder/und hörbar werden kann. Musiktherapeut/innen haben somit die Chance, wie es im Titel dieser Arbeit benannt wird, zu hören, was niemand sieht.

1.4.2 Ein Denkmodell: Betroffene in der Belastungs-Trutzburg

Wenn wir uns Betroffenen diagnostisch nähern, so ist dies, insbesondere in der Arbeit mit Kindern und Jugendlichen, kaum angemessen möglich, ohne ihre Familie und die familiäre Alkoholbelastung mit im Blick zu haben. Ich wähle zur Beschreibung derart belasteter Familien das Modell der Belastungs-Trutzburg. Wie jedes Modell ist auch dieses extrem vereinfachend und nur ein reduziertes Abbild der Wirklichkeit. Die Einengung mag jedoch Wesentliches plastischer erscheinen lassen. Schauen wir also die Burg genauer an: Eine Burg ist ein meist aus dem Mittelalter herrührender abgesonderter und befestigter Wohnsitz eines Grundherrn. Eine vollständige Burg hatte hinter einem Graben eine äußere Ringmauer. Eine Zugbrücke führte über den Graben zum Burgtor, das wiederum durch ein Fallgitter verschlossen wurde. Die umgebende Burgmauer war mit Zinnen versehen, durch die man werfen oder schießen konnte. Hinter diesen Zinnen erst kam ein Gang und ein neuerliches Tor, das dann in einen Zwinger führte, durch den man das Innere mit Vorburg, Stallungen und Nebengebäuden betreten konnte. Erst ein drittes Tor führte in den inneren Burghof (Balium) und den Palas, das herrschaftliche Wohnhaus. Eine Burg stellte ein Bollwerk an Sicherheit dar; eine Festung gegen das Außen und eine von der Außenwelt abgegrenzte Innenwelt – das Außen beobachtend; auf Angriffe wartend. Wir mögen uns vorstellen, dass Betroffene und ihre Familien Geheimnisse, hier speziell die Alkoholerkrankung, die sie tabuisieren, im Inneren der Burg, vielleicht in einem besonders gesicherten Turm im hintersten Teil der Burg, verschlossen halten. Auch im Mittelalter richtete sich das Wohnen in der Burg nach einem gestaffelten Verteidigungssystem. Der Wohnturm war mit neuerlichen Gräben umzogen, hatte einen hoch liegenden Eingang und wurde ständig bewacht.

Die Bewohner gehen wahrscheinlich unterschiedlich mit dem Wissen um den Turm des Geheimen um: Einige mögen seine Existenz verdrängen, die anderen tun ihn als einen unwichtigen und bedeutungslosen Ort ab; sie bagatellisieren, während wieder andere rund um die Uhr damit beschäftigt sind, was sich im Turm des Geheimen gerade abspielen mag. Sie mögen ständig beäugen, ob sich jemand dem Turm nähert; kontrollieren, wer hinein und hinaus geht. Welchen Weg des Umgangs mit dem Geheimen die Burgbewohner auch wählen mögen: Gemeinsam ist allen, dass sie in ihrem Handeln, Denken und Fühlen, ja in ihrem Erleben von der Existenz des zu hortenden Geheimen maßgeblich bestimmt sind. Dies hat Folgen für den Kontakt zur Außenwelt; den sozialen Raum, wie wir ihn heute nennen. Folglich wird nur ausgesuchten Menschen Zutritt in das Burginnere gewährt, die das Versteck nicht verraten werden. Vielleicht werden unterschiedliche Maßnahmen überlegt, wie der Turm des Geheimen zu sichern ist; etwa einen Wall um ihn herum zu errichten, Wassergräben um die gesamte Burg herum. Man wird sehr genau beobachten und kontrollieren, wer das Burginnere betritt. Personen, die nach dem Turm des Geheimen fragen oder sich ansonsten verdächtig machen, Kontakt zu ihm zu suchen, vielleicht sogar unwissend in seine Nähe geraten, müssen gemieden werden. Burgbewohner liegen folglich förmlich auf der Lauer, sind im Dauereinsatz der Bewachung. Vielleicht sind in der Folge Außenkontakte überhaupt unerwünscht, ziehen sie doch verstärkt erforderliche Wachsamkeit nach sich. Erwachsene Betroffene berichten von zahlreichen einsamen Stunden ihrer Kindheit, weil Besucher zuhause nicht erwünscht waren. Kinder in alkoholbelasteten Familien sind oftmals angehalten, nur „ungefährliches" nach außen zu präsentieren, damit das Tabu aufrechterhalten werden kann. Dies muss nicht einmal explizit von Eltern ausgesprochen werden, Kinder erspüren derlei Verbote intuitiv. Geht auf der anderen Seite jemand mit der Information über das Innenleben der Burg nach außen, wird es für die Burgbewohner wichtig, den Weg zum Burginneren zu verschließen – also den Ausreißer nicht mehr in das Innere der Familie zurück zu lassen, damit nicht noch mehr nach außen dringt – oder künftig diesen „Verräter" von allen Informationen über den Turm des Geheimen auszuschließen, das Versteck vor ihm zu verstecken – eine manchmal als „verrückt-machend" erlebte Situation für Betroffene. Wenn sie mit ihrer Not der Alkoholbelastung nach außen gehen, drohen sie zu Verrätern des Systems zu werden, drohen sie Bindungen, Liebe und Zugehörigkeit zu verlieren – sie zahlen, wenn sie wahrnehmen, was im Inneren vor sich geht und dies ans Licht bringen, so oftmals einen hohen Preis. Wenn Therapeut/innen sich der Burg nähern, werden sie familiären Schutzwällen und Wassergräben begegnen und immer wieder neu, Schlüssel finden müssen – nicht selten wird man die Zugbrücke ganz schnell vor ihnen hochziehen: Therapeut/innen stehen erneut vor verschlossenen Gemäuern. Es erscheint wesentlich, das Modell der Belastungs-Trutzburg ausdrücklich als familiäre Copingstrategie aufzufassen: Es ist davon auszugehen, dass das familiäre System und der Alkoholiker zunächst einen Gewinn aus ihrer Burgbewohnerschaft ziehen; spüren sie doch vielleicht Zugehörigkeit, Unterstützung, Schutz und Sicherheit. Der öffentliche Blick, der vielleicht Schämenswertes zutage tragen ließe, wird verstellt. Kinder sind in besonderem Maße durch diese familiäre Copingstrategie belastet. Um im Bild zu bleiben: Die Burg stellt einen zentralen Teil der Identitätsbildung Betroffener dar. Werden Kinder aus dieser Burg vertrieben oder bemerken, dass es sich nicht „gut dort wohnt" so wird eine Grundsäule ihrer Entwicklung ins Wanken gebracht – ihre Familie (Petzold 2003; Perls 1995). Je stärker in der Diagnostik der Blick auf die Familie gerichtet wird, „ent-deckt"; je mehr Verstörung der familiären Bindungen stattfindet, um so mehr stellt dies einen Eingriff in die Grundmauern kindlicher und jugendlicher Identitätsbildung dar. Diese diagnostische Arbeit beinhaltet hohes Veränderungspotential, setzt jedoch ein hohes Maß an Achtsamkeit auf Seiten der Therapeut/innen voraus, ein hohes Maß an Vertrauen und Bindung auf anderen Ebenen (Therapeutin, andere Familienmitglieder usw.). Wenn Familien sich nach außen verteidigen und abgrenzen müssen, ist das ihr gutes Recht. Wenn allerdings Kinder und erwachsene Kinder an den Folgen dieses Versteckens leiden, Schaden an Leib und Seele nehmen, müssen Therapeut/innen Wege in das Burginnere oder aus der Burg heraus finden. Dies muss in der diagnostischen Arbeit berücksichtigt werden. Dem inneren Erleben Ausgänge zu ermöglichen und damit Einblicke in das Innere zu erhalten, stellt eine diagnostische Kunst dar.

1.4.2.1 Der Belastungstrutzschild und der Turm des Geheimen

Wenn wir diagnostisch arbeiten, nehmen wir den einzelnen Betroffenen in den Blick. Ein Burgbewohner und Geheimnisträger, der sich jahrelang hinter dicken Mauern aufhält, dort vielleicht sogar schon geboren wurde, wird Burgbewohner mit Haut und Haar, mit Leib und Seele. Es wird schwer möglich sein, dass jemand im Außen sein Burgbewohnersein vollständig abstreift. Was passiert, wenn Betroffene das Burggemäuer verlassen: Es wird eine, vielleicht nicht immer ausgesprochene Regel sein, dass der Turm des Geheimen und all das, was hinter dem Burggemäuer liegt, nicht in die Außenwelt dringen darf. Betroffene müssen sich, um nicht zu verraten, förmlich einen Panzer verschaffen. Wird diese Panzerung früh genug entdeckt, kann sie wahlweise auch abfallen, gleicht sie einem Trutzschild, der vorgehalten und weggenommen werden kann, den ich als Belastungstrutzschild bezeichnen möchte. Diesen

Trutzschild tragen Betroffene vor sich her, um nicht Verrat zu begehen, und zugleich verdecken sie damit ihr eigenes Leid vor dem öffentlichen Auge. Die Diagnostik Betroffener mag sich somit oftmals zunächst an einem Trutzschild orientieren, dass nicht einmal bewusst oder benennbar ist. Auf dem Trutzschild werden Betroffene andere Inhalte und Themen präsentieren als das, was sie innerlich bewegt. Oftmals ist das Leiden anfänglich ausschließlich durch die Resonanz der Therapeut/in zu entdecken und will entsprechend achtsam behandelt sein.

1.4.2.2 Anwendung des Trutzmodells – zum Beispiel Nicole

Nicole, 13 Jahre alt, wird von ihren Lehrer/innen zur Therapie empfohlen, da sie permanent ihre Schulsachen vergesse, unzuverlässig in allen schulischen Belangen sei und unterhalb ihres eigentlichen Leistungsniveaus bleibe. Die Eltern zeigten sich „äußerst kooperativ". Wenn man zu Hause mitteile, dass Dinge fehlten, würden die Eltern „entsprechend Druck machen". Neuerdings sei Nicole auch in permanenten Dauerkonflikten mit Freundinnen verwickelt und nutze dies, um sich weinerlich in den Mittelpunkt zu rücken. Eine Zuspitzung habe es in der letzten Woche gegeben, als Nicole in der Pause ihren Freundinnen angedroht habe, sich umzubringen, und dies durch Ritzen in den Unterarm zu bekräftigen suchte. Die Lehrer zeigen sich verunsichert, vermuten jedoch, dass dies letztlich ein Mittel gewesen sei, Aufmerksamkeit auf sich zu ziehen und von Leistungsverweigerung abzulenken. Nicole sitzt zu Beginn des Gespräches sehr bleich da.

„Ich bin richtig schlimm, ich erledige nicht die Sachen, die ich tun müsste. Mama und Papa haben ganz viel Ärger mit mir."

Als ich ihr „Ritzen" thematisiere, weint sie und sagt: „Das kommt so über mich, ohne dass ich was dagegen tun kann. Sie sehen ja, ich mache alles falsch." Auf die Frage, was dem Ritzen vorausgehe, sagt sie, dass sie sich in diesem Moment durch einen Streit von ihrer Freundin verlassen fühlte. Während des gesamten Erstgesprächs verspüre ich in meiner Resonanz eine Übelkeit, Ungesagtes und Schwindel, die Aufforderung, nicht zu schauen und zu sehen. Als ich dies als Sharing äußere, guckt sie sehr offen und überrascht: „Ja, es gibt Geheimnisse und über die werde ich nie sprechen! Das habe ich meiner Mutter versprochen. Meine Mutter ist meine beste Freundin." Im darauf folgenden Gespräch mit Eltern, Lehrerin und Nicole schildern die Lehrer das „Schulversagen". Die Eltern bestätigen den häuslichen Unwillen und Nicoles Faulheit, sie mache „Zickenterror", obwohl bestens für sie gesorgt sei. Trotz der Trennung der Eltern (dies hatten sie bislang den Lehrern gegenüber nicht erwähnt) sei der Kontakt bestens, sie könne beide Eltern sehen, wann immer sie wolle.

Nicole bestätigt aufgeregt die Richtigkeit der Aussagen der Eltern. „Alle sind so lieb zu mir, nur ich mache alles kaputt!", sagt sie. In meiner Resonanz verspüre ich erneut starke Übelkeit bis zum Ekel –- ich bemerke, ich glaube kein Wort des Gesagten.

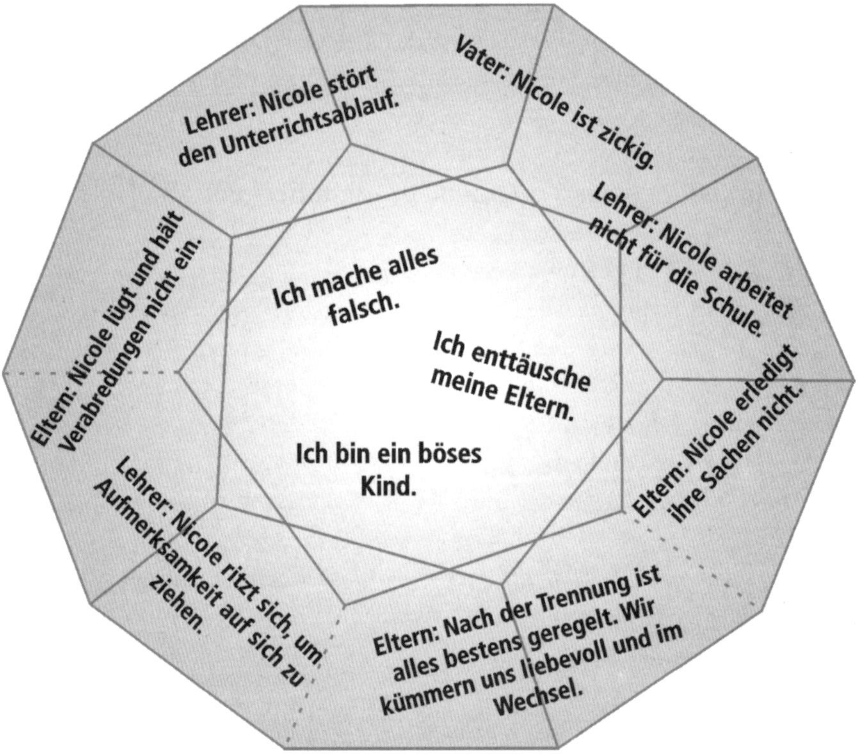

Abbildung 6: Nicoles Belastungs-Trutzschild

Schauen wir, was im Turm des Geheimen verborgen ist, wie es sich im Verlaufe der nächsten 23-monatigen Therapie zeigt:

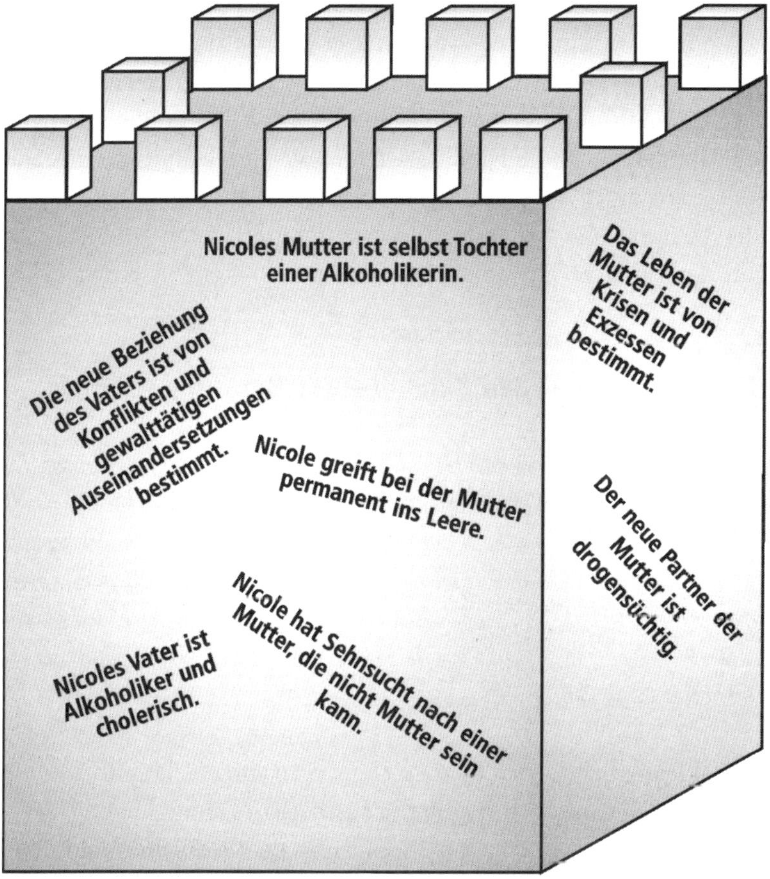

Abbildung 7: Turm des Geheimen

Hier zog sich das Aufdecken des Tabus über einen langen Zeitraum, in dem Nicole immer wieder zwischen Selbstvorwürfen und erstarrtem Schweigen über das Erlebte hin- und herschwankte. Nicoles Belastungs-Trutzschild ermöglicht ihr Zugehörigkeit, die sie so dringend ersehnt – sie schützt die Tabus ihrer Eltern in tiefer Liebe. Nicole zahlt einen hohen Preis: Ihr Ritzen bohrt gleichsam ein Loch in den Schild, der das Dahinterliegende, den Turm des Geheimen, erahnen lässt. Die neben und unter den formulierten Problemen und Aufträgen liegenden Themen mussten durch die Resonanz der Therapeutin erst ins „Spiel“ gebracht werden. Dabei stand nicht im Vordergrund, das Tabu der Alkoholbelastung aufzudecken, sondern Nicoles großes Leiden an den Folgen der familiären Belastungen zu lindern. Das Leiden an etwas Unbestimmtem, nicht Greifbaren, löste auch in der Resonanz der Therapeutin zunehmend Druckgefühle aus und den Wunsch, Nicole vor unguten Dingen zu bewahren. Befindet sich die Familie, wie hier die Familie Nicoles, im Stadium der Tabuisierung, droht mit zunehmender diagnostischer Erfassung der Abbruch der Therapie. Als später der Alkoholismus des Vaters offen Thema wird, möchte der Vater die Therapie seiner Tochter unter einem Vorwand abbrechen.

1.4.3 Morsezeichen aus dem Nichts – Wie Betroffene Signale senden

„Ich war über Jahre hindurch in meiner Jugend nur damit beschäftigt, zu verbergen. Ich habe Besuche von Freunden bei uns zu Hause unter allen möglichen Vorwänden abgesagt, damit sie nichts merkten. Und doch hatte ich eine riesige Sehnsucht, dass endlich jemand merkt, was bei uns zu Hause los war. Als mein erster Freund offen aussprach, dass er glaube, dass mein Vater Alkoholiker sei, habe ich das entrüstet von mir gewiesen und die Beziehung zu diesem Jungen sofort beendet. Die Schweigepflicht war sogar größer als die Liebe." (V63, Frau I., 44 Jahre)

Betroffene meldeten sich in der Regel nicht wegen ihrer Alkoholbelastung zur Therapie an oder wurden von anderen aus diesem Grund angemeldet – alle Klient/innen kamen wegen anderer Symptome und Probleme in die Therapie. Nur bei zwei betroffenen Kindern wurde in der Anmeldung die Belastung durch Alkoholismus der Eltern beiläufig erwähnt. In meiner Arbeit zeigten sich folgende Signale Betroffener, die im Verlaufe der Therapie gleichsam dechiffriert werden mussten.

Bei betroffenen Kindern und Jugendlichen:

- Jede Art von äußerlich sichtbarem Symptom (ADHS, Schulunlust, „spricht nicht" bis zum Mutismus), soziale Isolation.
- Starke Divergenz zwischen äußerlich an den Tag gelegtem Verhalten und gefühlter Resonanz.
- Verwahrlosung (verschlissene Kleidung, Unpünktlichkeit, übernächtigt) oder übermäßige Sauberkeit und Ordnung (Fassadentum).
- Gesundheitliche Probleme, häufiges Fehlen und Schulversäumnis.

- Hyperaktivität
- Ängste
- Dauerverwicklung in Konflikten ohne triftigen Anlass.
- Große Nervosität bei Fragen zu ihren Eltern, häuslicher Situation etc.
- Starke Beeinträchtigung des Wertungsverhaltens (fehlende Einschätzung zur eigenen Situation).
- Chaotische Planung, Taschen etc.
- Gefühllosigkeit oder/und Gefühlsausbrüche
- Leere
- Antriebslosigkeit
- Scheinbar unerklärliches Störverhalten.
- Elterliches Beschuldigungsverhalten an die Kinder, Sündenbocktum.
- Familiäre Isolation, Freunde dürfen den häuslichen Bereich nur selten betreten.
- Kurzfristige Terminabsagen mit fadenscheinigen Erklärungen, auch im Freundeskreis.
- Kontaktabbrüche nach Erzählungen oder Fragen zum häuslichen Umfeld.
- Zu Hause wird „ganz viel gefeiert".
- Frühzeitiger hoher Alkoholkonsum bei Kindern.
- Bagatellisierung und „heitere" Erzählungen über Alkoholmissbrauch.
- Ängste, auf kreative Art und Weise sicht- und hörbar zu werden.

Ein Teil dieser Anzeichen zeigte sich ebenfalls in vorausgehenden Überblicksarbeiten (Thomasius 2005).

<u>Bei betroffenen Erwachsenen:</u>

- Auftreten von Erinnerungslücken
- Schweigen und Vergessen, wenn es um ihre Kindheit geht
- Starke körperliche Symptome wie Zittern, Übelkeit bei Erinnerungen an die Kindheit
- Ausblenden der Herkunftsfamilie („Mit meiner Familie habe ich nichts zu tun, das ist so lange her!")

- Rigides Abschließen mit der eigenen Kindheit („Mein Vater ist für mich gestorben!“)
- Starke Sprünge und Brüche in Erzählungen
- Scheinbar unerklärliche Unruhe
- „Psychosomatische“ Leiden
- Kontaktabbruch bei Tabunähe
- Erstarren bei auftauchenden Affekten
- „Vergessen“ und Ausblenden massiver akuter Ereignisse
- Auffallende Härte mit sich selbst, Bagatellisierung von Verletzung und Entwürdigung

All diese Anzeichen können Hinweise auf eine vorliegende Alkoholbelastung sein und natürlich können diese Symptome ebenso bei anderen klinischen Störungsbildern auftreten – die leibtherapeutische Diagnostik wird durch die Synopse der Teilaspekte und die Resonanz der Therapeut/in komplettiert.

1.4.4 Resonanz- und Gegenübertragungsphänomene in der Diagnostik Betroffener

Wie auch in der tiefenpsychologisch und psychoanalytisch fundierten Psychotherapie wird in der leiborientierten Musiktherapie die Beziehung zwischen Klient/in und Therapeut/in als wesentlicher Heilfaktor angesehen. „Damit der Therapeut hier den therapeutischen Prozess nicht stört, indem er seine eigenen unerfüllten Bedürfnisse oder seine eigenen lebensgeschichtlichen Themen auf das Kind oder seine Familie projiziert, sollte er sich seine in der Therapiesituation entstandenen Gefühle (...) bewusst machen und bearbeiten.“ (Plahl/Koch-Temming 2005, S. 169) Übertragungen und Gegenübertragungen werden in der vorliegenden Diagnostik Betroffener nicht nur berücksichtigt, sondern explizit einbezogen. Kächele verweist auf die Aschenputtelrolle, die der Gegenübertragung in der psychoanalytischen Therapie lange Zeit zugewiesen wurde, um ihr neuerlich jedoch positive Seiten abzugewinnen (Thomä/Kächele 1996, S. 103). In Anlehnung an Cramer wird das gängige Übertragungsmodell um das Resonanz-und Tridentitätsmodell erweitert und vertieft (Cramer 1998). Gegenübertragungen, hier differenziert und fokussiert als Resonanz- und Tridentitätserleben der Therapeut/in, sind als diagnostisches Material im Sinne eines kryptoanalytischen Dechiffrierens zentral einzustufen. Verborgenes und Geheimes, also die synchrone Resonanzebene, ist oftmals in der Diagnostik Betroffener ausschließlich durch die Eigenresonanz der Therapeut/in zur Sprache zu bringen. „Wird die Gegenübertragung zur wesentlichen Wahrnehmungsfunktion erhoben, liegt die Gefahr nahe, ihr auch eine verlässliche Urteilskraft zuzuschreiben.“ (Thomä/Kächele, 1996, S. 111) Sich einstellende Resonanzen auf Therapeut/innenseite werden deshalb hier in Zusammenklang mit anderen zentralen diagnostischen Aspekten gestellt. Die immense Schwere der vorliegenden Thematik mit der oftmals auf Therapeut/innenseite einhergehenden Helferohnmacht, insbesondere in der Arbeit mit Kindern und Jugendlichen in der Phase chronifizierter und tabuisierter Belastung, lässt eine fortlaufende Supervision zur Klärung von Gegenübertragungsphänomenen schier unerlässlich erscheinen. Insbesondere die Ebene der Kooperation, der Konkurrenz und Feindschaft zu Eltern betroffener Kinder erfordert fortlaufende eine Innenschau der Therapeut/in. „Erst wenn der Musiktherapeut seine eigenen blinden Flecken in der Gestaltung von Beziehungen ausreichend in der Therapieausbildung, in der Selbsterfahrung, in der Supervision oder in der Intervision reflektiert und bearbeitet hat, kann er dem Kind als professioneller Therapeut begegnen.“ (Plahl/Koch-Temming, 2008, S. 169) Insbesondere die Auseinandersetzung mit eigenen Bindungsstilen und mustern muss als bedeutsam für die therapeutische Arbeit mit Menschen aus alkoholbelasteten Familien angesehen werden (Buchheim 2005). „Dass die Gegenübertragung der Übertragung vorausgeht, belegt nur die – allerdings nicht bei allen vorhandene – Fähigkeit eines Therapeuten, sein Unbewusstes als Telefonhörer zu verwenden. In der Tat, ein guter Therapeut hört das Gras wachsen: das des Patienten wohlgemerkt.“ (Kächele 2005, S. 422)

1.5 Co-Morbidität – potenzierte Mehrfachbelastung

Auch bei anderen im ICD 10 beschriebenen Störungen muss eine familiäre Belastung durch Alkohol in Betracht gezogen werden, was in der klassischen Diagnostik bislang keine Berücksichtigung findet. Es kann davon ausgegangen werden, dass sich die Alkoholbelastung in anderen durch den ICD 10 erfassten Diagnosen zeigte – hier liegt differenzialdiagnostisch eine Lücke vor.

In dieser Forschungsarbeit hatten auffallend viele betroffene Kinder und Jugendliche die Diagnose ADS/ADHS. Zugleich lag häufig Co-Morbidität vor; zeigten viele Betroffene Anzeichen posttraumatischer Belastungsstörungen und Anpassungsstörungen, zugleich eine auffallende Häufung von betroffenen Mädchen und Frauen mit Essstörungen, sowohl Anorexia nervosa als auch Bulimia nervosa. Hier ergibt sich weitreichender Forschungsbedarf.

1.6 Zwischen Co-Morbidität und Fehldiagnose – Differenzialdiagnostische Probleme am Beispiel des ADS/ADHS

Auffällig in dieser Forschungsarbeit war die Häufung von Betroffenen, die bereits andere Diagnosen erhalten hatten, hierbei vor allem ADS/ADHS, soziale Anpassungsstörungen, Ess-Störungen und „psychosomatische" Erkrankungen. Ob es sich hier um Co-Morbidität (Auftreten mehrerer psychischer Störungen) oder schlichtweg um nicht diagnostizierte Alkoholbelastung handelt, kann durch diese Untersuchung nicht hinreichend geklärt werden. Zumindest legen meine Beobachtungen den Schluss nahe, dass durch die bislang ausgebliebene internationale Klassifizierung der Alkoholbelastung durch den ICD 10 eine Lücke entsteht, die andere psychische Erkrankungen ins Spiel bringt. Der Begriff „ADS" steht als Abkürzung für Aufmerksamkeitsdefizitsyndrom, dessen Kern eine verringerte Fähigkeit zur Aufmerksamkeit sein soll; das „H" in ADHS steht für Hyperaktivität. Weder „ADS" noch „ADHS" können bislang durch gesicherte wissenschaftliche Verfahren festgestellt werden, sondern werden überwiegend nach Befragungen oder Tests diagnostiziert, deren Antworten und Auswertungen auf subjektiven Einschätzungen beruhen („unruhig – sehr unruhig", „stört den Unterricht selten – häufig" etc.). Teilweise wird „ADS/ADHS" als Ausschlussdiagnose postuliert, wenn andere psychische Erkrankungen wie posttraumatische Belastungsstörungen u.ä. nicht vorliegen. Die im ICD10 verwendeten Kriterien zeigen eine große Nähe zu dem, was auch in den Betrachtungen Betroffener aus belasteten Familien deutlich wurde. Sowohl die maximale Beunruhigung und die damit verbundenen Folgen und Bewältigungsstrategien lassen sich sowohl bei ADHS-Kindern als auch bei Betroffenen aufzeigen.

Bei aller Individualität zeigt sich häufig: (Baer/Barnowski-Geiser 2005b)

- Ungerichtetsein (Manche Kinder können kaum rechts und links unterscheiden, haben Mühe, an einem Ort einen Standpunkt zu beziehen, wirken überhaupt schlecht im Raum orientiert.)
- Diffusität (Viele Kinder beschreiben sich wie im „Nebel".)
- Durchlässigkeit
- Filterschwäche (Zumeist liegt kein Aufmerksamkeitsdefizit, sondern zu viel an Aufmerksamkeit vor. Den Kindern fällt es schwer, die Reize zu gewichten und zu differenzieren.)
- Hochsensibilität (hohe Empfindsamkeit, insbesondere für Stimmungen und Spannungszustände in der Umgebung.)
- Hohe Erregungskontur mit Verlust der Impulskontrolle
- Geringer Selbstwert, oftmals nach außen anders „zur Schau getragen"

Es kann vermutet werden, dass ein Bündel von Faktoren mit in den Blick genommen werden muss, wenn es um die Entstehung des mit AD(H)S verbundenen Verhaltens geht, und dass Alkoholbelastung dabei ein bislang nicht berücksichtigtes Phänomen darstellt (Barnowski-Geiser 2008). Leicht kann eine hirnorganische Erkrankung angenommen werden, wo familiäre Belastung Symptome erzeugt, die dem ADHS verwandt sind. Oftmals lenkt gerade die angeblich „hirnorganisch" erwiesene Störung auf passende Art und Weise vom Tabu ab und arbeitet so einer weiteren Tabuisierung und Chronifizierung der Alkoholbelastung zu. „Gegenwärtig bringt das neurobiologische Paradigma jedoch vor allem in der Psychiatrie die Tendenz mit sich, seelische Krankheiten als primäre Störungen neurophysiologischer Prozesse im Gehirn anzusehen und damit von den Wechselbeziehungen der Person in ihrer Umwelt zu isolieren." (Fuchs 2005, S. 258) Unter dieser Voraussetzung wird sich auch das therapeutische Handeln in erster Linie an monokausalen, „aufwärts" (bottom up) gerichteten Verfahren orientieren, also an pharmakologischen oder direkt stimulierenden Beeinflussungen der Gehirnfunktionen. Eingriffe in das innere Erleben sollen gar technisch möglich gemacht werden. Derart verstandene Diagnostik hat weit reichende Folgen für die therapeutische Arbeit mit Betroffenen. „Damit geht monolineares Ursachedenken in monokausales Handeln über." (Fuchs 2005, S. 258) In der vorliegenden Forschungsarbeit hatte die Hälfte der betroffenen Kinder die Diagnose ADHS, ein geringerer Teil ADS. Dies mag zum Teil darauf zurückzuführen sein, dass ADS/ADHS zu einem meiner Schwerpunktsarbeitsfelder gehört – auffallend war diese Häufung dennoch und sollte zu weitergehenden diesbezüglichen Forschungen anregen. Betroffene Erwachsene hatten zu einem deutlich geringeren Teil die Diagnose AD(H)S, einige Klient/innen vermuteten jedoch, diese Erkrankung zu haben. Sicherlich ist die seltenere Diagnosestellung gegenüber betroffenen Kindern auf die Tatsache zurückzuführen, dass die ADHS-Thematik erst im letzten Jahrzehnt besonders in den Fokus der Diagnostik rückte. Gerade so genannte ADHS-Kinder scheinen gefährdet, eine erhöhte Prävalenz zu entwickeln, stimulierende oder euphorisierende Effekte von Alkohol und Drogen zu bevorzugen. Eine Suche nach immer neuen Reizen und Intoleranz gegenüber Langeweile im Alter von 6 Jahren zeigte sich als sicherer Indikator für frühere und intensive Erfahrungen mit Alkohol, Tabak und illegalen Drogen im Jugendalter (Pinquart/Silbereisen 2005). Insgesamt sind Kinder und Erwachsene aus alkoholbelasteten Familien stark gefährdet, durch die fortgesetzte Belastung Symptome zu entwickeln, „die ohne Kenntnis des familiären Hintergrundes kaum erfolgreich behandelbar sind." (Klein 2005b, S. 70)

1.7 Verwandtschaft

Substanzstörungen sind weit verbreitet. Neben Alkoholabhängigkeit sind eine Vielzahl von anderen Süchten Gegenstand der Forschung. Vor allem Drogenabhängigkeit, Medikamentenabhängigkeit, Glücksspiel- und Computersucht sowie Essstörungen rücken in den Fokus. Hier ist eine große Nähe zur Belastung durch Alkoholkranke zu vermuten.

1.7.1 Kinder aus drogenbelasteten Familien

Kinder, die aus drogenbelasteten Familien stammen, haben eines mit alkoholbelasteten Kindern gemeinsam: Sie sind in ihrem Aufwachsen und ihrer Entwicklung maßgeblich durch die Anwesenheit, den Missbrauch und die damit einhergehenden Belastungen eines Suchtmittels bestimmt. Wie unterscheiden sich Polytoxikomane von „reinen" Alkoholikern? (Johach 2007)

- Drogenkonsumenten nutzen, anders als Alkoholiker, die gezielte Wirkung der Droge für den jeweiligen passenden Zustand, um ihr Innenleben nach Bedarf zu manipulieren.
- Im Gegensatz zum klassischen Alkoholiker, der gehemmt und eher depressiv scheint, ist unter Drogenabhängigen eine eher hedonistische Einstellung verbreitet. Das Leben soll Spaß machen und der Kick und die Abwechslung werden gesucht. Der typische Mehrfach-User wird als Augenblicksmensch beschrieben.
- Die meisten Drogenabhängigen haben in der Regel tiefer liegende Persönlichkeitsstörungen, besonders Narzissmus und Borderline-Symptomatik sind verbreitet. Auch AD(H)S und Hyperaktivitätsprobleme gehören häufig zur Vorgeschichte.
- Je mehr Drogen jemand genommen hat, umso unabhängiger glaubt er sich von der Abstinenz-Formel und jongliert in dem Sinne: Während Alkohol aggressiv macht und zu Straftaten führt, macht mich Kiffen nicht abhängig und ist völlig harmlos.
- Mit der Zunahme der Drogenabhängigkeit steigt auch die Anzahl der Patienten, die Erfahrungen mit der Justiz haben.

„Wenn Mama getrunken hat, kommt sie rein und man merkt ihr schon an, sie torkelt, hat aber die absolut gute Laune und das dauert dann auch Stunden, auch bis sie wieder ihren Rausch ausgeschlafen hat. Wenn sie Drogen nimmt, ist alles viel schneller und abrupter: Sie hat, ohne dass man ihr äußerlich wie beim Alkohol etwas anmerken könnte, plötzlich tierisch gute Laune, und genauso plötzlich kippt sie stimmungsmäßig total ab, ist richtig eklig und ätzend." (V64, Raffaela, 13 Jahre)

In dieser Arbeit ist die Anzahl polytox abhängiger Eltern, also v.a. Alkohol und Drogen konsumierend, soweit dies mir bekannt wurde, gering. Die Belastung für die Betroffenen schien hier leicht zu divergieren. Ein Zusammenleben mit diesen Eltern war nicht mehr möglich, eine Versorgung der Kinder durch die Eltern nicht mehr gegeben. Die oftmals mit der Sucht einhergehende Kriminalität der Eltern führte dazu, dass das Familiensystem das Tabu eher aufdeckte und benannte, sich von den Süchtigen zugleich distanzierend. Für die betroffenen Kinder stellte die mit der Drogensucht einhergehende Kriminalität (Gefängnisaufenthalte etc.) wie auch der soziale Abstieg (öffentliches Betteln etc.) und die familiäre Ausgrenzung des Süchtigen eine sehr starke Belastung für das Selbstwertgefühl dar – Kinder drogensüchtiger Eltern beschrieben das Öffentlichwerden als besonders beschämend, die einhergehende Armut als neuerliche Bürde. Derart Betroffene scheinen besonders gefährdet, sozial und gesellschaftlich an den Rand zu rücken.

1.7.2 Kinder psychisch kranker Eltern

Durch die vorliegende Arbeit konnte kein Beitrag zu besagtem Themenfeld geleistet werden. Es wurde nicht deutlich und gesichert, dass Eltern im Sinne einer Co-Morbidität auch an psychischen Erkrankungen litten. Es ergaben sich lediglich Verdachtsmomente, dass Eltern Alkohol ebenso wie Medikament gegen psychische Belastungen einsetzten – dies blieb in dieser Arbeit jedoch spekulativ und erfordert weitergehende Forschungen.

„Meine Mutter trank Alkohol. Wenn es ihr davon schlecht ging, nahm sie Tabletten, um dann wieder zu trinken. Das war ihre Depression. Ich denke, schuld daran war ihre Abhängigkeit von ihrer Familie, sie hat bei jedem Problem mit ihrer Mutter oder Schwester telefoniert, obwohl die sie nur fertig gemacht haben. Das hat sie sich mit allen Mitteln weggemacht!“ (V65, Betroffene, 18 Jahre)

„Es kann als gesichert angenommen werden, dass das kindliche Störungsrisiko, so zeigt die Mehrzahl der Studien, bei psychischen Auffälligkeiten der Eltern um den Faktor 2 bis 3 gegenüber einer Vergleichsgruppe erhöht ist.(...)Die Auffälligkeiten der Kinder betrafen vor allem die sozial-emotionale und in einem geringeren Maße auch die kognitive Entwicklung. Im Vordergrund stehen zum einen depressive Störungen und zum anderen aggressive, dissoziale und hyperkinetische Verhaltensstörungen.“ (Lenz 2005, S. 13) Die Belastungen derartig betroffener Kinder erfordern eingehende Forschungen, da die Folgen der familiären Belastung durch psychisch kranke Eltern, ähnlich dem Alkoholismus, als sehr hoch eingestuft werden müssen – die Tabuisierung zeigte sich potenziert. Auf die Nähe zwischen Alkoholismus und psychischer Störung, v.a. Depression und Borderlineerkrankungen, wird aktuell vermehrt verwiesen (Sachse/Schlebusch/Leisch 2002).

1.7.3 Alkoholbelastung durch andere Familienmitglieder

Alkoholbelastung in Familien kann sehr unterschiedliche Gesichter haben: so, wie es eine Vielzahl trinkender Eltern gibt, gibt es aber auch Menschen, die unter trinkenden Geschwistern leiden. Wenig untersucht sind bislang die Folgen transgenerationaler Verstrickung, sprich die Belastung trinkender Eltern, deren Auswirkungen auf das Erleben von Generation zu Generation weitergegeben wird und massive Folgen für dass Erleben der Enkelgeneration zu haben scheint.

1.7.3.1 Belastung durch trinkende Geschwister

„... vielleicht stirbt er nachts da draußen." (Vignette V66)

Die 14-jährige Nele wird von ihren Lehrern zur Beratung geschickt, da sie wiederholt und scheinbar grundlos in Weinkrämpfe ausbreche. Im Verlaufe der Beratung erzählt sie: „Im Winter wird das Weinen mehr, dann habe ich Angst, dass mein Bruder da draußen erfriert, wenn er getrunken hat. Er darf nicht mehr bei uns zu Hause rein, ich verstehe ja, dass meine Eltern das so machen, weil die so enttäuscht von ihm sind. Er ist ja auch schon 23, aber ich halte das nicht aus. Er hat kein Geld, vielleicht stirbt er nachts da draußen. Ich soll darüber nicht erzählen und ich soll mich auch nicht mehr von meinem Bruder ansprechen lassen unterwegs. Das macht mich fertig." (V66, Betroffene, 14 Jahre)

Wenn Kinder zu Alkoholikern werden, ist das für Familien ein großes Problem. Nicht nur Eltern geraten an ihre Grenzen – auch ihre Geschwister. Immer wieder begegneten mir in der Arbeit mit Betroffenen Menschen, die Geschwister von Alkoholikern waren. Auch hier zeigte sich die Belastung immens. Eltern trennen sich etwa von süchtigen Kindern, indem sie sie aus ihrem Haus verweisen und ihnen weitere Unterstützung verweigern – die zurückgebliebenen Geschwister fühlen sich wie Nele hilflos und schuldig, sorgen sich um die Existenz und das Überleben des ihnen weiterhin nahe stehenden Geschwisterkindes. Andere Betroffene, die über Jahrzehnte mit süchtigen Geschwistern zusammenlebten, zeigten vermehrt Hassgefühle gegen ihre Eltern, die die geschwisterliche Sucht nicht unterbinden konnten – empfanden sich selbst als „zu kurz gekommen" neben den die gesamte Energie und Aufmerksamkeit der Eltern bindenden süchtigen Kindern. Diese Gruppe war aufgrund der geringen Anzahl Betroffener in dieser Untersuchung nicht Gegenstand differenzierter Auswertung. Es ist zu vermuten, dass diese Belastung noch mehr am Rande der allgemeinen Betrachtung liegt. Hier liegt weiterer Forschungsbedarf vor. Besonders erwachsene Geschwister von Alkoholikern liegen kaum im Blickfeld der Forschung, doch zeigen sich auch sie häufig belastet, ohne zunächst um diese Belastung zu wissen.

Frau Z. ist 32 Jahre alt. Sie kommt zur Beratung wegen schulischer Probleme ihrer Tochter. Im Verlaufe des Gespräches erzählt sie: „Ich bin depressiv, war deshalb nun ein paar Wochen in der Klinik. Das Schlimmste ist: Ich habe gar keinen Grund, depressiv zu sein – und trotzdem will ich morgens nicht aufstehen." Auf meine Frage hin, was passieren müsse, damit sie wieder gern aufstehe, schaut sie mich klar an: „Dann hätten meine Schwestern aufgehört zu trinken, ich müsste mich nicht mehr schämen, sie in der Stadt torkelnd zu treffen und vor allem müsste ich mich nicht mehr damit beschäftigen, ob ich meine Schwester wegen Kindesvernachlässigung anzeige. Sie weint: „Manchmal haben meine kleinen Nichten nichts zu essen, sie sind schon ganz abgemagert. Das macht mich fix und fertig!" (V67, Betroffene, 32 Jahre)

1.7.3.2 Auswirkungen der Belastung durch trinkende Großeltern:

„Bei meiner Mama hat das angefangen mit dem Trinken, als mein Opa meine Oma verlassen hat. Ich kenne den gar nicht. Meine Oma war froh als er weg war, weil er hat immer viel getrunken und dann die Kinder geschlagen. Meine Oma sagt, das war ihr am Anfang gar nicht aufgefallen, weil sie das so von ihrem Vater kannte, der hatte das genauso gemacht. Meine Oma sagt, alle Männer in unserer Familie haben getrunken, das ist ganz normal. Sogar ihr Opa hat schon getrunken – nur Mama ist die Ausnahme, die ist die erste Frau in unserer Familie, aber sie nimmt ja auch noch Drogen. Ich hoffe, mich erwischt es nicht auch noch." (V68, Raffaela, 14 Jahre)

Eine besondere Rolle spielte die Alkoholbelastung durch Großeltern. Ich möchte hier nicht eingehen auf die Belastung der Enkelgeneration durch das Miterleben süchtiger Großeltern – diese erscheint aufgrund vorab beschriebener Fakten evident. Fokussieren möchte ich die Auswirkungen auf das innere Erleben und die familiäre Dynamik. Oftmals hatten gerade die Kinder dieser trinkenden Großeltern tiefe Spuren in der Enkelgeneration hinterlassen: bleiben diese unbearbeitet, schwingen die unverarbeiteten Innenwelten von Generation zu Generation. Kinder von Alkoholikern werden Eltern, die in ihrem eigenen Kindsein zu kurz gekommen sind und Mühe haben, selbst Eltern zu sein. Die zu früh Parentifizierten haben Mühe mit dem Elternsein und parentifizieren wiederum ihre Kinder. Sie bekommen wiederum Kinder, die oftmals aufgrund ihrer familiären Erfahrung, Kind eines alkoholbelasteten Elternkindes zu sein, suchtbelastete Partner suchen usf. – Betroffene können diese ungute Kette oft bis in ihre Urahnengeneration verfolgen.

Forschungen zeigen eindeutige Zusammenhänge zwischen elterlichem Alkoholismus und seiner Weitergabe (Transmission) an die nachfolgende Generation, insbesondere an männliche Nachfahren (Pinquart/Silbereisen 2005; Klein/Zobel 2001). Man fand Familien, in denen eine extreme Häufung von Alkoholikern anzutreffen ist. Wie sich aber – auch wenn die Kinder von Alkolholkranken nicht selbst zu Trinkern werden – die Erlebensmuster dieser betroffenen Kinder in der Art und Weise ihre Elternschaft zu leben, auf die nachfolgenden Generationen auswirken; wie diese von Generation zu Generation als unerkannte und ungelöste Delegationen weitergegeben werden und zu unguten frühen Parentifizierungen und Bindungsmustern führen, ist bislang nicht erforscht. Es muss davon ausgegangen werden, dass Kinder von Alkoholikern Gefahr laufen, den erlebten emotionalen Mangel ihrer Kindheit, gibt es nicht frühzeitig therapeutische Hilfe, an die Generation ihrer Kinder weiter zu geben. Der alleinige Blick auf die Transmission des Substanzmissbrauchs greift, insbesondere unter präventiven Aspekten, zu kurz. Auch die Transmission von Co-Abhängigkeiten und familiären Erlebens-Delegationen scheint in diesem Zusammenhang noch wenig Beachtung zu finden.

„Ich kann ihm wirklich nicht die Mutter ersetzen!" (Vignette V69)

Frau C. ist 27 Jahre alt. Sie leidet seit einiger Zeit darunter, dass sie sich nicht entscheiden kann, etwas zu tun. Obwohl sie viele Dinge erfolgreich beendet habe, fühle sie sich als nicht hinreichend und versagend. Bei allem, was sie tue, habe sie den Eindruck, es sei nicht richtig oder passend. Sie fühle sich in einer großen Schwere gefangen, die auch ihr Vater habe – eigentlich sei sie von diesem aber „abgelöst". Ich lade Frau C. ein, ihre Familie mit Instrumenten „nachzustellen". Frau C. wählt ihren Vater als Bongos und legt dann eine Ratsche auf die Bongos. „Das ist meine Oma. Ich bin überrascht!", sagt Frau C., „es sieht aus, als hätte meine Oma meinen Vater besetzt – und so ist es auch.", sinnt sie.

Im Verlaufe der Arbeit wird deutlich, wie sehr Frau C.'s Vater unter dem Alkoholismus seiner mit im Haus lebenden Mutter gelitten hat, dies aber nie besprechen konnte. Frau C. entdeckt zunehmend, wie sie unermüdlich versucht, ihrem Vater seine Mutter zu ersetzen, sich in diesem Unterfangen aber nie erfolgreich fühlt. „Ich kann ihm wirklich nicht die Mutter ersetzen! Ich habe das nicht gemerkt, aber ich glaube, das versuche ich seit Kindesbeinen!" (V69, Betroffene, 27 Jahre)

1.8 Reprise

Alkoholbelastung wird nicht explizit durch den ICD 10 (Klassifikation internationaler Störungen) erfasst. Lediglich Alkoholismus, nicht jedoch die damit verbundenen Belastungen für die Angehörigen, wird in Teil I auf der Achse F 10 beschrieben. Wenn wir die bisherigen Erkenntnisse in Zusammenklang stellen, verwundert diese Tatsache nicht. Sie dokumentiert also nicht etwa das „Nicht- Vorhandensein" der Belastungssymptome, sondern vielmehr, wie erfolgreich viele Alkoholkranke ihre Sucht und die damit verbundenen Symptome und Belastungen verbergen; wie erfolgreich betroffene Familiensysteme diese Tabuisierung so mitgestalten, dass Belastung nicht öffentlich wird und Betroffene ihre Belastung nicht einmal mehr spüren; Symptome verbergen, da sie als Dokument des Verrats am Alkoholiker interpretiert werden. Dies erschwert eine Diagnostik im klassischen Sinne enorm. Es ist evident, dass die Diagnose „Alkoholbelastung" am schwierigsten zu stellen ist in der Phase der schleichenden und dauerhaften tabuisierten Alkoholbelastung. Diese Erkenntnis impliziert Forderungen:

<u>Therapeut/innen müssen achtsam sein für Unerwartetes</u>
Betroffene und Angehörige in der Tabuisierung werden uns in der Regel ihr Leid nicht mitteilen, es wird verdeckt. Auch betroffene Kinder werden ihre Belastung verdeckt, verquer, anders ausdrücken, als über das explizite Benennen. Worte sind tabu. Hier sind wir als Therapeut/innen gefordert, achtsam zu sein, Anzeichen bei Betroffenen wahrzunehmen.

Therapeut/innen müssen Netze der Hilfe knüpfen
Auch das Umfeld ist in die Diagnostik mit einzubeziehen. Hier reichen nicht allein Elterngespräche: Auch die Einschätzungen von Erzieher/innen und Lehrer/innen und weiteren Menschen, die mit dem Kind arbeiten, können wertvolle Hinweise geben. Funktionierende soziale Netze erscheinen als grundlegende Voraussetzung zu einer fortschreitend aufdeckenden Diagnostik der Innenwelt Betroffener, die ihrerseits wiederum Voraussetzung für feinfühlige Therapie, Heilung und Entlastung sein kann.

Therapeut/innen müssen dechiffrieren
Therapeut/innen müssen wissen, dass Menschen aus alkoholbelasteten Familien einen Belastungs-Trutzschild tragen und während des gesamten therapeutischen Prozesses achtsam sein für verdeckte Signale, um Morsezeichen aus dem Turm des Geheimen wahrzunehmen – dies erfordert in dieser Hinsicht sensibilisierte Therapeut/innen, um verdeckte Signale und indirekte Sprache im Sinne einer Kryptoanalyse ent-decken und verstehen zu können.

Therapeut/innen müssen differenzieren
Eine Vielzahl von psychischen Störungen kann in einem ähnlichen Symptomgewand daher kommen – die Alkoholbelastung muss als diagnostische Größe implizit sein, um sie, andere verwandte Diagnosen ausschließend, einbringen zu können.

Wenn wir mit Betroffenen in der Phase der Enttabuisierung arbeiten, so werden uns dennoch all die in Teil 2 beschriebenen Verletzungen des Innenlebens begegnen. Eine oftmals schmerzhafte Arbeit, die in der Regel nur unter Zuhilfenahme neuartig funktionierender Familiensysteme oder anderer Bezugspersonen gelingen und bewältigt werden kann.

2

Das AWOKADO-Konzept – die 7 Hilfefaktoren zur sanften Entlastung

Das AWOKADO-Konzept wurde während der langjährigen Arbeit mit Betroffenen auf der Basis der kreativen Leibtherapie entwickelt. Es fußt auf Auswertungen der Dokumentationen einzeltherapeutischer und gruppentherapeutischer Prozesse sowie den verbalen und kreativen Aussagen Betroffener in Zeitspannen-Tryptichons am Ende ihrer Therapie. Die sieben ermittelten Hilfefaktoren ergeben in ihrer Zusammensetzung der Anfangsbuchstaben das Wort AWOKADO. Die besondere und schwierige Problemlage erfordert eine sanfte Annäherung – somit ist der Anklang an die Frucht Avocado durchaus erwünscht, gilt diese doch als besonders reichhaltig und nahrhaft, ihr Öl als therapeutisch schnell- und hochwirksam – eine dosierte Anwendung wird angeraten. Die ermittelten Hilfefaktoren des AWOKADO-Konzeptes in der Übersicht:

- **A**chtsamkeit
- **W**ürdigung
- **O**rientierung
- **K**larheit
- **A**nklang
- **D**e-Parenting
- **O**ffenheit und Öffnung

2.1 Hilfefaktor Achtsamkeit

„... indem ich mich getraut habe, mich endlich mitzukriegen“ (Vignette V70)

„Früher habe ich gar nicht auf mich geguckt, nicht auf das, was mir wichtig war. Ich glaube, am meisten hat in der Therapie geholfen, dass ich jetzt auf mich achte und mich verstehe – ich hab verstanden, was mit mir los war und warum ich so bin, wie ich bin, indem ich mich getraut habe, mich endlich mitzukriegen.“ (V70, Anna, 13 Jahre)

„Da ich vor der Therapie dachte, an allem schuld zu sein, was es in meiner Familie gab, habe ich nur darauf geachtet, wie es den anderen geht. Ich hatte mich selbst förmlich aus dem Blick verloren. Es ist neu für mich, auf meinen Körper zu achten, mir gut zu tun. Ich glaube, deshalb konnte ich auch mit dem Rauchen aufhören.“ (V71, Frau O., 43 Jahre)

Achtsamkeit zeigte sich als ein wesentlicher Faktor in der Therapie Betroffener. Achtsamkeit wird hier sowohl aufgefasst als grundlegende Haltung, mit der Therapeut/innen Betroffenen gegenüber treten, im Sinne von „awareness“, also Bewusstheit in einem gestalttherapeutischen Sinne, die den therapeutischen Prozess inter- und intrapersonal bestimmt; aber auch als zu schulende Selbst-Achtsamkeit Betroffener. Somit besteht ein grundlegendes Bemühen, jemandem zu helfen, sich dessen bewusster zu werden, wie er jetzt gerade funktioniert, als Organismus und als Person (Clarkson 1995).

2.1.1 Achtsamkeit als innere Haltung

„Werfe alle Gedanken und Vorstellungen fort und halte dich nur an das, was du bist.“ (Kabir nach Kabat-Zinn 1999, S. 27), sagte der Dichter Kabir im 15. Jahrhundert. Die Praxis der Achtsamkeit stammt aus der buddhistischen Philosophie und wird vielfach praktiziert als Bestandteil unterschiedlichster Meditationsverfahren, verstanden als Versenkung nach innen, mit dem Ziel der Schärfung und Intensivierung der Sinne in der Gegenwart; einer Fokussierung auf das Hier und Jetzt. Thich Nhat Hanh, der buddhistische Mönch, bezeichnet Achtsamkeit als Same für Erleuchtung, für Bewusstheit, Verstehen, Fürsorge, Mitgefühl, für Befreiung, Veränderung und Heilung. Sie bringe erfrischende und freudvolle Aspekte in das Leben, die nicht zu Tage treten würden, wenn Menschen in Unachtsamkeit lebten (Thich Nhat Hanh 1998).

Achtsamkeit wird in vielen östlichen Philosophien als Grundlage des Klarblicks und des tieferen Schauens, wie es in der meditativen Praxis angestrebt wird, angesehen. „Das Bemühen um Achtsamkeit im meditativem Sinne meint ein Bemühen um Eins-Sein mit dem, was man tut." (Boländer/Frick-Baer 2008, S. 67) Dies schließt Bewusstheit im Sinne von „awareness" ein. Die Begriffe Bewusstheit und Bewusstsein werden oft nicht präzise unterschieden: „Bewusstheit ist Bewusstsein und das Erkennen dessen, was im Bewusstsein vor sich geht, oder dessen, was in uns vor sich geht, während wir bei Bewusstsein sind." (Feldenkrais nach Boländer/Frick-Baer 2008, S. 73) Wesentlich scheint, dass Achtsamsein Bewertungen ausschließt, somit nicht unterscheidet zwischen „guten" und „schlechten" Gedanken, sondern lediglich deren Kommen und Gehen wahrnimmt. Eine Orientierungsgröße stellen der Körper und die Sinne dar. Achtsamkeit hielt in vielen psychotherapeutischen Verfahren Einzug, etwa in der Gestalttherapie durch Perls u.a. In der leiborientierten Therapie sprechen wir auch von „Leibgewahrsein".

Achtsamkeit als innere Haltung ist in der Therapie Betroffener Weg und erstrebtes Ziel zugleich. Menschen, die über Jahre gezwungen sind, die sie umgebende Realität der Alkoholbelastung zu verleugnen, finden unterschiedliche Bewältigungsstrategien, wie schon beschrieben wurde. Erwachsene Betroffene erzählen, dass sie förmlich antrainierten, sich in der unangenehmen, belastenden Umgebung, nicht mehr mitzubekommen. Bei vielen löste dies massive, unerklärlich erscheinende Symptome aus, die sie versuchten, nicht zu beachten – Betroffene erzeugten eine chronische Haltung der eigenen Nicht-Beachtung. Die von Alice Miller (Miller 1983) im Buchtitel benannte Appellation „Du sollst nicht merken" mutiert zur geforderten Eintrittskarte der familiären Mitgliedschaft und Zugehörigkeit.

„Von Kindesbeinen an trank mein Vater viel Alkohol, auch wenn wir Gäste hatten. Er wurde dann laut und unberechenbar, gab intime Details über mich in scheinbar humorvoller Art und Weise Preis. Es konnte auch sein, dass er einen lange schwelenden Streit mit jemandem in diesem Zustand begann und cholerisch wurde. Ich versuchte, all dies auszublenden, und wunderte mich, dass mir mein Herz zum Hals schlug, dass ich Platzangst bekam bis zum Schwindel: Denn alle spielten ja, dass wir uns in einer ganz normalen, lustigen Situation befänden. Erst als ich dauerhaft Panikattacken bekam, konnte ich bemerken, was

ich versuchte, nicht mehr zu bemerken – wie unaushaltbar auch als Erwachsene das Leben in dieser Familie mit einem alkoholisierten Vater war. Mein Körper half mir, mich wieder zu beachten.“ (V72, Betroffene, 54 Jahre)

2.1.2 Sanfte Ermutigung zum achtsamen Weg

Betroffene sind durch permanente Krisenbelastung vielfach förmlich gezwungen, Achtsamkeit für sich selber zu unterdrücken. Mit unterschiedlichsten Strategien befinden sie sich auf der Flucht vor ihrem Erleben, ihren Gefühlen, förmlich vor dem gesamten Jetzt der erlebten Innenwelt. Für viele Betroffene in der Phase der Tabuisierung, also insbesondere in der schleichenden oder chronischen Alkoholbelastung, stellt Achtsamkeit für sich selbst folglich eine massive Bedrohung dar. Das, was sie mit Bewusstheit wahrgenommen haben, ist oft sehr belastend und/oder wird durch ein tabuisiertes Umfeld in Frage gestellt, oftmals gar mit Kontaktabbruch „bestraft“. Achtsamkeit richtet sich bei vielen Betroffenen in der Folge allenfalls auf ihr Außen, um etwa drohende Exzesse vorausschauend wahrzunehmen. So zeigen sie sich ungeheuer geschult, „alles“ um sie herum wahrzunehmen –, oftmals jedoch nichts in und an sich selbst. In dieser Form von nach außen orientierter Achtsamkeit zeigten sich viele Betroffene besonders geschult, die Achtsamkeit für sich selbst und ihr eigenes Erleben allerdings ist oft unterentwickelt und stellt im Gegenteil eine große Herausforderung dar. In der Achtsamkeit für das Hier und Jetzt anzukommen, setzte Stabilität und eine Auflösung der Tabuisierung voraus.

Die Kunst der Selbstachtsamkeit ist für Betroffene eine hohe Schule, die im Rahmen von Therapie Übung und eine unterstützende Atmosphäre braucht; partiell angewendet, immer in Abhängigkeit des für Betroffene verkraftbaren Ausmaßes. Dies wiederum erfordert eine hohe Achtsamkeit auf Seiten der Therapeut/in – es muss eine Balance zwischen Achtsamkeit und Zumutbarkeit gefunden werden. Mit zunehmender Enttabuisierung in der Phase der Lösungsbelastung schien es Betroffenen leichter zu fallen, die Achtsamkeit auf sich zu richten.

„Ich stehe morgens auf und frage mich, was ich heute spüre, wie es mir jetzt geht. Das erfordert tagtäglich meinen Mut. Früher hätte ich vor meinem Inneren davonlaufen mögen.

Heute muss ich mich nicht mehr übergehen, es klingt verrückt, aber mir scheint, dass ich mich jetzt erst kennen lerne. Im Alter von 42 Jahren beginnt mein Leben mit mir." (V73, Frau L., 42 Jahre)

2.1.3 Achtsamkeit als Leibgewahrsein

Achtsamkeit betrifft Körper, Seele und Geist und ist somit ein leiblicher Prozess. „Achtsamkeit ist ein leibliches Phänomen, eine Haltung der Aufmerksamkeit, die sich jenseits von geistigem Verstehen, körperlichem Spüren und emotionalem Fühlen bewegt und doch diese Elemente einschließen kann." (Baer/Frick-Baer, 2001, S. 33) Insofern kommt der Achtsamkeit gegenüber dem Atem, den Sinnen und dem Körper eine besondere Bedeutung in der Arbeit mit Betroffenen zu. „Wenn im Rahmen der leiborientierten Selbstentfaltung Körperbewusstheit, aufgefasst als Teil der Selbstbewusstheit, gefördert wird, so erweitern sich die Grenzen des Selbstbewusstseins." (Boländer/Frick-Baer 2007, S. 73)

Sowohl Kabat-Zinn (1999) als auch Reddemann (2001) haben in ihrer Arbeit mit Schmerzpatienten und traumatisierten Menschen gute Erfahrungen mit der Praxis der Achtsamkeit gemacht. Reddemann setzt insbesondere Übungen zur Schulung des inneren Beobachters ein. Das Einbeziehen von Achtsamkeit für den Körper erscheint unabdingbar, ist er doch der Ort, an dem die Belastung, wenn wir neurowissenschaftliche Erkenntnisse ernst nehmen, spürbar wird. Auch eine Aktivierung der Sinnesachtsamkeit wirkte förderlich.

„Manchmal dachte ich, ich werde mit diesen Trinkern um mich herum verrückt, wirklich. Mir half, glaube ich, Sinnlichkeit, mit allen Sinnen in die Natur gehen, zu riechen, zu schauen: dann wusste ich, dass es mich noch gibt. Die habe ich in der Therapie wiederentdeckt." (V74, Frau E., 37 Jahre)

„Sinneserfahrungen sind die Brücke zwischen Mensch und Umwelt. Über Sinneserfahrungen findet Begegnung statt, Sinneserfahrungen lassen die Welt in den Menschen ‚hinein' und geleiten den Menschen in die Welt ‚hinaus'." (Baer 2007, S. 160) Für Betroffene sind die Sinne oftmals eine wertvolle Brükke zu ihrer inneren Welt. Zum Betreten dieser Brücke braucht es Ermutigung in der Therapie.

2.2 Hilfefaktor Würdigung

„Du wirst von allen Einschränkungen frei nach deinem eigenen freien Willen, dem ich dich überlassen habe, dir selbst deine Natur bestimmen." (Philosoph Pico)

„Ich weiß jetzt, dass ich etwas wert bin." (Vignette V75)

„Ich lass mich nicht mehr provozieren!", sagt Felix. „Wie schaffst du das?", frage ich. Felix malt eine Person aufs Papier und mehrere blaue Kreise um sie herum. „Das ist meine Psychoaura, wie bei Yu-Gi-Oh, die schützt mich. Das hat sich verändert, die hatte ich früher nicht. Das kommt durch die guten Worte, die ich hier für mich bekommen habe. Ich weiß jetzt, dass ich etwas wert bin. Das habe ich dann wie einen Schutz um mich herum, wenn ich hier raus gehe." (V75, Felix, 13 Jahre)

Etymologisch entspringt der Begriff Würdigung dem Wort Würde, das sprachgeschichtlich eng verwandt ist mit dem Wort „Wert". Würde kann als allgemein anerkannter Grundwert gelten, der durch die Manifestation in der Verfassung der Bundesrepublik garantiert werden soll. Über eine Absichtserklärung hinaus wird Würde als Grundrecht von Menschen formuliert. Würdigung in meiner therapeutischen Arbeit möchte ich verstehen als Akt der aktiven, auch kreativen Gestaltung, dem Würde zugrunde liegt oder der das Ziel von therapeutischen Handlungen sein kann.

Für viele Betroffene ist mit der Erkrankung des Alkoholikers ein Verlust von Würde oder ihre Beschädigung einhergegangen, die mit Ent-würdigung bezeichnet werden muss. Menschen aus alkoholbelasteten Familien haben deshalb oftmals eine schwierige Beziehung zum Begriff Würde und dem Akt der Würdigung: Sie laufen Gefahr, die negativen Erfahrungen ihrer Kindheit an sich und anderen Menschen zu wiederholen, indem sie sich und andere entwürdigen.

„Wenn ich an die Zeit vor der Therapie denke, dann höre ich permanent einen gnadenlosen Gong. Ich habe mir immerzu eins auf den Deckel gegeben und war wie ein blutrünstiges Monster unterwegs, aufzuspüren, was ich schlecht und falsch gemacht hatte, wo ich mich schuldig gemacht hatte. Ähnlich gnadenlos und vernichtend war ich mit anderen. Ich war

überrascht, dass die Therapie aufbauend war. Es hat mich anfänglich regelrecht stutzig gemacht, wenn ich Wertschätzung bekam.“ (V76, Frau P., 47 Jahre)

Die Würde von Kindern und erwachsenen Betroffenen zu achten und zu stärken, zeigte sich als maßgebliche Orientierung und durchzog als gelebte Grundhaltung einzel- und gruppentherapeutische Prozesse. Dies bedeutet, Betroffenen und ihrem inneren Erleben Beachtung zu schenken, sich für ihre Innenwelt, für ihre Not zu interessieren, zugleich in angemessener Form das Ausmaß des Tabus zu respektieren. Dies erfordert Therapeut/innen, die sich selbst würdigen, um als Modell in einem Prozess der Würdigung zu fungieren. Eine Stärkung des zentralen Ortes der Bewertung wird notwendig, eine Unterstützung des Eigenen, außerhalb einer von Tabuisierung verzerrten Realität, scheint lebensnotwendig im Sinne leiblicher Gesunderhaltung.

„Die Wertschätzung in der Therapie hat dazu geführt, dass ich mich wichtig und ernst nehme. Ich kann nun anderen gegenüber Wünsche und Forderungen formulieren – erstaunlicherweise laufe ich heute nicht wie früher mit meinen Wünschen ins Leere, sondern mein Partner gibt sich Mühe, mir diese Wünsche zu erfüllen. Offenbar hat meine Haltung der eigenen Wertschätzung bei ihm auch eine Veränderung bewirkt. Mein Leben ist bunter geworden, reicher. Ich gehe heute liebevoller mit mir um. Für die Zukunft wünsche ich mir, mich selbst noch mehr wertzuschätzen, vielleicht zu lieben. Das ist die neue Orientierung, in jedem Moment und jeden Tag neu!“ (V77, Frau E., 46 Jahre)

2.2.1 Würdigung der Belastung und des Leidens

Viele Betroffene tragen über Jahre und Jahrzehnte eine schwere Bürde: die Last einer Alkoholerkrankung ihrer Eltern. Weder in ihrem Familiensystem noch in ihnen selbst gibt es für die meisten Betroffenen diesbezüglich eine Würdigung, sondern oftmals geben sie sich die Schuld an dieser Erkrankung. Im Folgenden sollen die als hilfreich beschriebenen und erlebten Aspekte des Hilfefaktors „Würdigung“ näher beschrieben werden. Die Würdigung der Belastung und der entwickelten Copingstrategien, mit denen Betroffene diese bewältigen, zeigte sich als erster wesentlicher Schritt therapeutischer Arbeit.

„Die Therapie war der erste Ort, an dem mir jemand sagte, dass ich eine schwere Last trug. Das empfand ich als Erlösung. Endlich verstand ich, dass das von allen in meiner Familie

als selbstverständlich Eingestufte, nicht selbstverständlich war, sondern in mir tiefe Spuren hinterlassen hatte. Es dauerte mehrere Jahre, bis ich mein eigenes Leiden an der Alkoholerkrankung meiner Mutter anerkennen konnte. Meine Geschwister, die keine therapeutische Hilfe angenommen haben, leugnen die Schrecken unserer Kindheit bis heute." (V78, Frau L., 42 Jahre)

2.2.2 Würdigung des Eigen-Sinns

Wenn die Belastung für Betroffene nicht aushaltbar scheint, kann das zum Verschwinden aus der Situation durch Wegträumen und Sich-nicht-mehr-Spüren führen. Damit einher geht oftmals auch ein Zugang zum Eigenen und zur Unzerstörbarkeit des eigenen inneren Kerns verloren (Baer/Costagliola/Frick-Baer 2007). Umso wesentlicher zeigte es sich, in der Therapie jede Chance zu nutzen, Eigenes zu stützen und zu fördern. Insbesondere das Wiederentdecken und Wiederbeleben der eigenen Sinne, der eigenen Gefühle, der eigenen Stimme und der persönlichen Entscheidungsfähigkeit und Autonomie wurde von Betroffenen als hilfreich erlebt.

„Bevor ich in die Therapie kam, fühlte ich mich wie in einem Hexenkessel, gefangen in der Enge. Ich konnte nichts mehr um mich herum sehen. Heute sehe ich den Himmel über mir wieder, und zugleich ist mein Eigenes größer geworden. Durch die Würdigung meiner Werte und Gefühle – diese Erfahrung, dass ich wertvoll bin – traute ich mich, endlich all das Tabuisierte in meinem Leben auszu- sprechen. Als ich merkte, dass ich damit nicht ein Nichts bin oder das ‚Letzte', hatte ich mehr Selbstbewusstsein, auf andere zuzugehen. Ich lasse mich nicht mehr herabwürdigen." (V79, Frau H., 38 Jahre)

2.2.3 Würdigung der Tabuisierung

Würdigung Betroffener bedeutet, achtsam zu sein für die Individualität der Belastung und ihre Bewältigung: d.h. auch die erforderliche Zeit anzubieten, die Betroffene benötigen, um ihre innere und äußere Welt wahrnehmen zu können. Dies impliziert auch, unüberbrückbar erscheinende Tabus zu respektieren.

„Es war wichtig für mich, dass ich in meinem Tempo all die verletzenden Dinge aus meiner Familie angehen konnte. Ich kannte es aus meiner Jugend, dass alle möglichen Menschen ‚bohrten', um etwas aus mir über meine familiäre Situation herauszubekommen. Dies hatte

nur Kontaktabbrüche zur Folge. Hier habe ich keinen Druck gespürt, etwas erzählen zu müssen.“ (V80, Herr I., 31 Jahre)

Ebenso gilt es, den Blick auf zu würdigende Resilienzen Betroffener im Umgang mit dem Tabu im familiären Subtext zu richten. Die Tabuisierung der Alkoholbelastung in therapeutischen Prozessen in ihrer Copingfunktion für Betroffene zu übersehen, nicht wahrzunehmen, ihr keine Bedeutung zu geben, kann neuerliche Entwürdigung bedeuten; Ohnmacht und Fluchttendenzen in der Therapie initiieren.

2.3 Hilfefaktor Orientierung

„Ich habe eigentlich neu laufen gelernt.“ (Vignette V81)

„Ich fühlte mich vor der Therapie wie in einem Hamsterrad gefangen. Alles war schwarz und grau. Ich sah und spürte nichts mehr, ich wusste weder, wo ich hinwollte, noch warum sich alles so furchtbar anfühlte – ich gab mir daran die Schuld. Jetzt fühle ich mich gut, was mir auch sehr fremd ist, da es das in meinem Leben so wenig gab. Da brauche ich immer wieder Mut, dem Neuen zu vertrauen. Ich glaube, mir hat geholfen, dass ich hier in der Therapie Schritt für Schritt Begleitung hatte. Ich musste ja bei jedem noch so kleinen Schritt Hilfe haben, ob er gerade wieder wirklich für mich stimmig ist, ob es richtig ist für mich – oder ob ich nur reagiere auf das, was andere erwarten. Das war mühsam, aber ich empfinde nun oftmals Frieden und Freude. Ich musste von Stunde zu Stunde Wegweiser haben, um jeweils zu wissen, wie es genau weitergeht. Ich habe eigentlich neu laufen gelernt. Es haben sich neue Ziele und Blickwinkel in dieser Zeit entwickelt. Ich habe meine Belastungen erkannt und abgeworfen.“ Für die Zukunft malt sie eine gelbe Blume und schreibt darunter: „Das Leben genießen!“ (V81, Frau L., 42 Jahre)

In der Arbeit mit Betroffenen zeigte sich Orientierung als ein maßgeblicher Faktor zu einem entlasteten Leben. Die chronifizierte Werteverunsicherung, hierbei oftmals rankend um Schuld und Scham, erforderte eine Hinwendung zum zentralen Ort der Bewertung, als Stärkung und Unterstützung desselben. Der mit der Belastung einhergehende Verlust des Gerichtetseins erfordert leibliche Ausrichtung; das Finden eines eigenen Stand-Punktes, sprichwörtlich auch im räumlichen Sinne. Erst ein eigener Standpunkt, oftmals einhergehend mit einer veränderten Haltung und Einschätzung zum eigenen Leben, lässt einen Richtungswechsel, ein Aussteigen aus dem erlebten „Hamsterrad“, hin zu einer Zielorientierung möglich werden, die als Sinn spendend erlebt werden kann. Mit der zunehmenden Orientierung und Eigen-Zentrierung können verschüttete Sehnsüchte laut werden, die richtungsweisend als Motor in die Zukunft fungieren. Parallel zeigen Betroffene bei wieder gewonnener Orientierungsfähigkeit einen Abbau von Spannung und Verunsicherung, mehr Selbst-Bewusstsein und eine verbesserte Beziehungsfähigkeit.

„Vor der Therapie war ich Frau ‚Dr. Durcheinander' und ich bin manchmal immer noch durcheinander – aber heute habe ich gelernt, an welchem Platz alles ist, ich kann sagen, wo in meinem Körper welche Gefühle sitzen oder die Aufregung. Ich habe einen Überblick über das Durcheinander und ich weiß, dass ich einen Grund habe, durcheinander zu sein und dass das so in Ordnung ist.“ (V82, Raffaela, 13Jahre)

2.3.1 Stärkung von Bewertungs- und Entscheidungsfähigkeit – Stützen des Zentralen Ortes

„Ich weiß jetzt nach der Therapie, dass bei mir zu Hause der Wahnsinn tobt. Ich werde das nicht ändern können. Ich ziehe mich da, so oft ich kann, raus und mache mein Ding mit Freunden. Seitdem ich das weiß, geht es mir besser. Ich hab jetzt eine eigene Sicht auf die Dinge, ob meine Eltern das gut finden oder nicht. Meine Kotzerei hat aufgehört und ich bin zufrieden und glücklich mit meinem Leben – sollen die sich weiter die Köpfe einschlagen, es ist mir erstaunlicherweise nicht mehr wichtig.“ (V83, Nadine, 17 Jahre)

Die Auswirkung der Alkoholbelastung auf den Zentralen Ort Betroffener muss als massiv angesehen werden. Das alltägliche In-Frage-Stellen der Wahrnehmungsfähigkeit wie auch das permanente Wechseln und Uminterpretieren von Wichtigkeiten und Werten, wie in Teil 2 beschrieben, hinterlässt Spuren. Die existenzielle Verunsicherung in der Bewertungsfähigkeit brauchte im therapeutischen Rahmen dauerhafte Unterstützung; einen geschützten Ort, an dem Entscheidungen geübt werden können und Autonomie geachtet wurde.

Dies können „kleine“ Dinge zeigen, wie etwa die Entscheidung, wo und ob Klient/innen sitzen möchten, welches Medium sie bevorzugen, ob sie dies meiden möchten, welche Wünsche Kinder zur Gestaltung des Gruppenprozesses haben bis hin zum „großen" Respektieren des Tabus. Für Menschen, denen jahrelang vermittelt wird, dass das, was sie erleben, nicht stattfindet, die sich durch das Familiensystem immer wieder der Täuschung ihrer eigenen Wahrnehmung aussetzen müssen, ist die Bestätigung der eigenen Wahrnehmungs- und Entscheidungsfähigkeit von existenzieller Bedeutung.

„Irgendwie hatte ich immer den Eindruck, dass das, was ich in meiner Kindheit erlebte, nicht normal sein konnte. Als ich meine Erfahrungen einer Therapeutin beim Jugendamt erzählte und sie meinte, dass die Zustände zu Hause nicht aushaltbar für mich seien, habe ich geweint: vor Glück! Dass ich richtig gespürt habe die Jahre, bis ich von zu Hause weggelaufen bin: Ich bin nicht nur überempfindlich." (V84, Frau O, 44 Jahre)

Zugleich ist der eigene Blick auf den Trinker oder die Familie sehr mit Angst besetzt und wird oftmals mit moralisierenden Bewertungen verstellt. Die stärkere Orientierung auf das Eigene zeigte sich als förmlich unerlässlich in der Therapie Betroffener und lässt erst eine Ablösung vom Alkoholkranken möglich werden. Das eigene Leben bekommt für viele Betroffene so erstmalig eine Bedeutung, wird zu einem Wert, den es zu schützen gilt. Betroffene kommen häufig in die Therapie mit Sätzen, die signalisieren, dass sie die Orientierung verloren haben. „Ich weiß wieder nicht mehr, wo mir der Kopf steht." „Ich weiß nicht mehr, wo oben und unten ist."

„Vor der Therapie spürte ich gar nichts, mich nicht, die anderen nicht, alles ist ein grauer Glibbergleim. Jetzt gibt es eine Linie, die zeigt, wo ich hin will!" (V85, Nora, 13 Jahre)

Auch der eigene Standpunkt der Therapeutin ist zentral und wesentlich – es gilt, eine Position zu beziehen, wenn dies gewünscht ist. Betroffene brauchen in besonderem Maße auch die Orientierung an der Therapeutin. Insbesondere brauchen sie Loyalität und Unterstützung, wenn es um das Zusammentreffen mit ihrer Familie geht.

„Für mich war es wichtig, dass du Papa gesagt hast, wie du das bei uns zu Hause siehst – ich hatte Angst, dass ich nachher wieder alleine dastehen würde." (V86, Andrea, 11 Jahre)

Viele Betroffene beschrieben es als verletzende und wenig Vertrauen fördernde Erfahrung, dass Therapeutinnen sich im Zusammentreffen mit Eltern anders positionierten als sie es zuvor in den Sitzungen mit den betroffenen Kindern beschrieben hatten – Therapeut/innen laufen insbesondere in der Arbeit mit Kindern Gefahr, in ungute familiäre Triangulationen gezogen zu werden; laufen Gefahr, sich mit Eltern zu solidarisieren und Kinder erneut stehen zu lassen.

„In meiner Kindheit habe ich das Vertrauen zu Therapeuten verloren. Ich habe wenig Unterstützung bekommen. Einer hat mir hinter verschlossener Tür zugehört, mir Recht gegeben und wenn dann mein gewalttätiger Vater auflief, war er feige – dann hat er nur noch gesagt, dass ich schön auf meinen Vater hören soll und welche Regel wir jetzt aufstellen. Mit meinem heutigen Wissen würde ich sagen, sie haben die elterliche Erziehungsgewalt gestärkt – ich wurde mit meinem Dilemma allein gelassen und drohte den Glauben an die Menschheit zu verlieren! Ich habe zum ersten Mal Loyalität erfahren, jetzt habe ich meine eigene Sichtweise wieder gefunden." (V87, Frau O., 42 Jahre)

Es ist unerlässlich, für schwierige Familiengespräche andere Therapeut/innen oder mit dem Kind arbeitende Personen dazu zu holen, um der Gefahr der Triangulation entgegen zu wirken.

2.3.2 Stärkung der Gefühls- und Stimmungswelt – Arbeit mit affektiven Leibregungen

Gefühle sind zentral beteiligt, wenn es um Wertungen und Orientierung geht. Gefühle sind gerichtet auf Werte, sie bergen Intentionalität. Menschen bewerten, ob ihnen Dinge etwas nützen oder nicht in Bezug auf den Wert für das eigene Erleben. Gefühle in ihrer Intentionalität „zeigen die Beziehung der Person zu Vergangenem oder Zukünftigem an." (Fuchs 2000, S. 62) Wenn wir uns vor Augen halten, dass Alkoholbelastung bedeutet, dass Gefühle und Stimmungen in Familien „weggeschüttet" werden, so muss eine Therapie Betroffenen eine Annäherung an ihr Gefühlsleben ermöglichen, denn „in Beziehung treten wir nur über Gefühle." (Fuchs 2000, S. 62) Folglich muss Therapie ein Ort sein, an dem Gefühle wahrgenommen und differenziert werden können, wo erkannt werden kann, was „eigene" Gefühle sind, und welche, insbesondere in der Arbeit mit Kindern, stellvertretend für trinkende Angehörige ausgelebt werden - vor allem brauchen Gefühle ein Echo in der Resonanz der Therapeutin. Gerade aus den Erkenntnissen über die Entdeckung von Spiegelneuronen lässt sich ableiten, wie sehr die innerfamiliäre Resonanzverstrickung eine therapeutische Begleitung betroffener Angehöriger erfordert. „Überall, wo Leute zusammen sind, passiert es mit größter Regelmäßigkeit: Menschen steigen auf Stimmungen und Situationen, in denen sich andere befinden, emotional ein und lassen dies durch verschiedene Formen der Körpersprache auch sichtbar werden, meist dadurch, dass sie die zu einem Gefühl gehörenden Verhaltensweisen unbewusst imitieren und reproduzieren." (Bauer 2006, S. 11) Wenn Menschen den Schmerz einer anderen Person erleben, reagieren sie selbst wie unter Schmerz. Alkoholkranke befinden sich in Dauerkrisen, die ihr gesamtes Gefühlsleben bestimmen - auch das ihrer Kinder und Partner/innen.

„Seit ich in der Therapie merkte, dass ich gar nicht an allen Dingen um mich herum Schuld bin, habe ich mich sehr verändert. Ich bin selbstbewusster und fordere auch mal etwas von anderen. Ich fühle mich nicht mehr allein für meine Beziehungskrise verantwortlich - ich lasse mir deutlich weniger bieten." (V88, Frau R, 37 Jahre)

„Ich lasse mir nicht mehr die Schuld an allem geben. Menschen, die mich grundlos beschuldigen oder mir eine falsch Wahrheit vortäuschen wollen, habe ich zunehmend gemieden - lieber wenige als schlechte Freunde." (V89, Nora, 13 Jahre)

Insbesondere die Arbeit am Schuldkomplex zeigte sich als maßgeblich und Richtung weisend: Betroffene fanden neue Einschätzungen und Bewertungen, konnten gleichsam anders auf die Welt schauen, sich und andere neu und anders bewerten.

2.3.3 Stärkung von Intentionalität und Richtungserleben

Wenn wir alle Wahrnehmungsvorgänge letztlich als Kommunikationsvorgänge des Leibes beschreiben, so stehen das leibliche Sensorium und die Welt in permanenter Korrespondenz. „Alle leiblichen Richtungen sind potenzielle oder tatsächliche Bewegungsrichtungen." (Fuchs 2000a, S. 184) Dabei bleibt der Leib ein zentraler Orientierungspunkt. „Das Organ, das Medium und der ‚Resonanzkörper' dieser Teilnahme und Teilhabe aber ist der Leib. Durch ihn ist alles seelische Erleben zugleich ein konkret räumliches." (Fuchs 2000b, S. 5) Schmitz hat diese Verschränkung von Wahrnehmung und Bewegung zum sensomotorischen Raum Richtungsraum genannt (Schmitz 1989), dieser Terminologie schließe ich mich wie auch Fuchs (2000, 2008) und Baer/Frick-Baer (2004) an.

„Irgendwie wusste ich immer, dass es hinter dem schwarzen Berg, diesem unüberwindbaren Felsen, eine Landschaft der Wärme und der Liebe sein musste. Diese Hoffnung, irgendwann doch dorthin zu kommen, hat mich im Leben gehalten." (V91, Frau O., 38 Jahre)

Intentionalität ist eine den Menschen innewohnende wesentliche Kategorie des Erlebens, die sich allerdings naturwissenschaftlich schwer erfassen lässt. Immer sind Subjekte auch auf etwas hin orientiert. Erlebniszustände sind gerichtet als Wahrnehmungen, Wünsche, Vorstellungen. „Intentionalität eröffnet dem Subjekt die Dimension von Sinn und Bedeutung." (Fuchs 2008, S. 56) Viele Betroffene aus belasteten Familien sind sehr stark, manche ausschließlich auf den Alkoholkranken ausgerichtet, manche mehr oder weniger ähnlich stark auf ihre Partner. In jedem Fall scheinen sie dann in ihrer inneren Orientierung fixiert auf Beziehung.

Oftmals geht Betroffenen ihr eigener Leib als Bezugspunkt und damit zugleich die Basis des gerichtet Seins und der eigenen Intentionalität verloren. Hilfreiche Therapie nach dem AWOKADO-Konzept impliziert Arbeit mit Richtungsleibbewegungen und Perspektivwechsel, eröffnet, etwa in Imaginationen und Klängen, Zielperspektiven persönlicher Sinn- und Bedeutungsdimensionen, abseits des fixierten Kreisens um den süchtigen Elternteil.

„Ich werde in 30 Tagen 13, ich bin jetzt schon ganz schön groß. Ich weiß jetzt, was ich in meinem Leben will. Also, mit 17 werde ich ausziehen und mit meinen Freunden eine WG gründen. Ich habe dann schon eine Ausbildung angefangen, weil ich ja auf jeden Fall Sozialarbeiterin werden möchte. Das, finde ich, gibt einem einen Lebenssinn, wenn andere dann wissen, dass sie mit ihren Problemen nicht allein sind, oder dass es sogar andere gibt, die noch Schlimmeres erlebt haben. Ich helfe ja eh schon allen, das kann ich. Ja, wenn Mama, bis ich 17 bin, nicht trocken ist und wir noch nicht zusammen gewohnt haben, dann hat sie Pech gehabt. Ich will dann mit meinen Freunden leben, das habe ich ihr auch gesagt. Wenn sie es früher nicht geschafft hat, trocken zu sein, dann hat sie halt was verpasst. Ich

treffe Mama im Moment alle 14 Tage von 14-18Uhr, ich habe jetzt zweimal selbst unsere Treffen abgesagt, weil da eine Party war, die das ganze Wochenende dauert. Da kann man dann nichts machen, dann hat Mama eben mal Pech gehabt - ich kann nicht ewig warten. (V92, Raffaela, 13 Jahre)

Zeit als intentionale Perspektive eröffnet Betroffenen neue Erlebensdimensionen, einen veränderten Blick auf ihre Lebenssituation, indem sie sich nicht nur vergegenwärtigen, sondern zurück und nach vorne schauen können. „Die exzentrische Position ist aus dem Strom der Zeit herausgehoben, im dem der Leib lebt; der Mensch geht nicht mehr in der gelebten Zeit auf, sondern vermag auf seine Erlebnisse zurückzublicken und mögliche Zukunft zu antizipieren.“ (Fuchs 2000, S. 70) Die bessere Orientierung in der Zeitdimension führte bei Betroffenen letztlich zu einem stärkeren Innen-Sein, der Möglichkeit, mehr in sich zu wohnen und die Richtung der Orientierung vom Alkoholiker und der Familie ein Stück lösen zu können. Ein Sehnen aus der Jetztzeit hinaus kann Motor sein, anders in die Welt zu gehen - Sehn-Sucht kann hör- und sichtbar werden.

„... diese Sehnsucht ... die ist mein Lebensmotor.“ (Vignette V93)

Herr S. leidet unter permanent wechselnden Partnerschaften, in denen er immer wieder an Frauen gerät, die nicht aufrichtig an ihm interessiert seien und ihn schlecht behandelten. „Sehnsucht!“, sinnt Herr S., „Sehnsucht bringt mich echt ins Verderben. Ich denke, ich muss endlich ohne andere klar kommen, sonst laufe ich Gefahr, süchtig nach Beziehung zu werden.“ Ich schlage Herrn S. vor, ein Instrument für seine Sehnsucht zu wählen. Er wählt, sehr entschieden, eine rote Maracas, die er zugleich in die Hand nimmt, seine Augen schließend. Er hält die Maracas wie automatisiert in Reichweite vor sich und folgt ihrem Klang, wie an einem unsichtbaren Faden hängend, mit geschlossenen Augen durch den Raum. „Und gleich stürze ich in den Abgrund. So ist das nämlich, ich stürze ab, weil ich in einen Sumpf gerate. Ich gerate immer an die falschen Frauen, die mich belügen und ausnutzen. Ich wusste, dass Sehnsucht für mich nichts ist.“

Ich spiegele, dass Herr S. von Beginn an die Augen schloss.

„Ja, klar!“, meint Herr S., „so mache ich das ja auch immer: Ich gucke ja auch nicht hin, ich folge irgendwem blind, weil ich so gern geliebt würde.“

Ich schlage Herrn S. vor, den Weg der Sehnsucht erneut zu gehen und die Augen zu öffnen. Er ist erstaunt und steht abwartend da. „Da gehe ich erst mal nicht los, weil da sind ganz viele Frauen, denen ich nicht folgen sollte." Er wartet ab. Und wieder hält er die Maracas in Reichweite vor sich, geht zielgerichtet durch den Raum, laut und kraftvoll tönt die Maracas. Herr S. tanzt fast und blickt sehr begeistert. „Mein Gott, diese Sehnsucht, die schauende, die ist ganz neu und ich spüre, die ist mein Lebensmotor. Von dem habe ich mich in den letzten Jahren verabschiedet und ich brauche sie so." (V93, Herr S., 45 Jahre)

2.4 Hilfefaktor Klarheit

„Ich habe nicht mehr weggeschaut." (Vignette V94)

„Das wichtigste war, dass ich mit Hilfe der Therapie endlich hingucken konnte. Ich habe nicht mehr weggeschaut." (V94, Frau H., 38 Jahre)

Für Betroffene liegt das, was sie erleben oder erlebt haben, oftmals im Nebel, im Diffusen, ist unklar und nicht greifbar. Manchmal fehlen jegliche Erinnerungen an die Kindheit, zurückgeblieben ist nur ein dumpfes Gespür, dass irgendetwas nicht stimmt, ohne dafür einen Grund benennen zu können. Das Unaushaltbare in den „Nebel des Vergessens" zu hüllen erscheint als notwendiges Coping, den im Alkoholismus begründeten Krisen zu begegnen. Zugleich löst dieses „Nebulöse" Unsicherheit aus, vor allem, wenn es zum chronifizierten Erleben wird. Der Verlust des Gerichtetseins, unterdrückte Gefühle, einhergehend mit der Beeinträchtigung der Bewertungsfähigkeit, wirken verstärkend in Richtung eines unklaren und diffusen Grundgefühls Betroffener. Die Verdunkelung des Zentralen Ortes oder des Verlustes seiner Zugänglichkeit können tiefe Verwirrung auslösen - letztlich wird nicht nur das Erleben der Krise weggeblendet, sondern das gesamte Erleben in den Nebel getaucht.

2.4.1 Konstitutive Leibbewegungen unterstützen

Wenn Menschen im Diffusen feststecken, kann die Arbeit mit konstitutiven Leibbewegungen hilfreich sein. Konstitutive Leibbewegungen beschreiben das Befinden von Menschen, ihre Konstitution und Verfassung (Baer/Frick-

Baer 2004). Baer/Frick-Baer beschreiben folgende Kategorien konstitutiver Leibbewegungen als Polaritäten des Erlebens: (Baer/Frick-Baer, 2004, S. 69)

- eng – weit,
- gespannt – gelöst,
- lebendig – unlebendig,
- ruhig – unruhig,
- in sich wohnen – sich fremd sein,
- laut – leise,
- diffus – prägnant.

Betroffene empfinden diese konstitutiven Leibbewegungen oftmals wenig als Bewegung, sondern mehr als einen erstarrten oder verfestigten Zustand. Aus wiederholten Erfahrungen und Gewohnheiten können sich schon ab dem frühen Säuglingsalter Muster herausbilden, die konstitutive Leibbewegungen betreffen. Betroffene leiden vor allem an Mustern, die sich über Jahre und Jahrzehnte herausgebildet haben, die als harte Muster bezeichnet werden, „die es gilt in der Therapie aufzuweichen bzw. aufzutauen und flexibler werden zu lassen". (Baer/Frick-Baer 2001, S. 61) Die Erstarrung konstitutiver Leibbewegungen zeigte sich in der Therapie wandelbar, Enge konnte Weite erfahren, Spannung die Lösung, Diffuses durfte prägnanter werden.

„Ich war wie in einem Hexenkessel gefangen, ich konnte nichts mehr sehen, weder Schönes noch irgendetwas klar in meinen Problemen. Erst als ich mich um mich gekümmert habe, mich gespürt mit all meinen Gefühlen, bekam mein Leben eine neue Richtung." Frau L. malt für dieses „Jetzt" ein Haus im Grünen, mit Vögeln und Weite und gibt ihm den Titel ‚Erwachen'. (V95, Frau L., 44 Jahre)

Einige Betroffene beschrieben ihren Veränderungsprozess zwischen der Zeit vor der Therapie und ihrem Ende mit ähnlichen Begriffen wie das benannte Erwachen. Ihre Beschreibungen zeigten Anklänge an das von Fuchs leibtherapeutisch beschriebene Aufwacherlebnis, „das vielfach durch eine eigentümliche Ortlosigkeit, Verschwommenheit und fehlendes Selbstgefühl bis hin zur Entfremdung charakterisiert ist. Im Erwachen sucht der Leib nach den Fäden des Netzes, das ihn mit den vom Vortag her vertrauten Dingen des Umraums verbindet." (Fuchs 2000b, S. 43f) Damit verbunden zeigte sich ein „Einrasten" der Richtungen im Umraum und damit eine Zentrierung des Feldes - dies ermöglichte oftmals allmählich mehr Prägnanz gegenüber der Diffusität und prägte eine neuartige Erlebensqualität. Diese neue Erlebnisqualität der Prägnanz hatte nach meinen Beobachtungen Auswirkungen in den anderen konstitutiven Leibbewegungen, beschrieben sich Betroffene einhergehend als ruhiger, gelöster und sich weniger fremd seiend.

2.4.2 Vom Greifen und Be-greifen, Lehnen und Abwehren - mit primären Leibbewegungen zu Klarheit und Prägnanz

„Das ist ganz verrückt, aber seit ich mich hier in der Therapie anlehnen konnte, jemanden in meinem Rücken erlebte, konnte ich auf einmal hinschauen, was gerade abläuft, mich wehren, mal austeilen. Ich nehme nicht mehr alle Angriffe bereitwillig auf mich, ich verteidige mich, da ich jetzt jemanden im Rücken habe." (V96, Frau R., 42 Jahre)

Wenn Betroffene reflektieren, was Veränderung in ihnen ausgelöst hat, so beschreiben sie oftmals, ohne diese Terminologie zu kennen, das, was wir in der kreativen Leibtherapie als primäre Leibbewegungen bezeichnen. Primäre Leibbewegungen sind frühe, frühzeitige Bewegungen des Erlebens, die Menschen von Anfang an begleiten. Zum Konzept der primären Leibbewegungen gehören nach Baer/Frick-Baer das Tönen, das Schauen, das Drücken, das Greifen und das Lehnen (Baer/Frick-Baer 2004, S. 349). Die Arbeit mit primären Leibbewegungen zeigte sich wiederholt als verändernd und weiterbringend, sie ging einher mit dem Gewinn von Klarheit der eigenen Wahrnehmung, aber auch mit der Folge, als Person prägnanter zu werden.

Herr S. greift auf meine Aufforderung hin nach meinem Arm. Er tut es schnell und ohne Überlegung. Nun ist er aufgeregt.

„Es ist schön, zu greifen und zu spüren, da ist jemand. Früher, wenn ich zugegriffen habe, nach meiner Mutter, hat sie sofort den Griff gelöst und mir Arbeit zugeteilt. Sie war so überlastetet durch das Trinken meines Vaters, dass sie völlig überarbeitet war und das an uns Kinder weiter gab. Greifen und unangenehme Arbeit Bekommen war eins für mich! Jetzt verstehe ich auch, warum ich mich so gegen Arbeiten wehre - das lag für mich bislang völlig im Nebel. Zum ersten Mal ist Zugreifen angenehm." (V97, Herr S., 47 Jahre)

Wichtig scheint, dass Betroffene, die primäre Leibbewegungen gleichsam nach erlebten, nicht nur ihr Erleben als klarer beschrieben, sondern auch sich selbst in ihrer Außenwirkung als prägnanter. Zugleich eröffnen primäre Leibbewegungen im Pendant der passiven Form eine soziale Dimension, also beim Greifen das Ergriffenwerden, beim Lehnen das sich anlehnen Können, beim Drücken das gedrückt Werden, beim Schauen das angeschaut Werden, beim Hören das gehört Werden.

„Mein Freund sagt, dass ich irgendwie besser zu packen bin, greifbarer bin seit der Therapie. Früher konnte man sich nicht mir streiten, ich habe mich unsichtbar gemacht, habe nicht mehr gesprochen, bin verschwunden innerlich und habe gewartet, ob sich die Streitwolke irgendwie verzieht." (V98, Betroffene., 27 Jahre)

2.5 Hilfefaktor Anklang

„… I want someone who shares the loneliness with me."

My Life

When I sit alone on my chair
And there is nothing for me to do
I want someone who shares
The Loneliness with me and stay through
This is it my lonely life
You might supposed to laugh
But when you laugh, it`s like a knife
I have no one to love … no reason … For life.
(Ausschnitt aus einem selbstverfassten Rap-Song eines Betroffenen, 17 Jahre)

Betroffene haben in alkoholbelasteten Familien oft über Jahrzehnte ins Leere gegriffen, wurden weder gesehen noch gehört, sie fanden im wahrsten Sinne des Wortes keinen Anklang. Oftmals haben sie über Jahrzehnte den Eindruck gewonnen, dass Beziehung und Anklang-Finden den Preis des Selbstverlustes beinhaltet. In der Musiktherapie lässt das Medium Musik auf verschiedenste

Art und Weise Anklang ohne Selbstverlust zu, sowohl durch das Musikhören (rezeptive Musiktherapie) als auch durch das Musikmachen (aktive Musiktherapie) und das sich zwischen Musiktherapeut/innen und Klient/innen konstituierende Beziehungsband. In der leiborientierten Musiktherapie fassen wir den therapeutischen Raum als resonanzträchtigen Schwingungsraum zwischen Klient/innen und Therapeut/innen auf, der in dieser Hinsicht ebenfalls Anklang erzeugen kann. In der Therapie werden in der Beziehung zwischen Betroffenen und Therapeut/innen Erfahrungen des Nährens und Spiegelns möglich, so wie in der Person der Therapeut/in ein neues greifbares Gegenüber erlebt werden kann – diese „Dreiheit" bezeichnen Baer/Frick-Baer als Tridentität und leiten das Tridentitätsmodell als Beschreibungsmodell der Beziehungsqualität ab (Baer/Frick-Baer 2004).

2.5.1 Anklang durch Musik

Etymologisch beschreibt das Wort Resonanz „zurück-tönen" oder „antworten durch Mittönen". Diese Resonanzerfahrung ist in der Musiktherapie nicht nur auf der Beziehungsebene, sondern auch in besonderem Maße im Kontakt mit Instrumenten erlebbar. Das Instrument kann etwas ausdrücken, was Klient/innen nicht mit Worten zu sagen imstande wären, können doch neue Erlebensebenen und -qualitäten ins „Spiel gebracht" werden. „Die Musik als symbolische Gestalt beginnt dort, wo die Sprache mit ihrer Verständniskraft aufhört." (Hegi 1986, S. 152)

„Vor der Therapie war ich hinter einer hohen Mauer gefangen, alles war grau. Ich bin im Kreisen um mein Gewicht gefangen; ich hungere, ich werde immer dünner – das Leben macht kaum Sinn." Sie holt das Monochord. „Als ich in der ersten Stunde dieses Monochord angespielt habe, war das ganz unbegreiflich. Ich spürte Schwingung, ich spürte Leb – es erschütterte mich wie es mich faszinierte. Ein einziger Ton, so wenig und so vie –- die Hoffnung auf eine grüne Wiese, die Hoffnung auf Leben!" (V99, Frau E., 48 Jahre)

Hier eröffnet ein einziger Ton eine zukünftige Dimension und deren Erleben. „Mit der tönenden Verarbeitung beginnt der zukünftige Umgang mit etwas Ungelöstem." (Hegi 1986, S. 153) In der musikalischen Improvisation findet förmlich eine Verdichtung statt durch die Gleichzeitigkeit polarer Gegensätze, wie Nähe und Distanz, Realität und Irrealität usw. „Die musikalische Phantasie kann solche Kraft und Schärfe annehmen, dass sie die Realität an Deutlichkeit übertrifft." (Hegi 1986, S. 154) Hier wird prägnant, welche Ambivalenz musikalische Improvisation bei Betroffenen auslösen kann: Sie kann Sehnsüchte und Hunger nach Kontakt und Zuwendung, nach Resonanz und Anklang erfüllen, von der Realität ablenken, Flucht ermöglichen und ebenso in ihrer Deutlichkeit erschrecken, förmlich verraten und Verdecktes aufdecken.

Während in der Improvisation oder aktiven Musiktherapie oftmals ein einzelnes Instrument genutzt wird, begegnet uns in der rezeptiven Therapie eine Fülle von Instrumenten, eine Fülle von Klängen, die vielfältige Resonanzen ermöglichen oder auch wenig im Gegenüber auslösen können – immer bleibt das Resonanzgeschehen zwischen Klient/in und Musik individuell und einzigartig. Die Wirkung von Musik ist unumstritten, „doch kann sie nicht per se den Menschen heilen und sein psychisches Problem lösen, als ob man Seele und Körper nur wie ein Instrument „stimmen" müsse." (Frohne-Hagemann 2004, S. 2) Und so kann Musik Betroffenen Halt anbieten, Rahmen sein im Sinne einer Containerfunktion (Frohne-Hagemann/Pleß-Adamczyk 2004), Zeugin der erlebten Gefühlswelt Betroffener sein und Sinnzusammenhänge zwischen noch nicht bewussten Gefühls- und Gedankenfragmenten herstellen.

Raffaela bringt eine CD mit in die Therapiestunde, die ihre Lieblingsmusik sei. Sie höre immerzu das eine Stück und Mama würde sich darüber total aufregen, verlangen, dass sie die Musik ausstelle. Raffaela möchte mir das Stück vorspielen. „Wo bist du, Mama!", singt die Sängerin melancholisch und wiederholt im Refrain. Raffaela lebt von ihrer abhängigen Mutter getrennt und wartet sehnsüchtig, wieder mit ihr leben zu können. Dass die Musik eben diese Sehnsucht enthielt, war ihr noch wenig bewusst. Erst im Gespräch wird ihr deutlich, warum ihre Mutter diese Musik so wütend macht: Auf der CD wird zur Sprache gebracht, was für Mutter und Tochter ein großes Leid darstellt – die Mutter kann durch ihre Sucht Raffaelas Sehnsucht nach mütterlicher Zuwendung nicht erfüllen, möchte dies aber nicht sehen oder besprechen. In der Musik und den gesungenen Worten findet Raffaela den Anklang für ihre Sehnsüchte, der ihr in ihrer Familie verwehrt bleibt. (V100, Raffaela, 13 Jahre)

In der leiborientierten Musiktherapie wird das Hören von Musik unter leiblichen Aspekten aufgefasst, als ein Betroffene in ihrem gesamten Erleben erfassender komplexer Resonanzprozess, der Körper, Seele und Geist betrifft. In besonderem Maße wird somit durch Hören von Musik eine Verbindung zwischen Innen und Außen möglich. „Wenn es besonders gut geht, das Musikhören, sind wir ganz die Musik; sind, was wir hören. (...) Die Musik ist nicht mehr außen, sie erklingt zugleich in uns. Oder sind wir in ihr?“ (Tüpker, 2004, S. 13) Oftmals wurde Musik für Betroffene, wenn sie sie erst einmal für sich entdeckt hatten, zu einer neuen inneren Heimat, führte zu einem Gefühl, mehr in sich zu wohnen.

2.5.2 Anklang in der therapeutischen Beziehung

Wenn Betroffene in die Therapie kommen, haben sie meist Beziehungserfahrungen unterschiedlicher Art hinter sich: Gemeinsam ist ihnen, ob Kindern oder Erwachsenen, dass sie mit ihren ersten und nächsten Bezugspersonen belastende Erfahrungen gemacht haben, die in alle weiteren Beziehungen massiv hineinspielen können, bis hin zur Unfähigkeit, erneut Beziehungen einzugehen. Auch die therapeutische Arbeit ist durch diese Erfahrungen maßgeblich bestimmt. Immer auch müssen sich Therapeut/innen bewusst sein, dass sie für Kinder aus alkoholbelasteten Familien, aber ebenso für betroffene Erwachsene, auch Vertreter und Stellvertreter einer Erwachsenen-Welt sind, in denen ihnen Leid zugefügt wurde. In der Erwachsenentherapie rückt der rückwärtige Blick auf die Eltern oftmals in den Mittelpunkt der Arbeit, während aktuelle Resonanzen (auch im Sinne von Übertragungen und Gegenübertragungen) maßgeblich Einfluss nehmen können und zur Bearbeitung anstehen. „Wer jahrelang nicht schwingen durfte und keine Resonanz erfahren hat, dessen Resonanzbereitschaft ist reduziert, muss ‚heruntergefahren' worden sein.“ (Baer/Frick-Baer 2004, S. 246) In der Arbeit mit Kindern begegnen uns Betroffene, die nicht aus diesem System gelöst sind – für diese Kinder zeigt sich Resonanzlosigkeit als Coping, die sie belastende Situation zu überstehen. Sie stellen Therapeut/innen mit dieser Resonanzlosigkeit häufig vor Herausforderungen. In der Therapie endlich Anklang zu finden, ist für viele Betroffene von zentraler Bedeutung, „Anklang zu fühlen macht die eigene Daseinsberechtigung für uns fühlbar und konkret erlebbar.“ (Gindl 2002, S. 15) Betroffene, die oftmals über Jahre und Jahrzehnte in ihren Familien erzwungenen und blockierenden Resonanzen ausgesetzt waren, brauchen in der Therapie vor allem eine neue Resonanzerfahrung.

„Es war sehr ungewöhnlich für mich, dass ich etwas sage und jemand darauf eingeht. Früher habe ich meistens etwas gesagt und niemand schien hinzuhören, niemand schien etwas von mir hören zu wollen – schon gar nicht die Wahrheit. So habe ich irgendwann geschwiegen und war ein stummes Kind. Dieses Echo hier hat mir Mut gemacht, etwas zu äußern." (V101, Frau P., 47 Jahre)

In der Arbeit mit Kindern tut sich eine besondere Schwierigkeit auf: Es gilt, die sie belastenden Eltern zugleich zu identifizieren, um die eigene Sicht des Kindes und die subjektive Wahrnehmung seines Leidens möglich werden zu lassen, und zugleich mit den Eltern förderlich im Sinne des Kindes zu kooperieren. Hier begeben sich Therapeut/innen in heikle Bereiche zwischen Aufdecken, Mitspielen, Ohnmacht, Verrat und Loyalität, wo sie gleichsam als „Fels in der Brandung" sicher das Rettungsseil zum Betroffenen halten sollten. „Das gilt besonders für schmerzliche und abgewehrte Erfahrungen. Gerade dann, wenn nie über damit verbundene belastende Erfahrungen und Anstrengungen gesprochen wurde, weil u. U. die Bindungspersonen selbst Auslöser für starke negative Gefühle sind und waren, braucht der Patient eine emotionale sichere Basis, um die meist schmerzliche Realität erneut explorieren zu können. Die sprachliche Darstellung seiner negativen Gefühle und des Umgangs damit kann durch den Therapeuten gefördert werden und zu neuen Reflexionen seiner Erlebnisse führen." (Buchheim 2005, S. 86f) In der kreativen Arbeit gehen wir über dieses Verbalisieren hinaus und ermöglichen Erfahrungen und Verwandlungen mit kreativen Medien, die entstehen können, wenn eine erste Basis des Vertrauens und der Sicherheit zwischen Therapeut/in und Klient/in geschaffen ist. Zuverlässigkeit, Mitgefühl, Mitschwingen und Wertschätzen wurden von den Betroffenen wiederholt als förderlich für anschließende Veränderung und neuen Aufbau von Beziehung beschrieben.

„Der Patient oder Klient soll ein Bild von sich aufbauen, im dem er sich selbst als liebenswert sieht und die für ihn wichtigen anderen als bereit, ihm Zuwendung zu geben. Wenn die bisherigen Erfahrungen einem solchen Bild widersprechen, dann könnten neue Erfahrungen nur in Beziehungen mit sicheren Bindungsqualitäten zu neuen Bewertungen alter Erfahrungen führen." (Grossmann/Grossmann nach Buchheim 2005, S. 86f) Die unsicheren Vorerfahrungen der Betroffenen führen dazu, dass Therapeut/innen eine große Beziehungssicherheit anbieten sollen, die von Klient/innen wieder und wieder misstrauisch beäugt, infrage gestellt und geprüft wird.

2.5.3 Die Suche nach Zugehörigkeit – Anklang finden

„In meiner Zukunft gibt es keinen Streit mehr. Die Zukunft ist der Regenmacher." Nicole spielt lang anhaltend, vorsichtig und achtsam. „Ich bin endlich ruhig, weil der Streit zwischen allen aufgehört hat und Papa und ich richtig zusammen sind. Wir sind eine richtige kleine Familie." (V102, Nicole, 15 Jahre)

Zugehörigkeit zu finden, zeigte sich als ein zentrales Anliegen Betroffener, das ihnen selbst oftmals wenig bewusst ist. Das Mittragen der familiären Tabuisierung führt bei Betroffenen zu einem Grundgefühl von Einsamkeit, dem Eindruck, anders zu sein als andere Menschen. Die fehlende familiäre Zugehörigkeit kann zu einem chronischen Suchen nach Bindung und Gruppen außerhalb der Familie führen. Aus dem Erleben von Zugehörigkeit in anderen Systemen außerhalb der Familie schöpfen Betroffene manchmal das, was sie zu Hause wenig oder gar nicht bekommen können. Auch Vereine, Clubs, Jugendgruppen etc. können einen wichtigen Platz im Leben Betroffener einnehmen, einen Ort der Zugehörigkeit darstellen und ermöglichen, ein Stück ungelebtes Leben im anderen System nachzuholen.

„Ab der 3. Klasse bin ich regelrecht von zu Hause geflüchtet. Ich war im Fußballverein, war ziemlich erfolgreich, musste jeden Tag trainieren. Im Spiel habe ich alles vergessen, was in meiner Familie los war. Mein Trainer und die anderen aus der Mannschaft waren zunehmend mein Zuhause." (V103, Herr S., 47 Jahre)

Gerade weil die häusliche Szene oft durch tabuisierte Dinge belastet ist, vermeiden manche Eltern Kontakte nach außen und ermuntern ihre Kinder eher zu einem „Eigenbrötlertum", das sie selbst nur in Rauschkontakten unterbrechen. Ebenso kann es neben fehlenden Zugehörigkeitsgefühlen auch zu extremen Bindungen und Zugehörigkeitszwängen in der eigenen Familie kommen (ich erinnere an das Trutzburg-Modell zur Diagnostik).

Gruppenangebote sind in der Arbeit mit Betroffenen oftmals neben der Einzeltherapie von zentraler Wichtigkeit, um hier das Knüpfen von sozialen

Netzen zu erlernen, neue Rollen zu erproben, sich und andere in einem neuen Kontext anders zu erleben, Anklang in Gruppen zu finden.

2.5.4 Anklang im musikalischen Dialog – das Tridentitätskonzept

„Einmal, als ich aus meiner Kindheit erzählte, ging es mir schlecht. Am Ende der Stunde hat die Therapeutin für mich gesungen, diese Klänge tragen mich bis heute." (V104, Frau N., 38 Jahre)

Wenn Betroffene in die Musiktherapie kommen, haben sie eine unterschiedliche Beziehung zu Musik. In der vorliegenden Untersuchung verfügte nur eine Person über musikalische Vorerfahrungen – das mag zufällig sein, vermutlich ist aus den bereits beschriebenen Gründen der Zugang zu Musik schwierig. Wenn Betroffene Musik jedoch für sich entdeckt hatten, wurde diese besonders bereichernd und tiefend erlebt; konnte Fehlendes und Mangel ausgeglichen und Anklang erlebt werden. Der musikalische Dialog bietet in besonderem Maße Resonanzerfahrungen – gleichzeitiges Erleben von eigenem Klingen und die Erfahrung, mit einer anderen Person zusammen zu schwingen: Ich spiele, was ich fühle, und bekomme zugleich ein Echo, was eine andere Person fühlt und erlebt. So kann ein interaktiver Tanz zwischen Klientin und Therapeutin auf verschiedenen Ebenen entstehen, in dem Betroffene etwas über sich erfahren und zugleich üben, in lebendigen Kontakt mit anderen Menschen zu treten. „Jede Improvisation ist ein Experiment der Selbstwahrnehmung und Grenzüberscheitung." (Hegi 1997, S. 158) Betrachten wir, wie von Baer/Frick-Baer angeregt, musikalische Dialoge unter Tridentitätsaspekten, so rücken die drei Qualitäten Nähren und Genährt-Werden, spiegeln und Gespiegelt-Werden und Gegenüber-Sein in den Fokus der Aufmerksamkeit (Baer/Frick-Baer 2004).

„Das Wichtigste in der Therapie war für mich, dass ich endlich Musik machen konnte – ich habe zu Hause nie Instrumente gehabt. Zusammen trommeln, geil! Ich hatte, als ich jünger war, einen riesigen Hunger – ich wusste nie, wonach – erst seit ich Schlagzeug spiele, werde ich hin und wieder satt." (V105, Betroffener, 17 Jahre)

Es zeigten sich individuelle Unterschiede, jedoch gemeinsame Tendenzen. Betroffene zeigten eine generelle „Unterernährung", die in Anbetracht der familiären Belastung nicht verwundert. Viele Betroffene haben sowohl emotionale Zuwendung als auch regelmäßige Fürsorge oftmals über viele Jahre entbehren müssen. Hier kann aktives Musizieren nachnähren.

Ebenso zeigte sich ein genereller Spiegelungsmangel, der sich in einer allgemeinen Lebensverunsicherung und im Fehlen des Zugangs zum inneren Ort der Bewertung manifestierte. „Nirgendwo zeigt sich so deutlich wie bei den Spiegelsystemen, welche Bedeutung zwischenmenschliche Beziehungen für die Biologie unseres Körpers haben." (Bauer 2006, S. 59f) Gerade in belasteten Familien haben sich starre Muster eingefahren. „Bestimmte Mitglieder der Familie haben die Rolle, regelmäßig fühlen zu sollen und zu müssen, während andere das Vorrecht in Anspruch nehmen, Empathie zu empfangen." (Bauer 2006, S. 149)

In der therapeutischen Arbeit einen Spiegel zu bekommen, oftmals für die geheime Ebene des Erlebens, wirkte offenbar verändernd. Betroffene sind oft jahrelang überhört und übersehen worden oder einem Zerrspiegel ausgesetzt. Ihnen wurde kaum gespiegelt, wie sie sind, sondern vor allem, wie sie empfinden und sein sollten.

„Als ich zu meinem Körperbild ein musikalisches Sharing gehört habe, war das sehr beeindruckend für mich. Ich hörte mich, meine Seiten, die nie sein durften. Ich hörte meine Schatten. Ich war fassungslos, als sähe ich mich zum ersten Mal im Spiegel." (V106, Herr I., 30 Jahre)

Auch das Fehlen eines verlässlichen elterlichen Gegenübers, das chronische Ins-Leere-Laufen, kann in musikalischen Dialogen verwandelt werden und einen neuen Anklang finden. Betroffene, denen in ihren Familien wenig Wohlwollen für ihre Autonomie entgegen gebracht wurde, erleben manchmal zum ersten Mal, dass Begegnung nicht Zerstörung und Vernichtung bedeutet.

„Als die Therapeutin begann mitzuspielen, bin ich zutiefst erschrocken: Ich dachte, jetzt wirst du hier auch an die Wand gespielt und nieder getrommelt wie früher. Es war schön zu erleben, dass andere begleiten können." (V107, Frau N., Betroffene, 39 Jahre)

Musikalische Dialoge bieten vielfältige Möglichkeiten des Anklangs: Eigenes zu entdecken, auszudrücken, dem Eigen-Sinn zu folgen und dafür ein Echo zu erhalten, wirkte Identität stiftend.

„Als ich in der Therapie Musik gemacht habe, habe ich zum ersten Mal gespürt, dass es mich gibt." (V108, Sammy, 14 Jahre)

2.6 Hilfefaktor De-Parenting

„... das erste Mal, dass ich ... mir helfen lasse." (Vignette V109)

Während einer Imagination mit der R.L.M. -Methode reist der 14-jährige Sammy imaginär in ein fremdes Land. Hier trifft er einen alten weisen Mann, den er um Rat zu seiner augenblicklichen Situation fragen kann. Er erzählt anschließend: „Ich konnte dem alten Mann helfen, er war froh, dass ich kam, weil er konnte sein Holz nicht mehr tragen und fühlte sich so alleine. Da habe ich ihm seine Wohnung aufgeräumt und Feuer gemacht und er konnte mir auch mal alles erzählen, was ihn so belastet." Ich frage, ob er denn auch etwas von dem weisen Mann bekam. „Nee!", sagt Sammy, „Ich helfe meistens den anderen, auch den Erwachsenen." Nach einigem Überlegen sagt er: „Hier in der Therapie ist es das erste Mal, dass ich zugebe, Probleme zu haben und mir helfen lasse." (V109, Sammy, 14 Jahre)

Betroffene, die in alkoholbelasteten Familien aufwachsen, mussten oftmals zu früh Verantwortung übernehmen. So sehr sie dadurch an Führungs- und Leitungskompetenz gewinnen können, so hoch muss auf der anderen Seite der Preis für das zu frühe Erwachsensein angesiedelt werden. „Um die Kindheit betrogen", wählte die Therapeutin Janet Woititz als Titel für ihr bekanntes Buch über erwachsene Kinder von Alkoholikern (Woititz 1990). Betroffene haben kaum die Erfahrung gemacht, einfach Kind zu sein, unbeschwert zu spielen und dass jemand, hinter ihnen stehend und schützend, für sie sorgt – hier ergibt sich eine wesentliche Aufgabe einer Therapie im Sinne des AWOKADO-Konzeptes.

Betroffene übernehmen in ihren Familien häufig eine wenig kindgerechte, sie überfordernde Rolle (Rennert 2001, Woititz 1990), während Erwachsene die elterliche Aufgabe nur unzulänglich oder nicht ausfüllen. De-Parenting im Sinne des AWOKADO-Konzeptes meint die Stärkung von kindlichen Anteilen, auch in betroffenen Erwachsenen, und ein wenngleich oftmals zeitlich begrenztes und partielles Aussteigen aus dieser Erwachsenenrolle. Dies erscheint nach den Ergebnissen dieser Arbeit vor allem durch zwei Aspekte möglich: durch Spielen und das Schaffen von Spielraum sowie das Erleben von therapeutischer Elterlichkeit in Form von Schutz und Fürsorge.

2.6.1 Spielen und Spielraum

Spiel ist ein grundlegendes Element kindlicher Entwicklung. „Schließlich kann das Kind im Spiel die Realität verändern und dadurch eigene Bedürfnisse und Anliegen befriedigen." (Plahl/Koch-Temming 2005, S. 85) Für Kinder und erwachsene Betroffene ist dieses Befriedigen der kindlichen Bedürfnisse im Spiel eine Seltenheit, gibt es doch oftmals zu Hause mehr belasteten Raum als angemessenen „Spielraum". Wer kontrollieren muss, ob und wie viel der Vater gerade trinkt, wer ängstlich schielt, ob Mutter bei zu lautem Spielen zornig werden wird und sich mit der Rotweinflasche verzieht, wird kaum unbeschwert spielen können. Erwachsene Betroffene haben oftmals den Zugang zu Spielerischem verloren.

Frau S. sitzt am Klavier. Sie fühlt sich kraftlos, unter großem Druck und hat den Eindruck, dass ihr ihre Kraft immerfort verloren gehe, da sie sie unterdrücke. Ich lade Frau S. ein, ihre Kraft an das Klavier zu geben. Frau S. sitzt erstarrt. „Ich kann nicht Klavier spielen. Ich kann überhaupt nicht spielen ... und das erschüttert mich gerade." Frau S. Vater ist Alkoholiker, solange sie denken kann. Frau S. leidet augenblicklich darunter, dass sie nicht mehr arbeiten möchte, während sie sich zugleich langweilt und auch dringend Geld benötigt. „Mein Vater", erzählt Frau S., „hat nur gearbeitet. Von frühester Kindheit an. Als er einmal als Schulkind auf den Fußballplatz gelaufen ist, hat sein Vater, also mein Opa, ihn durch das ganze Dorf prügelnd zurück an die Arbeit geholt. Mein Vater hat darüber nie gesprochen, Leichtigkeit hatte er nur, wenn er trank. Ich bin ihm sehr dankbar, dass er uns Kinder spielen ließ, manchmal. Natürlich habe auch ich von Kindes Beinen an im elterlichen Betrieb gearbeitet – es gab nie Ferien. Aber immerhin weiß ich noch, was Spielen ist, während es meinem Vater ganz verboten war. Ich hatte immer Sehnsucht nach Spielen oder einfach Freihaben – meine Ferien waren von morgens bis abends, manchmal auch nur bis nachmittags Arbeit. Aber das war normal." Frau S. kann im

Nachfolgenden großes Mitgefühl für die Geschichte ihres Vaters äußern – für ihre eigene kindliche Erfahrung kann sie wenig Mitgefühl aufbringen. Aber Klavier spielen mag sie, jetzt und hier, und tut das lang andauernd, mit großer Begeisterung. „Ich glaube, ich fühle mich zum ersten Mal richtig leicht! Mein Druck ist weg", sagt Frau S. (V110, Frau S., 37 Jahre)

In auffallend vielen alkoholbelasteten Familien sind Spielinteresse, damit einhergehend auch Leichtigkeit und Ausdruck verloren gegangen. Vielen Alkoholikern ist Spielen und kindliche Leichtigkeit etwas, was sie nur über den Alkohol herstellen können. Diesen Erlebensverlust drohen sie an ihre Kinder weiterzugeben. Oftmals bis ins hohe Erwachsenenalter leiden Betroffene unter diesem Mangel. Bei Frau S. führte der frühkindliche Verlust des Spielerischen zu einer generellen Antriebs- und Impulslosigkeit. Das permanente Auf-der-Hut-sein-Müssen vor Ausbrüchen und Stimmungswechseln des Alkoholikers lässt zudem eine Haltung der permanenten Impulskontrolle entstehen, die oftmals spielerischen Aktivitäten entgegensteht.

Dem Spielen kommt in der Musiktherapie eine große Bedeutung zu, hier wird keine klare Trennlinie zwischen Spiel und Musikmachen gezogen (Plahl/Koch-Temming 2005). „Kinder nutzen Instrumente einerseits funktionsgerecht, andererseits aber auch zweckentfremdet zur szenischen Darstellung." (Plahl/Koch-Temming 2005, S. 90) Betroffene Kinder kennen es oft nicht, dass jemand mit ihnen spielt. „Sie haben zu Hause keine Gelegenheit, sich auszuprobieren und sind zusätzlich damit belastet, über die Suchterkrankung in der eigenen Familie Stillschweigen bewahren zu müssen." (Risse 2004, S. 5) In der Kindertherapie faszinierten vor allem Fiktions-, Illusions- und Rollenspiele (Phantasiespiele), die, in Kombination mit Musik eingesetzt, entlastend wirkten. So erstaunt es nicht, dass gerade betroffene Kinder nachträglich das Spielen und Musikmachen als hilfreich in ihrem therapeutischen Prozess beschrieben.

„Mittwochs stehe ich gerne auf, dann weiß ich, dass ich die Musikgruppe habe. Ich freu mich auf die Instrumente und die anderen – ich hätte gern jeden Tag Mittwoch. Die Musik hilft, dass ich auch mal was Spaß habe." (V111, Andrea, 11 Jahre)

2.6.2 Schutzraum Musiktherapie

In der Säuglingsforschung wies man nach, dass schon zwei Wochen alte Säuglinge über einen Schutzraum (Facespace) verfügen (Beebe nach Brisch, 2006). Wenn in diesen eingedrungen wird, beantwortet der Säugling dies mit ihm zur Verfügung stehenden Unmutsäußerungen. Dieser Schutzraum geht Betroffenen in alkoholbelasteten Familien oft allzu früh verloren.

„Es gab nirgendwo einen sicheren Ort für mich. Ich habe auch kein eigenes Zimmer. Ich muss ja auch immer aufpassen, ob gerade nicht was passiert oder Papa wieder anfängt zu trinken. Der Therapieraum war der erste Ort, wo ich ganz sicher war und danach das Gefühl hatte: Mir kann nichts mehr passieren, wenigstens an diesem Tag nicht.“ (V112, Betroffener, 14 Jahre)

Der Therapieraum, das therapeutische Setting, kann als Schutzraum für Betroffene fungieren – wenn ausreichend Schützendes angeboten wird. Zu diesem Schutz gehört die Akzeptanz der Grenzen der Klient/innen, die diese oftmals in ihrer Therapie zum ersten Mal entdecken dürfen.

Beim gemeinsamen Malen an einem Bild zu eingespielter Musik bleibt die 13-jährige Raffaela ganz in ihrer Ecke des Blattes. Als ich in ihre Richtung male, mich ihr malend nähere, gestaltet sie einen Zaun um ihren Teil des Bildes: „Ich muss mich jetzt mal was abgrenzen, nicht mehr immer so mit anderen und für andere. Ich mein das nicht böse, ich mag sie gerne.“ (V113, Raffaela, 13 Jahre)

Um einen Schutzraum zu entwickeln, benötigen Betroffene Unterstützung ihres Empfindens und Erlebens, ein Recht, sich zu verschließen und „Nein“ zu sagen (auch zu therapeutischen Angeboten) sowie die Erfahrung des Gestaltens und Nutzens von Schutzräumen in kreativtherapeutischer Arbeit. Insofern gehört die Arbeit mit Bedeutungsräumen und ihre entsprechende Stärkung ebenso unerlässlich zur helfenden Therapie Betroffener wie das Bauen von Schutzinseln und Höhlen, in die sie sich zurückziehen dürfen. Dieser Rückzugsort als Erfahrung von Sicherheit im therapeutischen Raum ist für viele Betroffene Voraussetzung, um etwas von innen nach außen zu bringen.

„Für mich war es ganz wichtig, stundenlang in meiner Höhle zu sein – endlich nichts müssen, niemand, der was von mir will und fordert. Lasst mich doch endlich in Ruhe, habe ich zu Hause oft gedacht. Endlich in der Höhle – nur die Kalimba und ich." (V114, Betroffener, 17 Jahre)

Auch das Hören von Musik konnte gleichsam als Schutzraum erlebt werden. Einmal in der Therapie entdeckt, wurde es oftmals von Betroffenen selbst als Arbeitsmethode vorgeschlagen und auch zu Hause weiter angewendet.

„In der Therapie habe ich das Musikhören für mich entdeckt – ich tauche ein, ich tauche ab – ich bin sicher." (V115, Herr I., 30 Jahre)

2.6.3 Erlebte Ersatzelterlichkeit – Fürsorge in der Therapie

„Manchmal frage ich mich, was hat dich geheilt, wie war es möglich, aus all dem Furchtbaren auszusteigen: Ich glaube, die unbedingte Zuwendung meiner Therapeutin, ihr Zutrauen zu meiner Wahrnehmung, ihr Zu-mir-Stehen, hat sich wie eine Schutzhülle um mich gelegt. Ich glaube, das hat mich gerettet." (V116, Frau P., 47 Jahre)

Damit der therapeutische Ort als Schutzraum erlebt werden kann, muss das schützende Element auch in der therapeutischen Beziehung einen Platz haben. Auch wenn eine Wiedergutmachung, ein wirklicher Ersatz für die früheren Eltern- und Beziehungserfahrungen in der Therapie wie auch im realen Leben kaum möglich scheint, kann die Bedeutung der therapeutischen Beziehung für Betroffene, die in alkoholbelasteten Familien ungute Bindungserfahrungen gemacht haben, als nicht hoch genug eingeschätzt werden. Dies gilt insbesondere in der Arbeit mit Kindern und Jugendlichen. Hier müssen Therapeut/innen, im Sinne einer wohlverstandenen Parteilichkeit für Betroffene, schützend gegenüber dem Familiensystem agieren. Aber auch für betroffene Erwachsene, die an Bindungen gelitten haben, spielt die therapeutische Beziehung in ihrer Schutzfunktion eine wesentliche Rolle, wobei es vor allem um die Wiederbelebung oder Entwicklung eines sicheren inneren Arbeitsmodells von Bindungen zu gehen scheint.

2.7 Hilfefaktor Offenheit und Öffnung

„Der größte Augenblick in der Therapie war, als ich einen Ton aus meinem Inneren in den Raum summen konnte. Ich glaube, ich hatte noch nie etwas von mir, etwas wirklich persönliches nach außen gelassen. Es bleibt ein Traum, in der Zukunft mit anderen zu singen.“ (V117, Frau E., 42 Jahre)

Wenn Menschen im Tabu verstrickt sind, braucht es Wege, das, was sie bewegt nach außen zu bringen – das betrifft nicht nur Tabuisiertes, sondern den Aus-Druck des gesamten Erlebens Betroffener. Als wesentlich zeigte sich, dass Therapie im Sinne des AWOKADO-Konzeptes einen Weg von innen nach außen unterstützte. Um diese Öffnung zu ermöglichen, erforderte es Offenheit: sowohl in der Gestaltung des therapeutischen Prozesses als auch Offenheit in der Haltung der Therapeut/in. Es zeigte sich als hilfreich, keinen festgelegten Therapie-„Fahrplänen“ zu folgen, sondern jeweils den durch die Klient/innen eingebrachten Impulsen zu folgen. Vertrauend auf ihre Weisheit, ihre Kompetenz, gestaltete sich genuin der Prozess – Klient/innen beschreiben dies als einen Aspekt, durch den sie sich ernst genommen fühlten: Dadurch wurde Öffnung möglich. Häufig wurde das „Sich-endlich-ausdrücken-Können“ als befreiend erlebt.

2.7.1 Offenheit als therapeutische Haltung

Offenheit meint nicht Wahllosigkeit. Im AWOKADO-Konzept wird Offenheit sowohl verstanden als grundlegende Haltung Klient/innen und ihren Impulsen gegenüber, als auch als Offenheit gegenüber verschiedenen Medien, als auch als Offenheit im Ablauf des therapeutischen Prozesses, abseits einer festgelegten Rezeptur: Offenheit meint individuelle Hinwendung.

Da Betroffene in der Regel schmerzhafte Erfahrungen im Kontext von Wertung und Bewertung gemacht haben, zeigte es sich als grundlegend, nicht bewertend zu agieren. Hier zeigte sich die Verwendung von Sharings (Ich-Botschaften) hilfreich. In Sharings können Therapeut/innen eigene Bilder, Gefühle und Empfindungen in den Prozess einfließen lassen, in Resonanz treten und zugleich verdeutlichen, dass es sich um ihre subjektive Regung, nicht aber um allgemeingültige Bewertungen handelt.

„Ich dachte, ich komme in die Therapie und da sitzt dann jemand, der mir sagt, was ich tun und lassen soll, damit meine Probleme weggehen. Aber ich durfte hier einfach sein wie ich bin – das tat gut!" (V118, Nora, 14 Jahre)

Gerade die Arbeit mit und in der Tabuisierung erfordert selektive Offenheit. Dieser Begriff aus der Themenzentrierten Interaktion wurde von Ruth Cohn geprägt: Nicht alles, was wahrgenommen wird, muss gesagt werden, aber alles, was gesagt wird, sollte authentisch und wahrhaftig sein (Cohn/Farau 1995). Für Betroffene ist diese Wahrhaftigkeit von großer Bedeutung, sind sie doch von Menschen, die die Wahrheit verzerren, alltäglich umgeben. Zu dieser selektiven Authentizität gehört auch, dass das, was Therapeut/innen an Synchronem und Geheimem wahrnehmen, nur insoweit in den Prozess einbringen, wie es für Betroffene (in ihrem System) verkraftbar ist. Eine Therapie mit Betroffenen kann auch verändernd wirken, wenn das Tabu nur selten oder am Rande Thema war – wesentlicher scheint, Erlebensmuster zum Vorschein kommen zu lassen und zu wandeln – dies kann in einer Atmosphäre der Offenheit gelingen. Dazu gehört, aus Gesagtem und Erfahrenen nicht unmittelbaren Handlungsdruck abzuleiten – auch und gerade Kinder benötigen angefragte Einverständniserklärungen, dass etwas, wenn auch in ihrem Sinne, getan und an Eltern oder andere Stellen herangetragen werden darf.

2.7.2 Öffnung: Klänge von innen nach außen

„Von Kindesbeinen an hat mich das Singen gerettet. Ich habe mir Gegenstände als Mikrophon vorgestellt und lauthals gesungen. Die Schrecken meiner Welt versanken unter Schlagertexten, die mir Mut machten, mich trösteten. Ich träumte davon, Sängerin zu werden. Bis heute kann ich beim Singen in eine andere Welt tauchen, völlig ruhig werden, wenn es um mich herum tobt. Das habe ich in der Therapie wiederentdeckt." (V119, Frau I., 48 Jahre)

In der Arbeit mit Kindern und Erwachsenen aus alkoholbelasteten Familien rankt sich vieles um die Richtungsleibbewegung ‚Hinein-Hinaus', ein Wechselspiel von Eindruck und Ausdruck, wie sie in der Ausdrucksforschung untersucht wird (Knill in Decker-Voigt 1996a, S. 37). Das Zurückhalten und Sich-Verschließen ist für viele Betroffene nicht nur etwas, was sich auf die Tabuisierung bezieht, sondern Zurückhaltung kann bei chronifizierter Belastung schleichend zu einem anstrengenden Grundmuster ihres Erlebens werden, das den gesamten Leib betrifft. „Muskelbewegungen sind ein wesentlicher Teil jedes Austauschs mit unserer Umgebung. Durch Bewegungen äußern wir Gefühle, manipulieren und gestalten wir die Umwelt, treten wir zu anderen in Beziehung und reagieren auf sie, schaffen und verändern wir Grenzen und verteidigen unsere organismische Integrität." (Kepner 1999, S. 44) Um ein Gefühl zu erleben, muss es auch bewegt werden. Wenn Worte noch nicht vorhanden sind, die Schwere des Erlebten nicht be-greifbar und zumutbar ist, braucht es andere Kanäle, Belastendes nach außen zu bringen; braucht es das gesamte Menü des kreativtherapeutisch-künstlerischen Angebots. Alles, was Betroffenen hilft, ihr Inneres zu entlasten, ihnen Druck nimmt, ist im Sinne des AWOKADO-Konzeptes ein geeignetes Mittel der Wahl. In diesem Sinne finden wir im Arbeitsfeld der alkoholbelasteten Menschen eine implizierte Indikation zum sprichwörtlichen „Aus-druck", wie sie auch in den intermedialen Ansätzen der kreativen Leibtherapie, der leiborientierten Musiktherapie und Ausdruckstherapie wieder zu finden sind. „Unter Ausdruckstherapie versteht man eine therapeutische Verfahrensweise, welche das gesamte Spektrum der künstlerischen Ausdrucksformen und alle Kommunikationsmedien im Sinne einer multimedialen Psychotherapie mit einbezieht." (Knill 1996b, S. 38) Im Zentrum dieser Methodensuche stehen betroffene Kinder und Erwachsene aus alkoholbelasteten Familien, dem Bemühen folgend, ihnen vielseitigen Spielraum, offen für Überraschungen, Unsagbares und Unerwartetes, zur Verfügung zu stellen. Knill verweist auf Kristallisationseffekte verschiedener Medien hin und bezeichnet Wechsel dieser Medien als intermediale Transfers, Überführungen, also Verfahren, „welche innerhalb des therapeutischen Prozesses den Wechsel von einer Kunstgattung (wie z. B. Musik) in eine andere überführt (z. B. Tanz), ohne den Ausdrucksfluss zu unterbrechen." (Knill 1996c, S. 186f) In der vorliegenden Forschungsarbeit zeigte sich, dass der Wechsel des Mediums, auch innerhalb einer Sitzung, den Ausdrucksfluss förderte statt hinderte. Was nicht klingen konnte, konnte aber gestaltet werden usw. Die bereits geschilderte ambivalente Haltung Betroffener gegenüber dem Medium Musik erfordert achtsamen und dosierten, in der Resonanz der Therapeut/in erspürten Einsatz. Dies lässt oftmals aktive Musiktherapie mehr in den Hintergrund der therapeutischen Arbeit geraten, bis sie verkraftbar erscheint, und rückt die Arbeit mit rezeptiver Therapie und/oder anderen Medien in den Fokus. Dazu gibt es bislang kaum Forschung, lediglich angewandte Praxeologie (Kapteina/Kröger 2004). Therapie im Sinne des AWOKADO-Konzeptes würdigt Betroffene als kompetent für ihr Leiden und den ihnen entsprechenden Weg des selbst bestimmten „Aus-Drucks" – im Konzert mit Offenheit wird Öffnung möglich.

3

Musiktherapeutische und intermediale Methoden als Zugang zur Innenwelt Betroffener

Wenn Therapeut/innen mit Kindern und Erwachsenen aus alkoholbelasteten Familien arbeiten, so wirft dies viele Frage und Probleme auf. Gerade die häufig an den Tag gelegte Haltung des „Es ist nichts“ oder „Ich habe eigentlich kein Problem“ erschwert therapeutische Arbeit enorm, wird diese doch zu einem permanenten Balanceakt zwischen zu akzeptierender Copingstrategie und ersehnten, oftmals unerlässlichen, notwendigen Veränderungswünschen Betroffener. Daraus leitet sich eine Arbeitsweise ab, die eine besondere Verzahnung von Beziehung und Methodik erfordert, rückt sie auf therapeutischer Seite doch ein besonderes Gespür für synchrone (geheime) Resonanzen in das Zentrum der Arbeit und erfordert auf dieser Basis einen Pool an spezifischen Methoden, klientengerecht zum angemessenen Zeitpunkt ausgewählt und eingesetzt. Diese sollen einerseits einen Zugang zur Innenwelt ermöglichen, um Verschüttetes, Bedrückendes von innen nach außen fließen zu lassen, zugleich aber auch genügend Sicherheit und Stabilität vermitteln. Es gilt somit, das filigrane und sensibel abgestimmte Duo Beziehung/Medium feinsinnig, angemessen dosiert im Sinne des AWOKADO-Konzeptes, sich wechselseitig befruchtend, einzusetzen: Beziehung bildet die Grundlage, medial zu arbeiten, die mediale Arbeit ermöglicht wiederum Beziehung, Entwicklung und Veränderung. Die von mir angewendeten und zum Teil für diese Klientel neu entwickelten Methoden möchte ich im Folgenden ausführlicher in der Anwendung vorstellen: In meiner Tätigkeit als Ausbildungsleiterin sowie in supervisorischer Arbeit zeigte sich wiederholt, dass es Therapeut/innen oftmals an der konkreten Umsetzung des „Wie“, also an einer für diese Klientel geeignete Methodik fehlte.

Um zu verdeutlichen, wie individueller Prozess, synchrone Resonanzen und Methodenauswahl ineinander greifen, möchte ich eine Einzelarbeit ausführlich vorstellen.

3.1 Zum Beispiel Anna – musiktherapeutische und intermediale Methoden in der Arbeit mit betroffenen Kindern

Ich möchte am Beispiel der Arbeit mit der 12-jährigen Anna (Alter bei Therapiebeginn) wichtige Methoden für die Arbeit mit Betroffenen demonstrieren. Ich werde in dieser Beschreibung den Schwerpunkt der Betrachtung auf eben diese Methoden legen und dabei Beziehungsaspekte und andere Aspekte der Betrachtung nur insoweit schildern, wie sie für das Verständnis des Verlaufes und die Wahl der Methode entscheidend waren. Ich habe die Arbeit mit Anna ausgewählt, weil hier einige für die Arbeit mit Betroffenen typische Elemente zutage treten:

- Anna kommt auf eigenen Wunsch, nach Anraten ihrer Lehrerin, zur Einzeltherapie in die freie Praxis. Ich kenne Anna bereits aus einem gruppentherapeutischen Angebot.
- Über elterlichen Alkoholismus ist im Vorfeld nichts bekannt, Anna fällt in ihrer Schule als „schwierig, unmotiviert, motzig und weit unter ihrem Leistungsniveau bleibend" auf – der Grund bei der Anmeldung zur Musiktherapie ist somit ein anderer als die Alkoholbelastung.
- Anna macht nicht gerne aktiv Musik, sie hört zu Beginn der Therapie selten Musik, beachtet diese auch kaum, hat keine „Lieblingsmusik".
- Der Verlauf birgt Überraschungen und Unvorhergesehenes.

Die Therapie verlief über 15 Monate bei wöchentlicher Therapiefrequenz, unterbrochen von Ferienzeiten und Krankheit. Für die Darstellung habe ich Sitzungen ausgewählt, in denen Wichtiges für den Prozess passierte und neue Methoden eingesetzt wurden. Ich habe mich entschieden, den jeweils im Anschluss aus meinem Gedächtnis heraus protokollierten Verlauf breiter darzustellen, da ich die jeweilig sich entwickelnden Resonanzen und Sharings, unsere Beziehung, für wesentlich bei der Auswahl der Methode und Arbeitsweise erachte – ich halte den Verlauf mit Anna für individuell und dennoch als typisch für die Arbeit mit Betroffenen.

3.1.1 Methoden für den therapeutischen Erstkontakt mit Betroffenen

Gerade der Erstkontakt stellt für Betroffene eine große Herausforderung dar. Für Therapeutinnen ist es wichtig, erste Beziehungsbande zu knüpfen und zu verstehen, was als Auftrag benannt wird. Zugleich kann über kreative Verfahren auch Synchrones sicht- und hörbar werden.

Anna meldet sich selbst per Telefonat zur Therapie an, weil „ich nur noch Stress und Streit habe". Ihr Vater stimme ihrem Wunsch zu. Dieser erzählt im sich anschließenden Vorgespräch, dass Annas Lehrer ihn baten, Therapie für seine Tochter zu suchen, da sie ein Herd ständiger Konflikte sei und zugleich unerreichbar wirke. Zudem sei Anna sehr viel krank. Vor zwei Jahren sei ihre Mutter gestorben, diese sei auch „halt viel krank gewesen". Er kümmere sich allein um Anna, sei aber ganztägig beruflich beschäftigt und wenig zu Hause. Das sind die Informationen, die mir über Anna vor unserem ersten Gespräch vorliegen. Ich kenne Anna aus einem sechsmonatigen, musiktherapeutischen Gruppenangebot hier erinnere ich sie als ein Mädchen, das oft über Konflikte mit Freunden berichtete, ausführlich körperliche Auseinandersetzungen schilderte, während sie gleichzeitig in sich gekehrt wirkte. Sie lehnte es ab, Musik zu machen, malte jedoch gern. Über ihre häuslichen Verhältnisse hat sie nie etwas erzählt.

3.1.1.1 Die Zauberstab-Methode

Oft ist es gerade in der Arbeit mit Betroffenen schwierig, zu thematisieren, was sie wirklich in die Therapie führt. Die Probleme und die Belastung liegen im Diffusen, was sich oftmals nicht förderlich auf die Therapiemotivation auswirkt. Hier kann es hilfreich sein, nicht nur das Jetzt und die Vergangenheit, die Betroffene oftmals ängstigt, in den Blick zu nehmen, sondern eine Vorschau in die Zukunft anzubieten.

Nachdem Anna im Vorgespräch über Probleme mit Mitschülern und ihre Unlust zu lernen erzählt hat, beginnen wir zu arbeiten.

Th.: „Stell dir vor, du hättest einen Zauberstab, mit dem du drei Dinge in deinem Leben verändern könntest. Was würdest du machen?“

Anna schaut sehr interessiert: „Ich würde zaubern, dass ich mich besser mit meiner Klasse verstehe, dass ich wieder mehr für die Schule tun würde und besser wäre und ich möchte mich besser mit meinem Vater und meiner Schwester verstehen.“ Sie lebe mit ihrem Vater allein, da ihre Schwester viel älter sei und schon länger verheiratet, ihre Mutter sei vor zwei Jahren gestorben.

Th.: „Woran ist deine Mutter gestorben, Anna?“ (Stimme senkend, spürend, dass dies ein heikles Thema für Anna ist.)

Anna wird ein wenig blass: „Weiß man nicht so genau, also Leber und alle möglichen Organe haben versagt. Aber ich konnte da wirklich nichts machen!“

Anna wirkt sehr aufgeregt und erzählt im Folgenden, wie ihre Mutter vor ihren Augen starb, am Ende einer unendlichen Kette von Alkoholexzessen. Bislang habe Anna sich gewehrt, einzeltherapeutische Hilfe in Anspruch zu nehmen, aber sie merke, dass sie da nicht mehr alleine „drauf klar komme“: Wir beschließen, miteinander zu arbeiten.

3.1.1.2 Methodische Erläuterungen

Durch die aktive Imagination des Zauberstabes können eigene Wünsche deutlich werden, die „Zauberkraft“ lässt Mangel und Veränderungswürdiges an die Oberfläche treten. Dies kann ein erster Schritt aus ohnmächtig erlebten Lebenssituationen sein. Oftmals wird Sehnsüchtiges plastisch, das im Verborgenen für Betroffene liegt. Hier wird das Thema „Familie“, neben dem durch den Vater und Anna selbst angerissenen Problemfeld „Schule“ ins Gespräch gebracht. Das traumatische Erleben des Todes der Mutter als Folge ihres Alkoholismus tritt überraschend zutage.

3.1.2 „Zeitachsen-Musikidentifikation“ und Kleckerbild (1. Sitzung)

Betroffene wissen oftmals nicht, wie es ihnen geht und was sie belastet – oftmals stehen sie einer Therapie sehr ängstlich gegenüber. Das erschwert den Einstieg und die Themenfindung. Hier kann es hilfreich sein, Methoden zu wählen, die einen Zugang zum eigenen Erleben möglich machen und zugleich genügend Boden für die weitere Zusammenarbeit schaffen.

3.1.2.1 Sitzungsverlauf „Da ist zuviel Schwarz in meinem Leben!"

In der nachfolgenden Stunde kommt Anna strahlend in den Raum und sie sei auch traurig, wisse aber gar nicht, warum! Sie fände gut, dass sie jetzt hierhin komme, aber was sie machen oder brauchen könne, wisse sie ebenfalls nicht. Ich spüre, wie sich diese Ratlosigkeit ein wenig auf mich überträgt und suche nach einer Methode, die Orientierung und Richtung anbietet. Ich schlage Anna vor, zwei Instrumente zu suchen, eines, wie sie jetzt klinge und eines, wie sie klingen möchte. Sie wählt die Kalebasse für „Jetzt", schüttelt diese ein wenig und hört „Unruhe". Für diese Unruhe hat sie ebenfalls keine Erklärung. Ich höre in ihren Klängen Einsamkeit und Leere und äußere dies als Sharing.

A.: „Stimmt! Jetzt weiß ich auch, warum ich so traurig bin: Weil mein Freund gestern mit mir Schluss gemacht hat. Ich habe gesehen, wie er eine andere küsste und habe ihm eine geknallt. Als Lover kann ich ihn entbehren, aber er hat mich ernst genommen und verstanden, er fehlt mir als Kumpel." Anna wirkt verzweifelt: „Er war einer der wenigen, der das mit meiner Mutter weiß und es auch nicht rumerzählt. Das ist schlimm für mich, damit wieder allein zu sein."

Ich äußere, dass ich jetzt gern für sie da sein kann, um über das Erlebte zu reden oder zu schweigen. Anna schaut mich offen an.

A.: „Ja, ich habe Vertrauen zu Ihnen – ich kann über das mit meiner Mutter sonst kaum reden – ich glaube, ich musste sie erst in der Gruppe beobachten, dass das jetzt hier geht." Sie nimmt erneut die Kalabasse und schaut diese nur an. „Das Jetzt ist leer, ein weißer Raum, der in die Unendlichkeit geht, und ich komme aus diesem Raum nicht heraus."

Ich registriere wie die Leere in unseren gemeinsamen Raum kriecht, raumgreifend, Anna starr und bleich werden lässt und ich in der Resonanz ähnlich fühle. „Wann fing diese Leere an, Anna?"

Schweigen zunächst. Anna erzählt mühsam verschiedene schlimme Erfahrungen mit ihrer Mutter, wenn diese Alkohol getrunken hatte. Dazu grinst Anna fortwährend, was ich spiegele.

A.: „Das mache ich immer, ich grinse auch, wenn es mir beschissen geht. Anstrengung hoch zehn, aber so schütze ich mich vor dem Lächerlich–gemacht-Werden von anderen. Ich werde eh nicht ernst genommen, Ich nehme mich ja selbst nicht mal ernst – vielleicht nur manchmal ein bisschen!" Anna nimmt den Regenmacher, den sie nun sanft hin und her bewegt. „Für die Zukunft wünsche ich mir das hier! Ich wünsche mir, ruhiger zu werden. Ich unterdrücke meine Gefühle und das macht mich rappelig. Jetzt ist mein Leben aber leer und farblos. Und ich will da raus, aus diesem weißen leeren Raum, ich weiß aber nicht wie!"

Anna wirkt sehr unglücklich. Ich bitte sie, zu kleckern, wie das Gegenteil dieses weißen leeren Raumes aussieht. Sie wählt Gouachefarben, blau und gelb, dann rot, die sie großflächig auf das Papier kleckert. Anna strahlt.

A.: „Das Gelb spricht mich an! Es zeigt mir, dass es auf dieser Welt einen Menschen gibt, der mich so wie ich bin richtig findet und liebt." Anna beginnt zu weinen. Lange und leise, ich halte ihre Hand und so sitzen wir eine Weile. „Es ist so schwer, so einen Menschen zu finden, ich habe eh nur Stress mit anderen!"

Th.: „Zwischen uns bekomme ich gerade etwas anderes mit!"

Anna nickt, spricht durch die Tränen hindurch: „Aber die Anderen verstehen mich nicht!"

Th.: „Vielleicht wissen manche nicht, wo sie mit dir dran sind. Wenn du, wie du erzählt hast, deine Gefühle nicht zeigst und nur einen Schutzwall, reagieren sie vielleicht auf den Schutzwall."

Das bestätigt Anna. Ich ermutige sie, der Verzweiflung über die Probleme mit anderen auch eine Farbe zu geben. Sie wählt Schwarz. Sie kleckert auf das Bild.

A.: „Das Schwarz steht für meine Trauer. Es ist zuviel Schwarz in meinem Leben! Ich will endlich glücklich zu sein."

Th.: „Die Trauer braucht erst mal Raum, glaube ich!"

A.: „Ja, ich möchte am liebsten irgendwo alleine sein, ich habe zu wenig Zeit für Trauer."

Ich schlage ihr vor, hier mit sich allein zu sein in meiner Begleitung. Das findet Anna eine gute Idee. Wir sind beide sehr zufrieden mit unserer ersten Stunde. Anna fühle sich „trotz Weinen" besser. „Ich will auch wieder Vertrauen zu anderen Menschen kriegen! Es ist gut, das hier anzugehen!"

Anna möchte zum Abschluss der Stunde einen Abdruck von ihrem Gelb mitnehmen, „damit ich die Hoffnung nicht vergesse!".

3.1.2.2 Methodische Erläuterungen

Hier habe ich einen Weg gewählt, den ich als Zeitachsen-Musikidentifikation bezeichne; ermöglicht diese doch, neben dem Erleben des „Jetzt" eine andere Perspektive: den Blick in die Zukunft. Die Option des musikalischen Rückblicks (erklingendes „Vorher") erscheint mir im Sinne einer Stabilisierung Annas deutlich zu früh. Angelehnt ist diese Methode an die Arbeit mit dem gestalterischen Tryptichon, das von Udo Baer entwickelt wurde (Baer 1999). Die Zukunftsperspektive ist gerade in der Phase der Lösungsbelastung (und zu diesem Zeitpunkt nehme ich an, dass sich Anna in dieser Phase befindet) für Betroffene sehr wichtig, um eine Aussicht auf ein anderes Leben, eine Motivation zur Therapie zu erlangen. „Intentionalität und Subjektivität lassen sich also nicht voneinander trennen.“ (Fuchs 2008, S. 58) Die intermedialen Transfers führen zu einer „Intensivierung oder Klärung des Gefühlsausdrucks“ (Knill 1996c, S. 187). Der Wechsel zum Medium Musik, das Anna weniger vertraut ist als das Gestalten, lässt eine weitere Tiefung und Annäherung an das eigene Erleben erhoffen und den Perspektivwechsel auch medial vollziehen. Dies ist hier vor dem Hintergrund der länger bestehenden gruppentherapeutischen Beziehung möglich. Wir verlassen zunächst Annas bevorzugten Weg der Gestaltung und damit auch Festgefahrenes und alte Spurrillen ihres Erlebens, um später wieder im von ihr favorisierten Medium Gestaltung Veränderungen möglich werden zu lassen. Die intentionale Ebene ermöglicht eine neuartige Erfahrung von Gerichtetsein, was Anna augenblicklich offenbar fehlt, da „sie gar nichts mehr weiß“. Mein Sharing bringt die von Anna nicht direkt benannte Leere ins Erleben. Der an dieser Stelle neuerlich initiierte Medienwechsel wurde im Sinne einer Klientenorientierung gewählt. Als Anna stärker farbliche Eindrücke einbringt, bot es sich auch an, den von ihr mit dem Wort „leer“ beschriebenen Raum zu gestalten, was ich in einer der ersten Stunden jedoch für zu früh halte. Im Sinne einer stärkeren Sicherung und Stabilisierung dieser Anfangssequenz schien ein Perspektivwechsel angezeigt, hier das Kleckern des Gegenteils von Leere durch die Kleckerbildmethode (Baer 2004). Kleckerbilder haben den Vorzug, dass Festsitzendes ohne Vor-Überlegung gestaltet und ein spontanes Von-innen-nach-außen-Fließen möglich werden kann. Zudem bieten sich Kleckerbilder als sichtbare Meister der Verwandlung an, was hier am Ende ermöglicht, einen „Abdruck der Hoffnung“ mitzunehmen in den Alltag.

3.1.3 Musikalisches Sozialverraumen (2. Sitzung)

Viele Betroffene sind sehr intensiv mit den Beziehungen beschäftigt, die sie umgeben. Oftmals werden aktuelle Beziehungsprobleme aus dem Elternhaus umgeleitet auf andere Beziehungen, um dort wiederholt und verarbeitet zu werden. Im musikalischen Sozialverraumen können unlösbar erscheinende Konflikte sicht- und hörbar werden. „Um sein Personsein zu realisieren, muss der Mensch seinen Außenaspekt in sich aufnehmen. (…) Den anderen als Person erkennen heißt, seinen Körper als von ihm beseelten Leib wahrnehmen.“ (Fuchs 2000b, S. 85)

3.1.3.1 „Von Anfang an Sündenbock“

Nach der letzten Sitzung habe sie ein neues Lebensgefühl, strahlt Anna. Ich freue mich, da ich Anna während der Gruppentherapie kaum lächeln sah und kann in meiner Resonanz das von Anna beschriebene neue „Lebensgefühl“ spüren: „Es geht viel besser, mein Leben ist einfach gelber seit letztem Mal!“ Anna schmunzelt: „Das andere Lebensgefühl, das leere weiße, kam schon noch vor!“ Anna erzählt, wie es sich anfühle, wenn ein bestimmter Mitschüler sie „total runter gemacht habe“. Das mache sie ganz fertig, weil er das andauernd tue, ohne sich stoppen zu lassen. Sie habe manchmal schon nicht mehr in die Schule gewollt deswegen. Ich frage Anna, ob wir dies als Thema der heutigen Stunde genauer ansehen wollen und schlage nach ihrem Bejahen daraufhin die Methode des Sozialverraumens mit Instrumenten vor. Anna wählt stellvertretend für sich und den Mitschüler Sam jeweils ein Instrument und platziert sie zueinander. Sie wählt zwei Kalabassen, die sie ganz dicht aneinander stellt, schüttelt beide heftig, findet ihre weniger laut als seine und stellt beide Instrumente erneut ganz nah zusammen.

Th.: „Ich höre kaum einen Unterschied zwischen euch beiden!“

A.: „Das ist ja auch so! Wir lieben und hassen uns, wir sind uns sehr ähnlich, glaube ich!“

Th.: „Was ist ähnlich?“

A.: „Sams Vater ist auch Alkoholiker, wir wissen beide, wie das ist – wir haben uns das Geheimnis erzählt – das ist die Verbindung. Aber er behandelt mich total ungerecht!“

Th.: „Woher kennst du das, ungerecht behandelt zu werden, Anna?

A.: „Aus meiner Familie:Meine Eltern haben sich permanent gestritten, meine Mutter getrunken und ich war schuld. Wenn meine Freundinnen zu Besuch gekommen sind, hat meine Mutter die in den Arm genommen – mich nie. Das versteh mal einer. Wofür das gut war?! Das wüsste ich auch mal gerne!“

Th.: „Was vermutest du, warum das so war?“

Anna glaubt, dass ihre Mutter etwas anderes vorspielen wollte, als sie tatsächlich war: eine gute Mutter. Sie sei sehr allein damit gewesen, zu benennen, was los war. Ihre Geschwister hätten nur zur Mutter gehalten und alles, was zu Hause passierte, verleugnet. Ich erzähle Anna, dass man in der Literatur von Heldenkind und Sündenbockkindern spreche.

Anna wirkt interessiert und ungerührt. „Na, das ist gut! Ich war in meiner Familien von Anfang an Sündenbock und in meiner Klasse bin ich das oft auch. Ich will aber nicht mehr Sündenbock sein und Ärger kriegen und so!" Anna stöhnt.

Ich schlage Anna vor, ein Instrument zu suchen für das Gegenteil von „Sündenbock". Sie wählt sehr spontan die Kantele und zupft sanft leise Klänge.

A.: „Da bin ich ruhiger, viel ruhiger!"

Ich äußere mein Sharing: „Ich höre traurige Klänge. Ich höre: ‚Mir wurde etwas angetan!'"

Anna schaut sehr interessiert und traurig. „Das hieße, ich bin gar nicht schuld?" Sie spielt weiter versonnen Kantele und wirft mir ab und an einen fragenden Blick zu. „Was denken Sie dazu?" Anna wirkt unsicher.

Th.: „Anna, ich glaube nicht, dass du irgendeine Schuld daran hast, dass deine Mutter getrunken hat." Anna geht, sehr zufrieden wirkend, aus der Sitzung.

3.1.3.2 Erläuterungen zur Methodik

Anna ist dabei herauszufinden, wer sie ist. Zum einen wird dieser Prozess durch die beginnende Pubertät erschwert, aber auch und vor allem, weil Anna noch nicht weiß, was ihr in ihrer Familie widerfahren ist. Anna ist auf der Suche nach Bewertungen und Haltungen, Wahrheit und Unwahrheit, sie sucht nach Recht und Unrecht in den Beziehungen, die sie augenblicklich lebt, um ihre Identität zu finden. Das musikalische Sozialverraumen ermöglicht:

- Beziehung und Beziehungserleben räumlich darzustellen und somit sichtbar werden zu lassen,
- Erleben von Beziehung im Klingen hörbar werden zu lassen,
- sich mit Aspekten des eigenen Leibes und Erlebens zu identifizieren,
- den für Betroffene so wichtigen eigenen „Stand-punkt" sprichwörtlich über die Wahl des Raumes und den Platz für das eigene Instrument zu finden,
- Gemeinsamkeiten und Unterschiede zu anderen Personen zu entdecken (Aufbau von Identität),
- alte Beziehungen in neuen anklingen zu lassen, hier die Rolle und Position in der Familie und in der Schulklasse.

Im sich anschließenden musikalischen Perspektivwechsel kann Anna auf der gewählten Kantele spielerisch eine neue Rolle ausprobieren und dringt zur für sie und andere Betroffene so wichtigen Schuldfrage vor.

3.1.4 R.L.M. – Musikreise zum inneren Helfer (3. Sitzung)

Mit der Methode der R.L.M. (Resonanzgestützte Leiborientierte Musikreise), die ich in der Arbeit mit und für Betroffene entwickelt habe, verwende ich Ansätze der rezeptiven Musiktherapie in Verbindung mit thematischen Schwerpunkten, die sich in der Eingangsphase eröffnen. Im Eingangsgespräch oftmals diffus thematisch Anklingendes wird in die Musikreise eingebaut. Die Musik wähle ich in Resonanz auf die jeweilige Klient/in aus. Gerade wenn Themen belastend erscheinen, ist R.L.M. als Ausgangspunkt zu geleiteten Imaginationen eine sanfte Form der Annäherung an das eigene Erleben, das zugleich genügend Distanz zulässt.

3.1.4.1 „Der wunde Punkt"

Anna habe eigentlich kein Thema, sagt sie, es sei alles wie immer, sie sei mit ihrem neuen Freund zusammen, ihre Klasse sei neidisch auf ihre neuen Kontakte zur Nachbarklasse. Ansonsten mache sie sich ein wenig Sorgen über ihre berufliche Zukunft. Da sie kaum für die Schule arbeite, sei ihr wahrscheinlich ein wenig spannender Beruf und damit ein ödes Leben angesagt. Sie sei müde, habe aber Lust zu arbeiten. Da Anna gerne Musik hören, träumen und liegen möchte, schlage ich ihr den Weg der rezeptiven Musiktherapie vor. Ich ermuntere sie, es sich mit Decken bequem zu machen, mit der Achtsamkeit zu sich und ihrem Atem zu gehen und ihren Atem wahr zu nehmen. Anschließend leite ich sie zu einem Blitz-Body-Scanning durch ihren Körper an (Kabat-Zinn 1999), um dann mit gleichzeitig eingespielter Musik in eine Phantasiereise überzuleiten.

Th.: „Du hörst jetzt ein wenig Musik und kannst dich mit ihrer Hilfe auf die Reise in deine Phantasie begeben. Ich biete dir ein Bild an: Du befindest dich in einer Waldlandschaft, du riechst die Bäume und den Grasboden unter dir. Du spürst die Sonne auf deiner Haut, riechst fremde Gerüche und siehst die Sonne untergehen. Es wird kühler – vor dir auf der Lichtung taucht ein Schloss auf. Du wunderst dich und gehst näher heran. Du siehst, dass das Schloss drei unterschiedliche goldene Türen hat mit verschiedenen Aufschriften.

Auf der ersten Tür steht: ‚Die Reise zur weisen Frau!'
Auf der zweiten: ‚Dein Land der Sicherheit!'
Auf der dritten: ‚Abenteuerland'

Du überlegst, ob du eine der Türen öffnen sollst.

Du kannst nun die Geschichte ein wenig weiterträumen. Ich lasse dich ein wenig mit dir, deiner Phantasie und der Musik allein und melde mich nachher wieder bei dir."

Etwa zehn Minuten liegt Anna still und bewegungslos, dann lade ich sie ein, in ihrem Tempo wieder zurück in den Raum zu kommen.

Th.: „Verabschiede dich von Menschen, Tieren, Landschaften, die du gesehen hast, spüre den Boden hier im Therapieraum unter dir. Wenn du magst, öffne jetzt die Augen und recke und strecke dich und komme in deinem Tempo wieder hier im Raum an."

Anna liegt während der gesamten Reise sehr konzentriert und ruhig. Sie erzählt anschließend, dass es nicht schön gewesen sei auf ihrer Reise. Sie sei durch die Tür zur weisen Frau gegangen und habe ihre gesamte Familie (die Verwandtschaft ihrer Mutter) dort hinter der Tür getroffen. Und wie immer hätten diese nur auf sie eingeschrieen und sie habe wieder nichts verstanden. Einfach nur wie immer, dass sie an allem schuld sei.

Th.: „Woran hast du ihrer Meinung nach Schuld, Anna?"

A.: „ Das weiß ich nicht genau, aber auf jeden Fall sagen die, dass ich das Leben meiner Mutter versaut habe, dass meine Mutter wegen mir getrunken hat!"

Th.: „Wie könntest du das gemacht haben, Anna?"

A.: „Einfach so! Ich weiß nicht wie und ich weiß nicht weiter, die Schuld hört nicht auf!"

Anna wirkt sehr resignativ.

Ich schlage Anna eine Gestaltung zum Thema Schuld vor. Sie wählt Pastell-Ölkreide und schwarze Farbe, großflächig, die sie mit ihren Händen verreibt.

A.: „Das sieht aus wie eine Trauerweide. Ich bin so unklar, ich weiß gar nichts über die Schuld."

Ich bitte Anna nun zu spüren, wo im Körper ihre Schuld sitze, und Anna benennt sehr klar und schnell die Linie zwischen Herz und Magen. Aber das helfe ihr auch nicht wirklich weiter, weil irgendetwas darunter sei, unter der Schuld. Ich schlage Anna vor, ihren Körper erneut an der Schuldstelle zu spüren, wahrzunehmen, was unter dieser Stelle liege. Anna spürt mit aufgelegter Hand:

A: „Das ist er. Der wunde Punkt!" Diesen Punkt gestaltet Anna nun auf die Rückseite des Blattes. Gelb, mit rotem Zentrum. Sie könne diesen Punkt körperlich spüren. Sie merke nun, dass dieser wunde Punkt sie irgendwie zerreiße. Sie malt einen schwarzen Haken in die Mitte des wunden Punktes: „Ich weiß nicht, was da reißt. Es ist da Hass und Liebe, irgendeine Person hat mich sehr gehasst, glaube ich … Ich frage mich, ob das meine Mutter war!" Anna senkt ihren Blick.

Th.: „Und du? Hast du auch gehasst, Anna?"

A.: „Ich weiß nicht, es gab beides. Als meine Mutter gestorben ist, dachte ich, dass ich sie nur gehasst habe, und dann länger danach merkte ich, dass es, wenn auch wenige, Momente gab, wo ich sie geliebt habe. So lustige Augenblicke oder wenn wir, was ganz selten war, mal einen Ausflug gemacht haben."

Th.: „Das kann ich mir sehr zerreißend vorstellen. Diese Liebe und den Hass, aber ich verstehe nicht, wie du dich schuldig gemacht hast?"

A.: „Das weiß ich nicht, aber wenn mein Opa das immerzu sagt!"

Th.: „Kann es sein, dass der Opa sehr mit seiner Schuld beschäftigt ist?"

A.: „Ja, bestimmt, er hat meiner Mutter immer Kontaktabbruch angedroht, weil sie mit meinem Vater zusammen ist, er findet, mein Vater hat meine Mutter in den Alkohol getrieben, genau wie ich. Ich sehe irgendwie nur noch Nebel, vom Verstand her, weiß ich jetzt, dass ich nicht schuld bin, aber mein Herz ist halt nicht sicher."

Ich rege an, dass Annas Vater in der nächsten Stunde mitkommen soll, weil ich finde, dass er wissen muss, wie es seiner Tochter mit der Schuldbelastung geht. Anna möchte sehr gerne, dass ihr Vater mitkommt, denn sie könnten beide seit langem nicht mehr über ihre wirklichen Gefühle reden.

3.1.4.2 Methodische Erläuterungen

Gerade die durch rezeptive Musiktherapie angeregte Trance ermöglicht eine Reduzierung von Angst, „synchrone Fluidität von emotionalem Erleben und Erinnern und deren Transfer in das verbale therapeutische Gespräch zu anstehenden Lebensfragen." (Decker-Voigt 2004b, S. 290) Die schwierige Situation Annas zwischen Tabuisierung, traumatischen Erfahrungen und Lösung erfordert eine flexible Hinwendung zur jeweiligen Bedürfnislage. Die Resonanzen der Therapeutin greifen in den Prozess, nicht nur bei der Musikauswahl, sondern auch in der Themengestaltung und Fortführung. Ich baue das von Anna benannte „Nicht-weiter-Wissen" in eine Phantasiegeschichte ein, biete verschiedene Bilder an, das „Land der Sicherheit" neben dem Abenteuerland („ich möchte gern ein aufregendes Leben"). Anna kann nach der Bodyscan- und Atem-Achtsamkeitsphase die Thematik auswählen, die für sie ansteht und verkraftbar erscheint. Die induzierte Körperachtsamkeit wird später neuerlich nach dem Medienwechsel zur Gestaltung förmlich Gestalt gewinnen: Nebulöses wird sichtbar. Die leibliche Tiefung durch die Einbeziehung der zugehörigen Körperstelle ermöglicht die Hinwendung zu einem zentralen Lebensthema: dem wunden Punkt.

3.1.5 Klingender Gefühlsstern und aktives Symbolisieren (6. Sitzung)

Gefühle stellen eine große Herausforderung als Quelle der Beunruhigung und Verwirrung für Betroffene dar. Hier bietet die von Udo Baer entwickelte Methode des Gefühlssterns eine Möglichkeit, Gefühle zu fokussieren und zu differenzieren, vor allem auch Polaritäten ihres Erlebens deutlich werden zu lassen, indem jeweils auch das als gegenteilig empfundene Gefühl gestaltet wird oder/und zum Klingen kommt (Baer 1999).

3.1.5.1 „Wenn die Würde weg ist, klingt gar nichts mehr!“

Anna ist heute sehr unglücklich über die Trennung von ihrem ersten Freund. Sie fühlt sich von Gefühlen überflutet, die sie verwirren. Ich schlage Anna die Arbeit mit einem Gefühlsstern vor. Sie schreibt zunächst Gefühle auf, die sie in Bezug auf ihre erste Liebe beschäftigen, dann beginnt sie diese in einen achtzackigen Stern so hineinzugestalten, dass sie jeweils ein Gefühl farbig und anschließend das für sie gegenteilige Gefühl auf die gegenüberliegende Seite gestaltet. Neben Trauer und Einsamkeit beschäftigt Anna sich im Augenblick am meisten mit Schuld. Anna plagen Schuldgefühle gegenüber Normans neuer Freundin. Gestern habe Anna Norman geküsst, obwohl er nun doch eine andere Freundin habe.

A.: „Sie tut mir so leid, er macht mit allen rum, die er kriegen kann, und sie weiß nichts davon. Ich fühle eine Verantwortung, ihr das zu sagen!“

Th.: „Ich merke, dass ich mehr mit dir beschäftigt bin, dass du mir leid tust. Wie ist deine Beziehung zu ihm zu Ende gegangen?“

A.: „Bei mir war es auch so, er hat mit Ariane geknutscht und alle wussten es – nur ich nicht.“ Anna wird sehr ernst. „Diese Verletzung ist so groß, sie liegt unter allen anderen Gefühlen. Ich habe irgendwann angefangen, alles mit mir machen zu lassen, damit ich überhaupt was abkriege. Man kann mich schlagen, unpünktlich sein, ich laufe und tue alles, damit die anderen sich gut fühlen. Ich denke in der letzten Zeit auch viel über meine Würde nach!“

Ich bin erstaunt, dass sie diesen Begriff kennt.

Th.: „Wann fing das an, dass du alles mit dir machen ließest?“

A.: „Das war mit acht, glaube ich. Da habe ich gemerkt, dass ich keine Chance habe, meine Mutter zu retten. Ob sie nun getrunken hat oder nicht, ich hatte immer die Arsch-Karte. Ich habe sie draufgekriegt, so oder so. Da fing ich an, mir selbst egal zu werden. Da war die Würde weg.“ Anna guckt verzweifelt. „Ich möchte die Würde aber wieder haben!“

Th.: „Wo ist die Würde in deinem Gefühlsstern?“

Anna beginnt mitten in das Zentrum des Sterns zu malen. Einen Kreis – leer. „Das ist die Würde, unter allem!" Anna wirkt bestimmt.

Th.: „Also gibt es sie noch?"

A.: „Ja, aber die Würde geht mir immer wieder verloren."

Th.: „Wie klingt sie, deine Würde?"

A.: „Sie klingt nicht. Sie merken das ja, heute klingt nichts. Wenn die Würde weg ist, klingt gar nichts mehr. Weil ich mich gestern von Norman hab benutzen lassen. Ich habe Angst, dass es mir so geht wie meiner Mutter, dass ich genauso werde. Die hat auch alles mit sich machen lassen und dann nur noch getrunken. Scheiße, ich will das so nicht!" Anna wirkt ratlos.

Th.: „Wenn deine Würde ein Tier wäre, welches wäre sie?"

A . (sehr spontan): „Ein Greifvogel! Der verteidigt sein Revier!"

Th.: „Hat der Greifvogel eine Botschaft für dich, Anna?"

Anna greift sofort zu den Malstiften. Sie malt ein großes grünes Viereck, um ihren Würdekreis: „Ich muss meine Würde verteidigen und meine Grenzen schützen. Das merke ich ganz deutlich!"

Th.: „Du wirkst sehr entschlossen!"

A.: „Ja, mir ist das mit Norman einmal passiert – ich lass das nicht noch mal zu. Ich merke, dass ich mich um meine Würde kümmern muss, und das finde ich gut. Wenn ich meinem Vater jetzt davon erzählen würde, dann würde der das nicht verstehen – es ist gut, das ich das hier sagen kann!"

Th.: „Ich mag gerne eine Begleiterin sein, die mit auf deine Würde aufpasst!"

Anna möchte den gemalten Gefühlsstern mit nach Hause nehmen: „Ich möchte das jetzt bloß nicht wieder vergessen, auch nicht bei meiner Familie!"

3.1.5.2 Methodische Erläuterungen

Während im „Haus der Stimmungen" (Barnowski-Geiser 2004) Grundstimmungen und Atmosphären, die oftmals im Diffusen liegen, fokussiert werden, kann mit dem Gefühlsstern gerichtet und bezogen auf bestimmte Aspekte gearbeitet werden: hier Gefühle, bezogen auf die erste Liebe. Oftmals schwingen Aspekte an, die aus anderen, insbesondere familiären Kontexten, grundlegende Bedeutung haben: bei Anna die Würde. In dieser Stunde wird an einem Punkt der Resignation, den ich in meiner Resonanz ähnlich fühlte, die Methode des aktiven Symbolisierens angewendet und eröffnete einen neuen Weg. Über die Imagination und Identifikation wurden verschüttete Potenziale freigesetzt, die neue Handlungsspielräume gegenüber der kindlich erlebten Ohnmacht eröffnen. Die tiefe Verunsicherung Annas induzierte an diesem Punkt ein Vorgehen ohne Musik, die hier zusätzlich verunsichernd erschien.

3.1.6 Klingendes Tryptichon im Dazwischen (17. Sitzung)

Therapeutische Arbeit mit Betroffenen ist bestimmt von Krisen und Unberechenbarem. Je stärker und größer die Belastung wird, umso weniger haben Betroffene Worte für das, was sie bewegt; umso weniger können sie selbst spüren, was sie gerade bewegt. Hier können Zeitachsen-Musikidentifikationen sichtbar neue Perspektiven aufzeigen; Richtungsorientierung und eine Bewusstheit für das, was gerade ist, ermöglichen. Neben Wertschätzung für bereits Geschafftes können Wünsche und Sehnsüchte für die Zukunft anklingen und wichtige Hinweise für das weitere therapeutische Vorgehen liefern, aber auch im günstigen Fall Betroffenen Motivation zur weiteren Arbeit sein.

3.1.6.1 „Ich will endlich glücklich sein ...“

Anna äußert, es sei nichts Besonderes, ihr gehe es gut. Ich bekomme ein Gefühl von „oberflächlichem Geplätscher“. In meiner Körperresonanz spüre ich ein Brodeln und bekomme den Eindruck, dass diese Oberfläche nicht alles ist, was Anna beschäftigt. Ich schlage ihr deshalb die Arbeit an einem Tryptichon vor, damit wir eine Bestandsaufnahme machen.

Die Zeit „Vor der Therapie“ gestaltet Anna auf das linke Blattdrittel: Sie malt viel schwarz, ganz wenig gelb: „Die Tage waren traurig und alles war irgendwie leer, ich war gefangen im Raum der Leere.“ Anna wählt „Raum der Leere“ als Titel für diesen Bildteil. Sie gestaltet den Teil „Jetzt“: malt großflächig gelb, sie sei froh oft, sei stolz auf das, was sie bisher geschafft hat. Nachträglich zeichnet sie die Farbe des Stolzes ein.

(An diesem Punkt denke ich, dass ich wahrscheinlich mit meiner Resonanz des „Etwas-stimmt-nicht“ schief liege.): „Wie hast du das geschafft, die Farben in deinem Leben zu ändern, Anna?“

A.: „Durch die Arbeit hier und durch neue Freunde.“ Sie beschreibt, dass sie dadurch, dass sie wieder vertrauen konnte und Vertrauen in sich und ihre Wahrnehmung bekommen habe, anders auf Freunde zugehen konnte. „Dadurch war ich nicht nur aggressiv, so verstehen die anderen mich auch besser. Die sagen alle, dass ich viel netter geworden bin.“ Anna überlegt und scheint sich schwer zu tun mit den nächsten Worten. „Ja, und letzte Woche habe ich Papa dann auch gesagt, dass es mir reicht mit seiner Trinkerei.“

Ich hoffe, falsch zu verstehen und bin von dieser Aussage sehr überrascht. „Papa? Dein Papa trinkt?“ Ich hatte schon länger den Verdacht, dass Annas Vater eine Neigung zum Trinken haben könnte, da Anna dies jedoch nie erwähnte, hatte ich dies unter „eher unwahrscheinlich in dieser Dopplung“ verbucht.

Anna rollt die Augen: „Das war mir wirklich zuviel jetzt, er auch noch! Er hat an Wochenenden schon morgens angefangen, mit Bier und Schnaps, und war dann mittags völlig dicht. Da bin ich am letzten Wochenende zu meiner Tante gezogen und die hat dann zwischen uns vermittelt, weil ich ins Heim wollte.“

An diesem Punkt fühle ich mich auch von den Ereignissen überrollt, ich mache mir Vorwürfe, dass ich das nicht mitbekommen habe – ich frage nach.

A.: „Das geht erst seit kurzer Zeit so heftig, ich wollte das erst nicht wahrhaben, dann war ich ja auch krank und bin nicht in die Schule gegangen und auch nicht hierhin. Mir ist alles über den Kopf gewachsen, weil dann fällt mir der ganze Mist mit meiner Mutter ein und ich möchte nicht, dass Papa auch stirbt. Ich will das nicht mehr aushalten. Papa ist der einzige, den ich noch habe!“

Ich äußere meine tiefe Betroffenheit über das, was Anna nun neuerlich widerfährt, und schlage ein Gespräch mit dem Vater zusammen vor. Anna möchte zunächst abwarten, ob sich das Verhalten des Vaters ändere – sie glaubt, dass er sich sehr schwer tun wird, zuzugeben, dass er auch trinke – außerdem habe er versprochen, aufzuhören – ich fühle mich ebenfalls ratlos und schlage einen Blick in die Zukunft vor, so wie es durch das Tryptichon vorgesehen ist. Anna möchte einen Blick in ihre Zukunft wagen, die sie als Drittes auf das vor ihr liegende Tryptichon gestaltet. Anna malt Grün für ihre Hoffnungen: „Ich will endlich glücklich sein und noch besser mit schwierigen Situationen umgehen, ich will meine Vergangenheit hinter mir lassen, schneller aus dem Loch rauskommen, wenn es dann noch mal da ist.“

Als Hilfen in diesem Übergang benennt sie Selbst-Vertrauen, Auf-die-eigene-Stimme-Hören, Denken, bevor sie handelt und Beziehungen, die ihr nicht gut tun, zu beenden.

3.1.6.2 Methodische Erläuterungen

In dieser Sitzung wird deutlich, wie wichtig es in der Arbeit mit Menschen aus alkoholbelasteten Familien ist, der synchronen Resonanz zu folgen und ihr kreativ Raum zu geben. Erst durch das Tryptichon kommt Anna sich und ihren Themen näher und kann nach dem Benennen des Stolzes Kraft finden, das neuerliche Tabu, die neuerliche Belastung, den trinkenden Vater, zu benennen. Dies ist auch auf dem Boden unserer gewachsenen Beziehung möglich. Die in der Arbeit mit Betroffenen fortwährenden Krisen und Überraschungen holen auch mich ein: meine Orientierung, die wahrgenommenen und durch Anna benannten Fortschritte werden durch die neuerliche Akutbelastung in ein anderes Licht gerückt. Das gemalte Tryptichon gibt in dieser Situation eine sichtbare Orientierung. Die Verklanglichung der Bildseiten wäre gut möglich, erschien aber hier aufgrund der Dichte der Aufzählung, der tiefgreifenden Tabuisierung in der neuerlichen Akutbelastung, nicht angezeigt.

3.1.7 R.L.M. zum Körpererleben (21. Sitzung)

R.L.M. kann in unsicheren und krisenhaften Situationen, in denen Betroffene Angst haben, therapeutisch zu arbeiten, Sicherheit und Geborgenheit vermitteln. Hier werden der Körper und sein Schmerz in der Einleitung durch die Klientin eingebracht. Dies kann in der sich anschließenden Musikreise als fokussiertes Körperbilderleben bearbeitet werden.

3.1.7.1 „Ich brauche eine Auszeit!"

Nach mehreren Sitzungen, in denen Anna die Situation zu Hause als beruhigt und bewältigt beschreibt, geht es ihr heute schlecht. Sie sieht sehr blass aus und sei mit ihrer in Trennung lebenden älteren Schwester beschäftigt. Ihre Schwester sei nun oft bei ihnen zu Hause, rede aber nicht über ihre Gefühle, sondern starre einfach vor sich hin. Ihr Mann habe sie verlassen und das verkrafte diese nicht. Anna habe seit Tagen schlimme Kopfschmerzen gehabt, habe sich „unkontrolliert Tabletten eingeworfen". Ich schlage Anna eine Musikreise vor, das Liegen und das damit verbundene Ausruhen komme ihr sehr entgegen. Ich leite in der schon beschriebenen Art und Weise mit Atem-Achtsamkeit und Body-Scanning an. Dann spiele ich die erste Musik ein. „Lausche den Klängen der Musik und höre, ob du in der Musik etwas über deinen Kopf erfährst. Sei achtsam für Bilder, Menschen, Personen, Fabelwesen – schau, was kommt. Ich lasse dich ein wenig mit der Musik allein und melde mich später bei dir."

Im Anschluss Anna über ihr Erleben: „Ich befand mich mitten in ganz hektisch überfüllten Straßen, mit ungeheuer starkem Autoverkehr. Mein Kopf sagt, dass es ihm einfach zuviel ist. Der Kopf kann nicht mehr, er erträgt meine Dauergespräche nicht mehr. Besonders sorgt sich mein Kopf um meine Schwester, der kann das viele Sorgen-Machen auch gar nicht mehr aushalten."

Ich schlage Anna vor, eine weitere Musik anzuhören mit der Fragestellung, was ihr und ihrem Kopf gerade fehle. Nach einem kurzen Einstimmen spiele ich eine zweite Musik ein: „Lausche der Musik und lasse Bilder aufsteigen, achte auf das, was deinem Kopf fehlt."

Anna erzählt im Anschluss: „Ich finde keine Ruhe mehr, ich kann nicht mehr abschalten. Ich kreise um all die Familienthemen, dann kriege ich Druck in der Schule, weil ich mich einfach nicht mehr konzentrieren kann." Rausziehen aus allem könne sie sich nicht, weil sie Angst habe, die Kontrolle zu verlieren und nicht mehr zu wissen, was gerade in ihrer Familie ablaufe. Außerdem leide sie dann darunter, sich ausgeschlossen zu fühlen und allein zu sein. Ich spiele eine dritte Musik ein: „Lausche und höre, was dir und deinem Kopf helfen könnte, mehr Ruhe zu finden."

A.: „Zum ersten Mal habe ich keine Kopfschmerzen mehr, seit langem zum ersten Mal. Sonst habe ich nichts erlebt, einfach nur Ruhe und das ist richtig gut gewesen. Zu Hause kann ich nicht schmerzfrei sein – es gibt keine Ruhepunkte mehr zu Hause! Ich merke, ich brauche eine Auszeit!" (Anna wirkt sehr klar und bestimmt. Ich spüre in meiner Körperresonanz Bodenlosigkeit und sehe auch kaum eine Möglichkeit, diesen Boden und die Ruhe zu Hause zu finden, so wie Anna es augenblicklich schildert.) „Ich muss da mal raus, aber ich weiß nicht, wie!"

Nach einigen Überlegungen bringe ich den Gedanken an einen ambulanten Klinikaufenthalt in einer Tagesklinik vor: Anna stimmt direkt zu. Sie wolle eine Woche darüber nachdenken und beim nächsten Termin überlegen, wie es weitergehen könne. Ich bin betroffen, weil Anna auf einem so guten Weg schien und die Belastung zu Hause, insbesondere die unausgesprochene Situation mit dem Vater, sich zuzuspitzen scheint.

3.1.7.2 **Methodische Erläuterungen**

Über R.L.M. können unbewusste Anteile Betroffener zur Sprache gebracht werden. „Der Kopf" gibt anschließend die Antworten und Wahrheiten, die Anna sich so nicht zugestehen kann. Die eingespielte Musik hat sowohl eine Containerfunktion und beinhaltet Ressourcen, dient als Schutzfaktor und Nährsubstanz (Frohne-Hagemann/Pleß-Adamczyk 2004), um gleichzeitig wie ein Fahrstuhl zu unterbewussten Anteilen zu wirken (Röcker/Spiegel 2001). Der Blickwinkel dessen, was dem Kopf fehlt, wurde weiter verfolgt zugunsten des Aspektes von Unterstützung, wie Ruhe erreicht werden kann.

Der gewählte Ressourcen aktivierende Ansatz lässt hier Annas Not deutlich werden: Anna kann sich zugestehen, dass sie in eine Klinik möchte – in mir löst dies zunächst Versagensgefühle aus.

In der Zeit bis zur nächsten Sitzung informiere ich den Vater über die Entwicklung und Annas Wunsch. Er steht diesem eher ablehnend gegenüber – er merke, dass es Anna nicht gut gehe, aber in Bezug auf einen Klinikaufenthalt habe er Vorbehalte, weil dann zu viel Unterricht ausfalle. Er stimmt zu, dass ich einen Kontakt zu einer Klinik herstelle. Er wirkt jedoch, abseits seiner Worte, unerreichbar und „dicht“. Ich erreiche, dass es eine schnelle Klinikaufnahme geben wird, wenn alle Beteiligten dies wünschen. Voraussetzung seitens der Klinik ist, dass Annas Vater zu einem Gespräch kommt und selbst Kontakt aufnimmt.

3.1.8 Der kreative Schreibimpuls (22. Sitzung)

Schreiben ermöglicht, eine neue Wirklichkeit zu konstruieren, umzugestalten und/oder fort zu spinnen. Eine Geschichte, die als Eingangsimpuls einen wichtigen zentralen Satz in den Mittelpunkt stellt, ermöglicht es, ein Hilfs-Ich für die aktuelle Befindlichkeit zu nutzen

3.1.8.1 „P.S.: ich hab dich immer geliebt!“

In der nächsten Stunde geht es Anna, auch äußerlich, sichtbar besser. In der vorhergehenden Woche hatte Anna den Termin wegen Krankheit abgesagt. Auf meine Nachfrage hin, äußerte sie, es gehe ganz gut und sie wisse noch nicht, ob sie in die Klinik wolle oder nicht. Anna erzählt, dass sie nach unserem letzten Termin ihrem Vater vom Verlauf erzählt habe und er ihr zum ersten Mal seit langem sehr aufmerksam zugehört habe. Irgendwie sei es jetzt zu Hause anders, die Schwester sei zurück zu ihrem Mann gezogen und sie finde doch mehr Ruhe nun. Sie habe auch einfach verstanden, dass sie das ihrem Kopf nicht länger antun könne, was sie da alltäglich mache. Sie habe für heute kein Thema, freue sich aber auf unsere Zeit. Ich bin noch sehr beschäftigt, wie die neuerlich überraschende häusliche Wandlung zustande kam, stehe ihr ein wenig misstrauisch gegenüber und schlage Anna vor, eine Geschichte zu schreiben, die mit folgendem Satz beginnt: „Nachdem sie diesen Satz ausgesprochen hatte, war ihr Leben komplett anders.“

Anna schreibt zügig in 15 Minuten einen längeren Text. Hierin schildert sie, wie das Mädchen Sarah ein Paket von ihrer toten Mutter bekommt mit der Aufschrift: „Für ein

noch unglückliches Mädchen!" Im Brief teilt die Mutter Sarah mit, dass sie nicht schuld sei am familiären Stress, sondern der Vater der Mutter, der diese nie in Ruhe gelassen habe. Sie fügt folgende Unterschrift hinzu: „Deine Mama

P.S.: ‚Ich habe dich immer geliebt!'"

Diesen Brief zeige Sarah ihrem Vater, der ihr daraufhin Familiengeheimnisse erklärte. Sie führten so ein langes, ehrliches Gespräch, danach wäre alles anders gewesen in Sarahs Leben.

Anna möchte, dass ich die Geschichte lese.

Th.: „Und, was hast du mit Sarah gemeinsam?"

A.: „Vieles! Ich bin auch wie Sarah total mit meiner Vergangenheit beschäftigt, ich will endlich die Wahrheit wissen über alles und es gibt Dinge, die mein Vater mir immer noch nicht sagt. Geheimnisse, wo er einfach still wird, wenn wir uns denen nähern." In der Ehe der Eltern hat es offenbar auch gewalttätige Exzesse gegeben, die mit Krankenhausaufenthalten der Mutter endeten. „Ich habe das Gefühl, alle in meiner Verwandtschaft wissen etwas, was ich nicht weiß. Sobald ich etwas frage, lassen mich alle stehen und drehen sich um, reden übers Wetter, als wäre nichts. Mein Vater hat nun gesagt, dass es eine Mappe mit Unterlagen gibt, in der die Wahrheit stehe, aber ich sei noch nicht reif genug, die zu erfahren. Toll!"

3.1.8.2 Methodische Erläuterungen

Anna ringt um die Liebe ihrer toten Mutter. Sie sucht einen Schuldigen, auch um sich selbst zu ent-schulden, um eine nachträgliche Versöhnung mit ihrer Mutter und ein Zusammenleben mit ihrem Vater jetzt möglich werden zu lassen. Sie ist ratlos in ihrer Suche nach Wahrheit. Diese Themen unterdrückt sie wie auch die damit verbundenen Gefühle. Über den Schreibimpuls kann sie die von ihr kreierte Figur der Sarah gleichsam als Hilfs- und Stellvertreter-Ich für sich nutzen, um sich ihrem augenblicklichen Befinden und den aktuellen Tabuisierungen zu nähern. Dass Sarahs Mutter diese liebt, werte ich als Anzeichen einer zunehmenden inneren Aussöhnung Annas mit ihrer Mutter, da Anna sich weniger schuldig fühlt. Sie will nun auch genauer hinschauen, welche „Schuld" und Wahrheit es tatsächlich in ihrer Familie gab.

3.1.9 Klingendes Körperbild (28./29.Sitzung)

Betroffene haben ein schwieriges Verhältnis zu ihrem Körper. Sie nehmen ihn im Alltag kaum wahr, ist er doch oftmals mit Schmerz angefüllt, ist er doch Sitz von leidvollen Erfahrungen. In der systematischen Körperbildarbeit, wie sie Baer/Frick-Baer entwickelt haben, können Klient/innen in mehreren Schritten (auch in größeren zeitlichen Anständen) aus dem Körpererleben heraus ein Bild ihres eigenen Körpers schaffen (Baer/Frick-Baer 2004). Im Gegensatz zur Arbeit mit Erwachsenen verwende ich in der Arbeit mit älteren Kindern und Jugendlichen vorgefertigte Umrisse, um die vielfältig vorhandene Pubertätsscham zunächst zurückzustellen.

3.1.9.1 „... mein Körper will mir was sagen!“

Längere Pause durch Ferien und Krankheit (5 Wochen). Anna strahlt, die Klinik sei für sie kein Thema mehr, der Vater kümmere sich nun um sie, sie nennt ihn permanent zärtlich „mein Papi“ – und das wirkt echt. Anna verstehe nach intensiven Gesprächen besser seine Situation; sie bemühen sich offensichtlich beide darum, miteinander ins Gespräch zu kommen. Anna störe es nur, dass sie immer wieder krank sei. Ihr häufiges Kranksein nehmen wir zum Anlass, uns mit ihrem Körper zu beschäftigen. Dazu hat Anna große Lust.

A.: „Ich glaub schon, mein Körper will mir was sagen!“

Wir beginnen mit systematischer Körperbildarbeit anhand eines vorgegebenen Umrisses. Ich lade Anna ein, ihre Körpergrenzen zu spüren (Tasten, Fühlen) und erkläre den Begriff Aura, den Anna schon kennt. Ich schlage vor, ihre Aura, so wie sie sie erlebt, in den Umriss einzumalen. Diese Aura malt Anna nach links hin dünner, nach rechts dicker und kraftvoll. Ich erfrage, was sie jeweils auf diesen Seiten erinnert. Sie erinnert ihren Vater links sitzend, ihre Schwester rechts. Ihre Schwester sei lange Zeit Orientierung und Halt gewesen. Die Körperhälften zeichnet sie in unterschiedlichen Farben, links sei Kälte und rechts Wärme, rötlich. Ihr fällt ein, dass ihre linke Hand öfter taub werde. Wir widmen uns ihren Händen, indem sie einen „Tanz der Hände“ zu einer Musik von einer eingespielten CD macht. Erst tanzt die linke Hand, dann die rechte zur selben Musik. An die linke Hand malt Anna daraufhin schwere Pakete: „Einige Pakete habe ich schon geöffnet, einige sind noch dran. Die Vergangenheit habe ich begonnen auszupacken; die Zu-

kunft und das Problem, dass ich immer noch die falschen Menschen zu meinen Freunden mache, sind noch offen. Ich freue mich, dass ich mich rechts kraftvoll fühle und dass es diese kraftvolle Hand auch gibt."

3.1.9.2 „Aber in Scheißmomenten ist alles weg!"

Anna wirkt sehr strahlend in der nachfolgenden Stunde, sie hat eine neue Frisur und sieht hübsch aus.

A.: „Ich bin sehr zufrieden, da mein Leben im Moment richtig gut ist. Ich verstehe es fast selber nicht, aber seit der Arbeit hier sagen mir ganz viele, dass ich ganz anders wirke, ich habe auch viel mehr Freunde. Ich werde nun sehr oft gefragt, ob ich irgendwohin mitkomme." Der Kontakt zum Vater sei näher, er beziehe sie mehr mit ein und sie freue sich daran. Auch habe sie zum ersten Mal kaum Kopfschmerzen gehabt. Sie schaut auf das von ihr ausgerollte Körperbild: „Ich bin platt, dass ich mal so ein leerer Mensch gewesen bin und nun so viele Farben in mir sind."

Ich lenke ihre Konzentration und Achtsamkeit auf ihren Kopf, durch Atmen und anschließendes Abfühlen: „Wenn dein Kopf ein Märchen- oder Fabelwesen wäre, welches wäre er?"

A. (sehr schnell): „Eine Fee – jetzt hat mein Kopf etwas sehr Leichtes!" Anna malt eine Feengestalt im Kopfbereich in ihrem Bild: „Das gibt es auch, Leichtigkeit und Schnelldenken-Können, das vergesse ich oft."

Th.: „Und die Schmerzen?"

A.: „Die sind jetzt nicht da drin, aber die sind rot." Anna gestaltet rote Linien in den Kopfbereich. „Früher war mein Kopf sehr gequält, da war eine grau-schwarze Spirale drum herum, durch die permanenten Gedanken an das, was ich mit meiner Mutter erlebt habe. Diese Gedanken kommen nur noch sehr selten. Obwohl mich das Rot auch an mein Ritzen erinnert. Ich habe früher viel geritzt." Anna zeigt mir ihre Narben: „Ich hasse mich dafür!" Anna spricht mit gesenktem Blick.

Th.: „Was war vorher, Anna, wenn du geritzt hast?"

A.: „Wenn ich mich einsam und unverstanden fühlte, dann. Und das kann mir auch irgendwann wieder passieren. Immer wieder!"

Th.: „Wie ist es jetzt?"

A.: „Jetzt ist es gut, weil ich mich von Ihnen verstanden fühle, Sie sind wichtig für mich."

Th.: „Das freut mich sehr, Anna, und ich schätze es sehr, dass du mich als Vertraute nimmst, nach all dem, was du erlebt hast. Ich weiß, dass das schwer war und ist. Dafür danke ich dir. Merkst du, dass du jetzt nicht alleine bist?“

A.: „Ja, wirklich, aber in Scheißmomenten ist alles weg.“

Th.: „Was sagt die Fee, die du in deinen Kopf gemalt hast, dazu?“

A.: „Ich weiß nicht!“

Ich lade Anna ein, gemeinsam die Musik, die die Fee spielen möchte, klingen zu lassen. Anna wählt eine Kalimba und ich die Pipedream. Anna spielt für mehrere Minuten, versunken, zarte Klänge, von meinen Klängen unterstützt.

A.: „Hoffnung, ich habe Hoffnung gehört. Ich bin nicht mehr allein – dann wird mein Leben besser, dann muss ich auch nicht mehr ritzen!“

Ich lade Anna ein, sich im Therapieraum einen Erinnerungsstein zu suchen für unsere Begegnung heute. Das findet sie gut, sie möchte diesen Stein neben das „Ritzmesser“ legen.

3.1.9.3 Methodische Erläuterungen

In der fokussierenden Körperbildarbeit durch R.L.M. können die inneren Bilder der Klient/innen, das Erleben ihrer Körperteile Raum bekommen, Ausdruck finden in der sich anschließenden Gestaltung. Gerade Körperkontur und Aura sind als Schnittstelle zwischen Subjekt und Außenwelt in der Arbeit mit Betroffenen von großer Wichtigkeit, ermöglichen sie doch eine Wahrnehmung des eigenen Körperraums in Abgrenzung zur Welt: Die Aura kann als Schutzschicht sichtbar werden. Durch Tanz (im Tanz der Hände) und Musik lässt sich intermedial eine weitere Tiefung des Erlebens fortführen. In den Händen, wie in jedem Körperteil, ist leibliche Erfahrung abgespeichert, auch das, was der Hand angetan wurde, ob sie ins Leere griff u.ä. Insofern birgt klingende Körperbildarbeit eine große Chance, das Leibgedächtnis und damit Biografisches aus dem Leben alkoholbelasteter Menschen zu aktivieren, sowie in seiner Gestaltung und musikalischen Durch- und Verarbeitung wandeln zu können.

3.1.10 R.L.M. als Soap-Fortsetzungsgeschichte (34. Sitzung)

Wenn der Alltag und Krisen betroffenen Jugendlichen zuviel werden, mögen sie sich nicht mehr sich selbst zuwenden. Aber meist mögen sie Fernseh-Soaps und verfügen über einen Reichtum an Fantasie. R.L.M. als Fernsehgeschichte ermöglicht einen distanzierenden Umgang über imaginierte Figuren, aber auch das Einfließen der aktuellen Situation.

3.1.10.1 „Ich verstehe diese Menschen nicht!"

Es gehe ihr gut und schlecht, erzählt Anna zu Beginn der Stunde. Gut, dass es besser laufe in der Schule, sie könne sich wieder besser konzentrieren. Aber sie sei weiter unglücklich verliebt in Norman – das Problem sei mit ihm nicht wirklich besprechbar, da er nicht über seine Gefühle reden wolle. Zugleich sei man sich ohne Worte total nah, weil man ganz viel jeweils über die Sorgen aus der Familie des anderen wisse. Das sei eine tiefe Verbindung – aber er würde sie ständig betrügen und er tue ihr nicht gut, dennoch könne sie sich nicht von ihm lösen. Sie sei völlig ratlos. Wir versuchen, Antworten über R.L.M. zu bekommen

Entspannung und Bodyscan. (Einspielen der 1. Musik)

Th.: „Lausche der Musik und stelle dir vor, sie ist eine Filmmusik. Schau, welche Bilder und Geschichten in dir entstehen. Ich lasse dich ein wenig mit der Musik und deinen Träumen alleine und melde mich später wieder."

A.: „Ich sehe mich, wie ich mich umdrehe und gehe. Norman läuft hinter mir her und als er vor mir steht, redet er Worte, die ich nicht verstehe. Norman weint. Es kommt mir vor wie in einem Film oder einer Soap."

Th.: „Ich schlage vor, einen Titel für diese Folge der Soap zu wählen."

Als Titel für diese Folge wählt sie: „Anna läuft weg."

Einspielen der zweiten Musik Th.: „Lausche der neuen Musik und achte darauf, wie deine Soap weitergeht."

Nach der Phase des Anhörens sagt Anna: „Ich habe mit Norman geredet, reden und reden und reden, aber ich bleibe ratlos zurück. Ich verstehe einfach nicht, warum er mir das antut: mich immer wieder anziehen, sagen, dass er mich liebt, und mich dann wieder zurückweisen durch Betrügen."

Th. (sanft): „Das klingt schlimm! Woher kennst du das?"

A.: „Klar: von meiner Mutter! Da gab es auch einen Funken Liebe, aber ansonsten nur die Packung und da habe ich mich auch endlos angestrengt, ich verstehe diese Menschen nicht! Warum diese Menschen das tun, diese Frage hätte ich gerne mal beantwortet!"

Ich schlage Anna vor, diese Frage in der nächsten Musik zu stellen und die Soap weiter zu verfolgen.

A.: „Ich habe die nächste Folge gesehen, wie ich Norman die Frage stelle, warum er mir das antut, aber Norman tut, als höre er nichts. Scheiße. Er weiß selber keine Antworten, warum er die Dinge tut, die er tut. Ich sehe nun allmählich, dass ich ziemlich chancenlos bin. Ich fühle mich wie im Nebel, ich greife ständig ins Leere. Ich bin wie in seinem Bann und kann nicht aufgeben, obwohl ich ihn doch nie bekomme. Ich möchte das so nicht haben. Aber ich weiß nichts anderes. Ich kann nicht anders, als hinter ihm herlaufen – ich bin wie auf ihn gepolt."

Wir versuchen mit einer letzten Musik für heute eine Schluss-Szene zu finden.

A.: „Jetzt habe ich Norman eine gescheuert, weil ich es mir nicht mehr gefallen lasse, wie das Letzte behandelt zu werden. Ich will endlich Klarheit: Dann riskiere ich, dass er tatsächlich nicht will, aber dann kann ich vielleicht auch wieder frei werden und mich doch in jemand anderen verlieben."

3.1.10.2 Erläuterungen zur Methode

Hier wurde das R.L.M. in einer freieren Form angewendet. In Resonanz auf die Ratlosigkeit in der Anfangssituation wird Musik, Geschichten induzierend, wie ein Fahrstuhl zur unterbewussten Lösung genutzt. Anna sieht dabei ihre aktuelle Beziehungsproblematik (in der sich zugleich die alte Erfahrung, ins Leere zu greifen, aktualisiert) wie in einem Film, in Form der von ihr sehr gern gesehenen Soaps. Diesen Impuls nutzen wir in der weiteren Arbeit. So kann Anna ihre inneren Bilder mit Hilfe der Musik als Fortsetzungsgeschichte bearbeiten und daraus eine „Lösung" ableiten, die sie später in ihrem Alltag umsetzen kann. Die jeweilige Musik wurde in Resonanz auf die erspürte Stimmungslage gewählt, bei der dritten Musik in Anlehnung an den Titel (The unanswered Question von Schönberg).

3.1.11 Rezeptive Musiktherapie – das Lieblingslied (35. Sitzung)

Wenn Kinder Musik mit in die Sitzung bringen, die sie als ihre Lieblingsmusik bezeichnen, so hat diese oftmals eine wichtige und zentrale Bedeutung im augenblicklichen Leben und Erleben. Oftmals spiegelt diese Musik innere Wendungen, brennende Themen und kreative Auflösungen. In Annas Leben ist die Hinwendung zu Musik überhaupt ein neuartiger Vorgang.

3.1.11.1 „Ich lass mir mein Leben nicht zerstören"

Anna hat Musik mitgebracht, die sie „andauernd hört". Das habe sich geändert, erzählt sie, früher habe sie nicht gerne Musik gehört, das habe sie genervt, aber jetzt sei sie „ganz wild drauf". Diese Musik habe ihr ein Freund mitgebracht und seitdem höre sie diese nur noch. Es handelt sich um deutsche Rap-Musik, die aus dem Internet erhältlich ist, abseits des Mainstreams. Anna möchte mir zwei Titel vorspielen, die wir gemeinsam anhören. Nach dem ersten Titel erzählt Anna:

„Ich finde das so toll, dass der Sänger von jemandem erzählt, der sich in totaler Liebe ausnutzen lässt. Wenn er singt: ‚Ohne dich ist alles leer!' dann muss ich oft heulen. Ich find das cool! Weil so habe ich mich auch mal gefühlt! Manche kriegen ihr Leben nicht auf die Reihe, bei mir ist das anders!" Anna wirkt sehr selbstbewusst. „Ich weiß jetzt auch, dass ich nicht werde wie meine Mutter. Ich betäube mich nicht und umgebe mich nicht mit Menschen, die mir nicht gut tun. Ich habe nach dem letzten Mal Norman die Frage gestellt: Er hat gesagt, dass er mich nicht liebt! Und dann fand ich es gar nicht mehr schlimm, ich fühle mich frei jetzt und irgendwie sicher. Ich arbeite jetzt auch für die Schule, meine Lehrer loben mich richtig!" Dazu falle ihr der nächste Titel ein, den sie auch immerzu höre: ‚Ich lasse mir mein Leben nicht zerstören!'- „Ich lasse mir mein Leben nicht zerstören!" Anna wiederholt sinnend ihren Satz: „Ja, das passt!"

3.1.11.2 Methodische Erläuterungen

In Annas Fall bringt die Lieblingsmusik ihr Lebens-Liebes-Thema und die damit verbundene Leere ein. Es ist neu, dass Anna gerne und gezielt Musik hört. Es ist anzunehmen, dass die Arbeit über rezeptive Therapie einen Zugang zum Musikhören ermöglicht hat. Dass Anna diese ihr am Herzen liegende Musik mitbringt und einbringt, zeigt eine Tiefung auf der Vertrauensebene und eine erfolgte Anbindung: Anna möchte nun ihre Gefühle und ihr Innenleben teilen und findet so einen Weg, ihrem Schmerz über den unerreichbaren Freund Ausdruck zu verleihen.

3.1.12 Unverhofft: Abschied

Anna sucht mich ohne Termin auf, um mir mitzuteilen, dass sie nach den Ferien wahrscheinlich umgezogen sei. Es habe eine Aussprache mit ihr, dem Vater und der Familie der Mutter gegeben und nun habe man gemeinsam beschlossen, zur Familie der Mutter nach Bayern zu ziehen. Sie freue sich darauf, weil sie dann nicht mehr so alleine sei und ihr Vater nicht mehr alleine die Erziehungsverantwortung mit ihr habe – die Aussprache sei so gut verlaufen, dass sie sich gut vorstellen könne, dort zu leben und eine richtige Familie in der Nähe zu haben. Einmal mehr bin ich von den Ereignissen überrascht – der Vater hatte seine Umzugsüberlegung nicht erwähnt oder auch nur angedeutet – ich bleibe nach dieser Information mit vielen Vermutungen und auch Sorgen um Anna zurück.

Ich sehe Anna nicht mehr – die Achterbahnen, die ich während der Therapiezeit mit Anna erlebte, prägen auch das Ende, das ich ein wenig wie einen Abbruch durch die Familie erlebe – dennoch wirkte Anna gestärkter, froher als je zuvor. Die Musik der letzten Stunde mit dem Titel „Ich lasse mir mein Leben nicht zerstören" stimmt mich hoffnungsvoll, auch wenn, wie so oft in der Arbeit mit Betroffenen, gerade mit betroffenen Kindern, Dinge nebulös bleiben und nicht geklärt werden können.

„Direkt erinnere ich mich nur an einen Vorfall aus den ersten Jahren. Du erinnerst dich vielleicht auch daran. Ich winselte einmal in der Nacht immerfort um Wasser, gewiss nicht aus Durst, sondern wahrscheinlich teils um zu ärgern, teils um mich zu unterhalten. Nachdem ewige starke Drohungen nicht geholfen hatten, nahmst du mich aus dem Bett, trugst mich auf die Pawlatsche (Bretterbühne) und ließest mich dort allein vor der geschlossenen Tür im Hemd stehen. Ich will nicht sagen, dass das unrichtig war, vielleicht war damals die Nachtruhe auf andere Weise wirklich nicht zu verschaffen. Ich will aber damit deine Erziehungsmittel und ihre Wirkung auf mich charakterisieren. Ich war damals nachher wohl schon folgsam, aber ich hatte einen inneren Schaden davon. Das für mich Selbstverständliche des sinnlosen Um-Wasser-Bittens und das außerordentlich Schreckliche des Herausgetragenwerdens konnte ich meiner Natur nach niemals in die richtige Verbindung bringen. Noch nach Jahren litt ich unter der quälenden Vorstellung, dass der riesige Mann, mein Vater, die letzte Instanz, fast ohne Grund kommen und mich aus dem Bett auf die Pawlatsche tragen konnte und dass ich also ein solches Nichts für ihn war. Das war damals ein kleiner Anfang nur, aber dieses mich oft beherrschende Gefühl der Nichtigkeit stammt vielfach von deinem Einfluss." (Kafka, „Brief an den Vater", nach Weinert 1974)

3.2 Methoden für die Arbeit mit erwachsenen Betroffenen

Während in der Arbeit mit Kindern oftmals der Blick auf das sie umgebende Familiensystem die achtsame Methodenauswahl bestimmt, rücken in der Arbeit mit erwachsenen Betroffenen insbesondere die Auswirkungen jahrzehntelanger Chronifizierung einer Belastung, die als nicht vorhanden angenommen wurde oder wird, in das Zentrum therapeutischer Arbeit. Die im Erleben Betroffener hinterlassenen Spuren, ihnen selbst oftmals wenig bewusst, jedoch großes Leiden verursachend, brauchen kreative Verfahren, um begreifbar zu werden und Wandlung zu erfahren. Einige Methoden, die in der Arbeit mit Kindern zu verwenden sind, sind es oftmals auch für Erwachsene und umgekehrt. Es gilt jedoch altersgruppenspezifische Unterschiede und Besonderheiten zu berücksichtigen, etwa das Verwenden einer kindgerechten Sprache etc. Die anschließend vorgestellten Methoden, die ich in der Zusammenarbeit mit erwachsenen Betroffenen entwickelt habe, haben sich in der Praxis besonders bewährt. Sie empfehlen sich besonders für die Arbeit mit Erwachsenen und/oder jungen Erwachsenen, die den belastenden familiären Kontext längere Zeit verlassen haben, sodass von ausreichender Stabilität ausgegangen werden kann, um Geschehenes anzusehen, die Alkoholbelastung in ihren Auswirkungen auf den eigenen „Leib“ zu verstehen, zu erleben und zu wandeln. Vor jeder Einheit wird zu Atemachtsamkeit angeregt und dazu, sich des eigenen Bodens zu vergewissern.

3.2.1 Das klingende „Nichts-ist“-Verwandlungsbild

Für viele Betroffene ist der Vorgang, tagtäglich Krisen anzusehen und hautnah zu erleben, die zugleich als nicht vorhanden, mit „nichts ist“ familiär belegt werden, eine Quelle des eigenen Leidens, das zugleich wenig greifbar erscheint. Hierzu habe ich die Methode des klingenden „Nichts-ist“-Verwandlungsbildes entwickelt, durch die der Prozess, vom „Ist“ zum„Nichts-Ist“, vom Verdecken zum Geheimen hin zum Lösen und Sehnen sicht- und auf Wunsch hörbar werden kann. Durch das Überkleben der schützenswerten Anteile wird der Aspekt der Resilienz ausdrücklich in die Gestaltung mit einbezogen und bereitet den Boden für das Entdecken eigener Sehnsüchte, die vielleicht noch im Verborgenen schlummern. Die Methode des Überklebens und fortgesetzten Verwandelns erlernte ich bei Peter Valentiner (franz. Künstler). Seine Malerei entwickelt sich aus dem Wechselspiel der Wahrnehmung des Betrachters und der Kunst der Tarnung. Zunächst wurde er als Künstler der Landart in Frankreich bekannt. Mit riesigen militärischen Tarnnetzen verbarg er bekannte Gebäude, Brücken und Straßen. Gleichzeitig setzte er sich mit der Kunst der Tarnung in der Malerei auseinander und entwickelt eine Technik des gelenkten Zufalls, um die Vielschichtigkeit der Sinneseindrücke darzustellen (Westernhagen 1988). Die Technik des Tarnens durch Überkleben, Weißen und Wandeln habe ich hier für Betroffene nutzbar gemacht.

Die Arbeit kann in der Einzeltherapie über mehrere Stunden angefertigt werden (dies ist auch erforderlich, da die verwendeten Gouache-Farben trocknen müssen), ebenso in Seminaren und Selbsterfahrungsgruppen mit Betroffenen über mehrere Tage.

3.2.1.1 Anleitung

Vorab sind dicke DINA3 Pappen zu besorgen, die einen festen und ausreichend dicken Untergrund für die mehrfache Übermalung und Beklebung anbieten, sowie Gouachefarben und gutes Klebeband (weiß).

1. Schritt: <u>Erinnern und Gestalten</u>

Nach einer Hinführung zur Achtsamkeit und Körperwahrnehmung wird etwa mit folgenden Sätzen eingeleitet:
„Gehen Sie nun in Ihrer Erinnerung zurück, erinnern Sie sich an die Zeit in Ihrer Herkunftsfamilie. Wie riecht es hier, wie schmeckt es? Welche Atmosphären und Stimmungen sind da, wie fühlt sich Ihr Körper an? Welche Farben fallen Ihnen dazu ein. Gestalten Sie ein Bild über die Atmosphäre in Ihrer Herkunftsfamilie!“

2. Schritt: <u>An-Klang</u>

Es folgen Gespräch und Arbeit über das Erleben am entstandenen Bild. Es ist wichtig für Betroffene, an diesem Punkt unmittelbar Anklang zu finden, indem sie sich, vielleicht erstmalig, über ihre Familienatmosphäre äußern. Nach Möglichkeit soll das Bild anschließend als Partitur erklingen oder eine Stelle, die wichtig erscheint, zum Klingen gebracht werden. (Evt. sich anschließender musikalischer Dialog.)

3. Schritt: Differenzieren und Schützen

Betroffene leben oft in der Angst, dass, wenn sie zurückschauen und hinsehen, alles schlecht und furchtbar aussehen könnte. Hier ist es wichtig, Möglichkeiten zu einem differenzierten Schauen anzubieten:
„Einiges von dem, was Sie in diesem Bild entdecken, war vielleicht auch schützenswert, hat sie gerettet oder ist kostbar. Ich bitte Sie, diese Aspekte im Bild nun zu schützen, indem Sie diese mit dem Klebestreifen überkleben!“

4. Schritt: Verdecken

Betroffenen ist es oftmals wenig bewusst, wie die Tabuisierung stattfand und was dieser Vorgang für ihr persönliches Erleben bedeutet.
„Vieles von dem, was dort im Bild jetzt sichtbar wird, durfte vielleicht früher in Ihrer Herkunftsfamilie nicht sein, durfte nicht sichtbar und hörbar werden. Ich bitte Sie, das, was nicht gesehen werden durfte, vielleicht Geheimnisse, weiß zu übermalen – so, als sei es nicht da oder da gewesen.“

5. Schritt: Begreifen

Es ist wesentlich, dass Betroffene für den Vorgang des Verdeckens und Tabuisierens Worte finden und ins Gespräch kommen: über ihr Erleben beim Weißen, die damit verbundenen Gefühle, Erinnerungen und das Entstandene (es besteht auch die Möglichkeit, klingend weiter zu arbeiten).

Hinweis: Trockenphase unbedingt erforderlich!

6. Schritt: Lösen

„Lösen Sie nun vorsichtig die Überklebungen. Schauen Sie an, was zutage tritt und wie es jetzt auf Sie wirkt. Vielleicht möchten Sie dies auch als Partitur für eine kleine Improvisation nutzen.“
Ein Gespräch über Rettendes und Tragendes kann sich anschließen.

7. Schritt: Boden-Finden

Für Betroffene ist es wichtig, nach dem Vorgang des Verdeckens durch das Weißen wieder in Kontakt zu den schützenswerten Anteilen zu kommen, zu sehen, dass dieser Boden vorhanden ist, von dem aus sie vielleicht anders in die Welt gehen können.

„Gehen Sie in Kontakt zu dem, was nun sichtbar wird. Seien Sie achtsam: Was ist jetzt und heute anders, welche Resonanzen löst dies in Ihnen aus? Sie können auch die Hände nah über die Stelle im Bild legen, die Sie als Boden spendend erleben. Gehen sie in Kontakt zu Ihrem Boden, spüren sie Ihrem Körper nach!“

8. Schritt: Sich-Sehnen und Ausrichten
„Vermutlich bildet das zu Tage Tretende einen Boden für Ihre Sehnsucht; für das, was Sie in ihrem Leben trägt und wonach Sie sich sehnen. Wie klingt diese Sehnsucht? Finden Sie Klänge und Töne für Ihre Sehnsucht, wählen Sie dazu Ihre Stimme oder ein Instrument aus dem Raum.“
Ein Gespräch und anschließendes Erklingen des Sehnsuchtsbildes sind sehr wichtig.

9. Schritt: Verdichten
Auch für die vielleicht erstmalig oder wieder entdeckte Sehnsucht gilt es, Worte zu finden. Dieser Vorgang kann zusätzlich verdichtet werden, indem für die Sehnsucht eine Geste gefunden wird, die passend erscheint.
„Geben Sie Ihrem entstandenen Bild nun einen kurzen Namen, so wie er in einer Ausstellung lauten könnte. Finden Sie eine passende Geste!“
Anschließend erfolgt ein Processing, in dem die einzelnen erfolgten Schritte mit den Klient/innen reflektiert werden. .

10. Schritt: Sich-Zeigen – Hörbar-Werden
Als Abschluss präsentieren die Klient/innen mit Worten, Gesten und Klängen (auch in Gruppen möglich), was sie erlebt haben und was für sie wichtig ist. Es besteht die Möglichkeit, Sharings zu erhalten für das neu Entstandene.

Durch die Methode des klingenden Verwandlungsklebebildes ist es an vielen Stellen möglich, intermedial zu arbeiten. Die gestaltete Familienatmosphäre kann klingen, die Resonanz auf das Weißen kann sich in Gesten ausdrücken usf. – wesentlich ist die individuelle Orientierung auf die Klient/innen und das im individuellen Prozess für sie Anstehende und Verkraftbare. Dieser Hinweis ist auch vor der Arbeit mit der Methode in Gruppen wichtig.

3.2.1.2 Äußerungen Betroffener

„Ich war zuerst wütend, dass ich das, was ich endliche sehe, weiß machen sollte – aber genau so war es in meiner Familie."

„Das Weißmachen war ein richtig anstrengender Prozess: Es war so dick drauf, dass es deckte und immer noch kam was von der Familienatmosphäre durch. Da merkte ich, wie anstrengend das Verbergen immerzu war."

„Erst wollte ich alles schützen, das ging nicht, war so schwer. Ja, es war wirklich schwer, irgendetwas in dieser Familie zu schützen und zu retten."

„Es war ein neuer Blick, dass ich etwas aus meiner Familie retten will. Vorher dachte ich, alles soll weg. Eine echte Überraschung und Versöhnung!"

„Als die Plakate gestern mit den Belastungen im Raum lagen, da konnte ich kaum hier durchgehen, so hat mich die Schwere angesprungen. Zuerst fand ich es viel leichter mit den weißen Plakaten, ich konnte leicht durchgehen, da war kein Leid mehr, aber als ich mich hingesetzt habe und auf den Raum gespürt habe, war da eine riesige Spannung, ich konnte kaum atmen. Es brodelte unter den weißen Oberflächen und irgendwie waren durch die weißen Bilder die Identitäten der Menschen hier im Raum verschwunden."

„Ich habe selten eine so intensive Sehnsuchtsmusik gehört – es ist schön, dass es meine Sehnsucht noch gibt und dass ich damit nicht allein bin! Ich möchte diese Klänge nie mehr vergessen."

Nach dieser Einheit lässt sich auch gut der von Gabriele Frick-Baer entwickelte „Tanz, nach den Sternen zu greifen" einsetzen, den sie, im Anschluss an die Arbeit, um den eigenen Boden und die Körpermitte zu finden, so anleitet: „Und dann strecke deinen Arm oder deine Arme aus und greife mit deiner Hand oder deinen Händen nach den Sternen. (...) Bitte schau dir genau an, nach welchen Sternen du greifst. Und schau dir jeden Stern genau an, den du in deinen Händen hältst. (...) Vielleicht verwandelt er sich in deinen Händen. (...) Vielleicht strahlt er dich an. (...) Vielleicht will er fest gegriffen oder behutsam getragen werden. (...) Vielleicht willst du noch nach anderen Sternen greifen." (Frick-Baer/Peter-Bolaender 2008, S. 176ff)

Es kann zusätzlich Musik eingespielt werden, die neue Bewegungs- und Erlebensqualitäten im Tanz mit den Sternen unterstützt.

3.2.2 Beziehung erleben

Viele Erwachsene aus alkoholbelasteten Familien klagen über unbefriedigende Beziehungen, ohne dass sie das, was sie unbefriedigend erleben, präzise benennen könnten. Oftmals leiden sie unter entwürdigenden Partnerschaften, in Leere erstarrten Beziehungen und an sich wiederholenden co-abhängigen Strukturen. Noch Jahre und Jahrzehnte nach ihrem Auszug aus dem Elternhaus fühlen sie sich Alkoholkranken verbunden, ohne dass ihnen dies bewusst wäre – die Auswirkungen auf aktuelle Beziehungen scheinen groß zu sein. Hier braucht es kreative Verfahren, die unbewusste Verbindungen und Fixierungen deutlich werden lassen und Chancen zur Wandlung eingefahrener Beziehungsmuster eröffnen.

3.2.2.1 Der klingende Beziehungs-Skulpturen-Park

Betroffene erleben sich oftmals in den Beziehungen zu alkoholkranken Eltern gefangen, wissen aber wenig über die Qualität dieser Beziehungen. Durch die nachfolgend beschriebene Anleitung kann die Beziehung zum alkoholerkrankten Elternteil nacherlebt werden (wie auch jede andere Beziehung des Systems, die Betroffene beschäftigt). Die Betroffenen oftmals eigene Unruhe und ihren Bewegungsdrang greife ich durch den im Raum möglichen „Spaziergang" auf – auch kann durch die imaginierte Szenerie des Spaziergangs ein schneller Wechsel und das Verlassen einer bedrohlich erscheinenden Skulptur möglich werden. So wird der meist vorhandenen Grundangst vor dem Hinschauen Rechnung getragen.

3.2.2.2 Die Anleitung

Wenn Klient/innen eine Beziehung stark beschäftigt, wie etwa die zum trinkenden Elternteil, das Leiden an dieser Beziehung aber sehr diffus und wenig greifbar erscheint, leite ich wie folgt an:

„Suchen Sie hier im Raum einen Ort, an dem Sie sich sicher fühlen. Nehmen Sie Kontakt zum Boden auf, spüren Sie, wie Sie der Boden trägt. Seien Sie achtsam für Ihren Atem. Ich möchte Sie nun zu einem Spaziergang einladen. Stellen Sie sich vor, Sie haben einen Ausflug gemacht. Sie gehen in ihrer Phantasie durch einen Park, der ein ganz besonderer ist. Er heißt ‚Park der Beziehungen' und beinhaltet Skulpturen, die Beziehungsaspekte abbilden. Stellen Sie sich diesen Park vor, gehen Sie hier durch den Raum, erinnern sie sich an die Beziehung zu X. Auch dazu stehen hier Skulpturen, schauen sie, welche Skulpturen sich Ihnen zeigen. Wenn Sie eine Skulptur deutlich vor Ihren Augen sehen, stellen Sie sie in Form einer Lebendskulptur dar."

Nach gestellter Skulptur spiegelt die Therapeutin diese, um sie sichtbar werden zu lassen, Klient/innen können Aspekte ihrer Beziehung zum Alkoholkranken einerseits „bewegt" erleben und gleichsam im Spiegel ansehen. In der Regel ist in einer Sitzung das Stellen von einer bis zu fünf Skulpturen möglich. Es kann auch jeweils in einer Stunde an einer Skulptur gearbeitet werden, wobei sich tänzerische und musikalische Dialoge anschließen können. Wenn nur eine Seite der Beziehung (etwa ausschließlich Negativaspekte) in den Vordergrund rücken, kann zum Perspektivwechsel angeregt werden: „Welcher Aspekt der Beziehung ist mehr am Rande Ihrer Aufmerksamkeit? Suchen Sie neue Wege. Finden Sie auch dafür eine Skulptur."

Es ist hilfreich, den einzelnen Skulpturen Namen geben zu lassen und diese auf Karten zu schreiben. So kann der Rundgang in Erinnerung bleiben und in einer nachfolgenden Stunde im Sinne Mussorgskys bekanntem Werk „Bilder einer Ausstellung" als „Klingender Beziehungs-Skulpturenpark" vertont und nacherlebt werden.

3.2.2.3 Äußerungen Betroffener

„Ich war sehr überrascht, wie nah die Beziehung zu meinem Vater immer noch ist. Ich habe ja in der zweiten Skulptur, sofort den Boomwhaker geholt und ihn mir auf die Brust gesetzt. Mein Vater sitzt mir förmlich richtig auf ‚Leib und Seele'. Es war gut als ich im Tanz mit dem Boomwhaker neue Positionen probieren konnte. Es tut gut, meinen Vater

jetzt symbolisch neben mich gestellt zu haben – da gehört er hin. Vielleicht kann ich ihn mir wirklich ‚vom Leib' halten."

„Meine Skulptur heißt Godzilla. So habe ich meine Mutter empfunden: riesig, unberechenbar und gewalttätig – dafür hat meine Mutter kein Gefühl, dass sie so ist. Sie fühlt sich klein und hilflos, ein Opfer, dem ich helfen soll, während sie das Monster raus lässt."

„Als Sie mich gespiegelt haben, bin ich erschrocken: Klein und hilflos kauere ich am Boden, ringend, suchende Hände, chancenlos – er wird mich nicht ansehen. Mich nie wahrnehmen – er kreist um sich und seinen Alkohol. Jahrzehntelang war ich ohnmächtig. Gut zu bemerken, dass ich heute nicht mehr klein bin. Ich kann mich aufrichten."

3.2.2.4 Der musikgeleitete Beziehungstanz

Betroffenen ist oftmals ein Bewusstsein für das Ausmaß der Folgen jahrzehntelanger Beziehungsfixierung auf den Alkoholkranken abhanden gekommen. Diese Fixierung kann durch den von mir entwickelten musikgeleiteten Beziehungstanz nacherlebt werden. Als Hintergrund bietet sich hier eine unberechenbare, die Atmosphäre vieler alkoholbelasteter Familien aufgreifende und spiegelnde Musik, wie etwa Debussys „Dialogue du vent et de la mer" an. Voraussetzung für die Arbeit ist eine vorliegende Lösung aus der Familie und eine ausreichende Stabilität. Diese Methode eignet sich besonders in Gruppenprozessen Erwachsener.

3.2.2.5 Die Anleitung

Zunächst wird Paarbildung angeregt und dann wie folgt angeleitet:

„Sie hören jetzt gleich eine Musik. Eine von Ihnen beiden wird sich ganz von der Musik leiten lassen, sich zu ihr bewegen, Musik in Bewegungen umsetzen. Die andere Person hat keine andere Aufgabe als sich voll und ganz auf die tanzende Person zu konzentrieren; zu versuchen, alles, was diese als nächstes tun und bewegen wird, genau kontrollieren und vorher sagen zu können."

Dauer des Tanzes maximal zwei Minuten, da die Übung sehr intensiv erlebt werden kann. Anschließend ist ein Austausch wichtig, bevor ein Rollentausch erfolgt.

3.2.2.6 Äußerungen:

„Ich habe mich beim Zuschauen wie gelähmt gefühlt. Genau wie in meiner Kindheit: in einem inneren Gefängnis."

„Ich dachte irgendwann: Wen habe ich da eigentlich vor mir, es wechselte ja immer. Genauso unberechenbar war mein Vater früher."

„Ich fühlte mich wie in einem Tunnel, ich konnte nichts anderes mehr wahrnehmen. Nichts anderes war mehr wichtig, nur, was der andere macht. Irgendwann fragte ich mich: Wie lange soll ich mir das noch ansehen? Ich weiß jetzt, dass hier ein Grund liegt, warum ich niemanden mehr nahe an mich heranlasse – so einen Beziehungswahn will ich nie mehr erleben."

Im Anschluss kann eine kurze neuerliche Einspielung der Musik erfolgen mit dem Auftrag, in diesem Beziehungstanz eine kleine Veränderung vorzunehmen, indem die Klient/innen neue Bewegungen, Richtungen (etwa abwenden, mittanzen, stoppen etc.), oder andere Abstände aktiv ausprobieren.

„Endlich wegschauen zu dürfen, hat mir erst Angst gemacht, ich hatte Angst, dass ihr etwas passiert, wenn ich nicht mehr aufpasse – jetzt ist ganz viel Spannung von mir gefallen – ich habe nicht die Verantwortung, meine Mutter ist erwachsen."

3.2.3 Musikreisen zur Innenwelt – R.L.M. (Resonanzgestützte leiborientierte Musikreise)

Die Methode des R.L.M. wurde gleichsam „aus der Not" erfunden und erarbeitet. Immer wieder gab es in der Arbeit mit Betroffenen, insbesondere mit betroffenen Jugendlichen, Punkte, an denen in der Therapie scheinbar nichts mehr möglich war. Gerade Erwachsene aus alkoholbelasteten Familien verfügen oftmals nicht über Worte für Erlebtes, tun sich besonders schwer, sich kreativ auszudrücken, bedeutet dies doch hör- und sichtbar zu werden. An diesen Punkten arbeitete ich vermehrt mit rezeptiver Therapie, anfänglich förmlich frei experimentierend und unterschiedliche Verfahren bündelnd bis zur heutigen Form, weiterhin dem Weg und den individuellen Impulsen und Bedürfnissen Betroffener folgend. Grundlagen verschiedener Ansätze rezeptiver Musiktherapie (Decker-Voigt 2004b; Frohne-Hagemann 2004; Schwabe

2004) und der kreativen Leibtherapie habe ich, individuell auf die Bedürfnislage von Betroffenen abgestimmt, miteinander verwoben. Wie in Guided Imagery and Music (G.I.M.) oder Klanggeleiteter Trance wird Musik als musikalischer Behälter, als Erlebnisraum eingesetzt, jedoch stärker durch die Bilder und Themen des Eingangsgespräches gerichtet. Schiltz arbeitete mit musikalisch induzierten Geschichten (Schiltz 2004), hier werden die von Klient/innen eingebrachten Themen mit Musik weitergeträumt. Die Methodik des R.L.M. fußt auf Klientenzentrierung und Resonanzorientierung: Es wird ein grundlegender Ablauf verfolgt: von Klient/innen im Eingangsgespräch thematisch Eingebrachtes bestimmt die Anleitung maßgeblich. Klientenkompetenz wird so ernst genommen, dass es auch sein kann, im Sinne der Klient/innen R.L.M. zu diesem Zeitpunkt nicht anzuwenden. Insofern ist R.L.M. nicht eine Methode, die grundsätzlich gewählt wird, sondern eine wichtige Option neben anderen. In besonderem Maße wird das, was in der Anfangsphase oftmals diffus angesprochen wird, in die verbale Anleitung zur Musik gesprochen und eingebaut, aber auch die Musikauswahl danach ausgerichtet. Denn nie ist Musik für alle wirksam: „Über die Wirkung der Musik entscheidet, ob sie den Menschen trifft, den Suchenden betrifft, die Verirrte verbindet oder die Verzweifelte berührt.“ (Hegi 1998, S. 21)

3.2.3.1 Ablauf des R.L.M

1. Phase: Eingangsgespräch

Das Eingangsgespräch bietet Betroffenen Sicherheit und einen Raum, aktuelle Nöte oder Sorgen anzusprechen, wenn sie drängend oder drückend sind, bevor sie sich dem Medium zuwenden. In diesem Eingangsgespräch werden Fragen gestellt: „Wie geht es Ihnen heute?“ „Was ist Ihnen heute hier wichtig?“ „Ist seit der letzten Sitzung Wichtiges passiert?“ u.ä. Zusammen mit der Resonanz der Therapeutin gestaltet sich die Themenfindung durch das Angesprochene und das Gespürte (Synchrone) schon in dieser Phase sowohl auf der verbalen als auch auf der affektiven Ebene.

2. Phase: Tiefenentspannung und Bodyscanning

Es wird angeleitet, eine angenehme Position (wahlweise im Sitzen oder Liegen) zu finden, Atem-Achtsamkeit und wertfreie Körperwahrnehmung (Body-Scanning in Kurzform) werden angeregt (Kabat-Zinn 1999). Eine

Entspannung und Hinwendung zum eigenen Körper fungiert als Boden, auf dem tiefendes Erleben erst möglich wird.

3. Phase: Phantasiereise mit Musik
Die Therapeut/in bietet ein Bild an, als kurzen Geschichteneinstieg oder aktive Imagination, induziert durch Phase eins als Anregung zur Musikreise (hier die Reise zum inneren Helfer), weniger ausführlich, mehr impulsgebend.

4. Phase: Gespräch
Nach der Musikreise ist es wichtig, Erlebtes schildern zu können, Resonanz durch die Therapeut/in zu bekommen. „Was haben Sie während Ihrer Reise erlebt?", „Wie geht es Ihnen jetzt?" sind Fragen der Therapeut/in, die diese Phase einleiten.

5. Phase: leiborientierte Tiefung
Fokussierung und Tiefung des Erlebens durch leibliches Erfassen. „Welches Gefühl ist jetzt im Vordergrund, wenn Sie das erzählen?" (affektive Dimension) „Wo im Körper spüren Sie das?" (Körperfokussierung)

6. Phase: Ausdruck
Auch die Ebene der leiborientierten Tiefung benötigt nach dem Verbalisieren Ausdruck, z.B. durch aktive Musiktherapie, evt. auch durch intermediale Transfers: Welche Bewegung, welche Geste fällt Ihnen dazu ein? (Wahlweise können sich weitere Musikreisen, je nach Verlauf von Phase 4 und 5, anschließen.)

7. Phase: Rückblick und Ausschau
Sehr wichtig ist die Integration des Erlebten durch Rückblick und Aktualisierung. „Wie geht es Ihnen jetzt?", „Was nehmen Sie aus der heutigen Sitzung mit in Ihren Alltag?"

3.2.3.2 Formen des R.L.M.

Mit der Methode des R.L.M. lässt sich auf vielfältige Art und Weise arbeiten. Das Erleben Betroffener hat Vorrang vor starren Abfolgeschritten, Experimente im Blick auf Klient/innen sind erwünscht. In der Praxis bewährt haben sich insbesondere die Form des Fortsetzungs-Films, fokussierende Körperarbeit (mit der weitergehenden Fragestellung ‚was ist zuviel, was zu wenig') sowie die Reise zum sicheren Ort und zu inneren Helfern mit der verfolgten Fragestellung: „was stützt, was hindert diesen Helfer" etc. Nach Phase 5 werden zwei weitere Musikstücke eingespielt, um die vorab beschriebenen Fragestellungen mit Musik zu bearbeiten. Formen des R.L.M. sind in der Einzelarbeit mit Anna in ihrer Anwendung (s. Kap. 3.1) ausführlich beschrieben.

3.2.3.3 Äußerungen Betroffener

„Die Musikreise habe ich sehr genossen, hier kann ich mich entspannen, mich sicher fühlen, in eine andere Welt reisen und doch Antworten über mich bekommen."

„Ich setze nun an vielen Punkten, wenn es schwierig ist, selbst Musik ein. Wenn ich an bestimmten Punkten nicht weiter weiß, lasse ich mir über Musik Lösungen einspielen."

„In den Musikreisen fühle ich mich mir selbst nah wie nie!"

3.2.4 Mit Musik gestalten – das Haus der Stimmungen

Betroffene leiden oft in besonderem Maße an einem Gefühl der Selbstentfremdung: Sie haben den Eindruck, sich selbst fremd zu sein oder/und sich so weit von ihrem Körper, ihren Gefühlen, ihrem gesamten Erleben entfremden müssen, dass sie sich nach einer inneren Heimat sehnen. Hier kann das Haus der Stimmungen einen Beitrag leisten, mehr „in sich zu wohnen" und das innere Erleben differenzieren. Menschen in alkoholbelasteten Familien sind über Jahre Stimmungen und häuslichen Atmosphären ausgesetzt, ohne dass diese jemals besprochen oder benannt würden. Viele Betroffene leiden unter einer ihnen unerklärlich erscheinenden schlechten Grundstimmung. Sie haben einen starken Mangel, affektive Leibregungen zu differenzieren und auszudrücken. Die verwendete Kombination aus rezeptiver Musiktherapie und Gestaltung führt zu einer Verdichtung des Erlebens – das Anhören lässt Distanzierung zu. Nicht ich „habe diese Stimmung", sondern diese liegt zunächst außerhalb meiner Person, ist in der Musik. Menschen in alkoholbelasteten Familien müssen auf der einen Seite Stimmungen massiv verleugnen und ignorieren, werden andererseits massiv von diesen gelenkt und bestimmt.

Insbesondere die häusliche Stimmung ihrer Kindheit ist ein oftmals für das Verständnis des inneren Erlebens Erwachsener wesentlicher Schlüssel zur Innenwelt, der ihnen in der Regel selber verborgen ist. Es braucht somit Methoden, die es ermöglichen, diese Stimmungen zur Sprache zu bringen, dem inneren Erleben Gestalt und vor allem Raum zu geben. Fuchs spricht von Stimmungsräumen. „Wenn wir die atmosphärischen Wirkungen der Dinge beschreiben wollen, sprechen wir auch von einer ‚Tönung', ‚Färbung', oder ‚Ausstrahlung', die ihren spezifischen Charakter, ihre Eigenart und ihr Wesen physiognomisch zur Erscheinung bringt." (Fuchs 2000b, S. 49) Stimmung beinhaltet somit originär Ausdruck und um diesen zu ermöglichen, wird hier eine Kombination von rezeptiver Musik und Malen angeboten, die das hörende Erleben in sichtbarer Gestaltung münden lässt. Stimmung und Atmosphäre wird hör- und sichtbar, durch den eingesetzten Stoff sogar auf der haptischen Ebene begreif- und an-fassbar. Räume können gestaltet und erlebt werden und zusätzlich durch Einbeziehen aktiver Musiktherapie und Improvisation einen weiteren vertiefenden Ausdruck erfahren.

Insbesondere die angeregte Aussage zur Grundstimmung und die Verwandlung in eine Wunschstimmung lässt den Einsatz von passender Musik in den Vordergrund rücken. Dies kann eine Anregung zur individuellen „Selbstmedikamention" durch Musik bewirken und damit einen Beitrag zur Selbstfürsorge leisten. (Diese Methode ist auch gut mit Kindern ab etwa 12 Jahren anwendbar.)

3.2.4.1 Anleitung

Vorab bitte ich die Klient/innen, eine Musik, die ihnen gut tut und eine andere, die sie irritiert, mitzubringen und leite etwa wie folgt an: (Barnowski-Geiser 2004)

„Wir wollen uns heute ein ungewöhnliches Haus ansehen, das Haus der Stimmungen. Ich bitte Sie, auf das vor Ihnen liegende Blatt ein Haus mit Sockel und Dach zu zeichnen und dieses in acht unterschiedlich große Räume zu unterteilen, das Dach und den Sockel nicht mitgerechnet. Zeichnen Sie nur Umrisse, gestalten Sie bitte noch nicht mit Fenstern, Türen oder Farben in den Räumen. Lassen Sie ein wenig Platz für die Umgebung um das Haus herum."

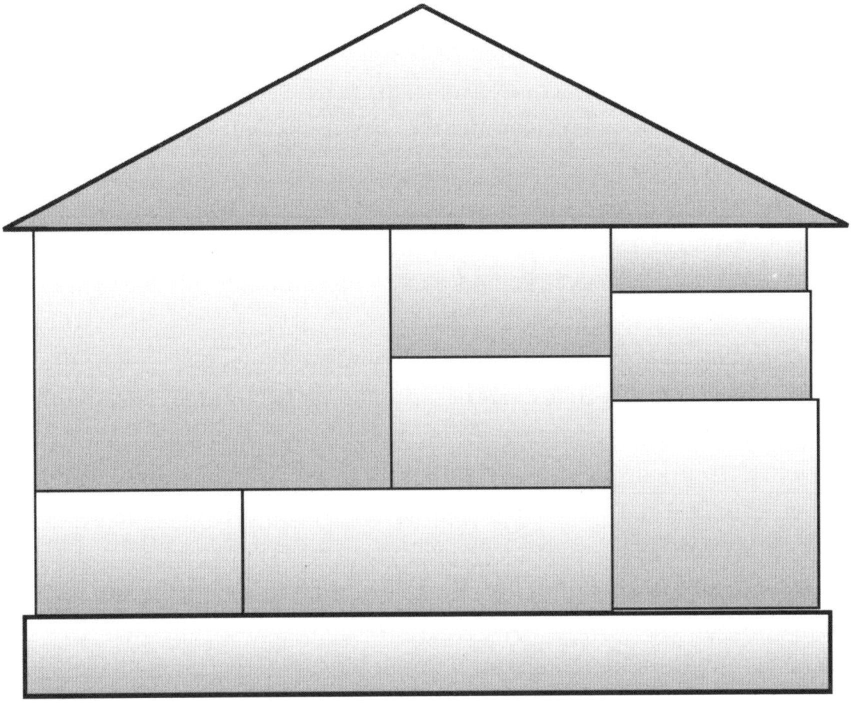

Abbildung 8: Haus der Stimmungen

„Ich werde nun sechs verschiedene Musiktitel anspielen. Musik kann bekanntlich Stimmung und Atmosphäre erzeugen. Ich bitte Sie, diese bei Ihnen erzeugte Stimmung in einen passenden Raum zu schreiben, ihr eine Farbe zu geben, den Raum passend zu gestalten und die Nummer des gespielten Musiktitels hinzufügen (dies ist nötig, um die Titel nachher wieder anspielen zu können). Für Musiktitel, die auf Sie neutral wirken, nehmen Sie keine Eintragung vor. Hören Sie den Musiktitel in Ruhe an, ich werde die Musik dann abstellen, damit Sie in Ruhe Ihren Stimmungsraum auf Ihrem Blatt gestalten können."

Sechs Titel werden jeweils ca. zwei Minuten eingespielt.

„Zwei Räume müssten nun mindestens noch frei sein. Sie haben Musik mitgebracht, die Ihnen gut tut. Hören Sie diese Musik mit Ihrem inneren Ohr? Welche Stimmung erzeugt sie in Ihnen? Gestalten Sie auch diesen Raum.

Sie haben eine Musik mitgebracht, die Sie irritiert. Lassen Sie auch diese vor Ihrem inneren Ohr erklingen. Aus welchem Stoff ist diese Musik? Finden Sie nun für diese Musik einen oder mehrere Stoffe und gestalten sie damit den entsprechenden Raum.

Schauen Sie nun Ihr Haus der Stimmungen an. Ist es so passend für hier und heute? Wenn Sie noch etwas verändern möchten, dann tun Sie das.

Man vermutet, dass jeder Mensch eine Grundstimmung hat. Wie ist das bei Ihnen: Gibt es eine Häufung einer bestimmten Farbe in Ihrem Haus? Gibt es im Sockel eine Grundstimmung, die Sie für sich als passend oder gar typisch einzeichnen würden? Sie kann schon im Haus vorkommen oder auch noch nicht eingemalt sein. Gestalten Sie nun in den Sockel Ihre Grundstimmung.

Schauen Sie nun noch einmal auf Ihr Bild. Im Dach ist noch Platz für eine Wunschstimmung, die Ihnen vielleicht in Ihrem Haus der Stimmungen fehlt. Welche Stimmung hätten Sie gerne in Ihrem Leben? Malen Sie auch diese hinein."

An dieser Stelle kann nun ein ausführliches Gespräch über das entstandene Haus entstehen, einzelne Räume angesehen und die entsprechende Musik angehört werden. Verbindungen zwischen Räumen, Brücken, Hindernisse in bestimmte Stimmungen zu gelangen, können entdeckt und gestaltend verändert werden. An jedem Punkt der Arbeit ist es möglich, zusätzlich aktive Musiktherapie zu verwenden. Etwa: „Wie klingt ihre Wunschstimmung? Spielen Sie diese auf einem Instrument."

Abschließend kann die Umgebung des „Hauses der Stimmungen" gestaltet werden: „Vor Ihnen liegt das Haus der Stimmungen. Welche Umgebung braucht dieses Haus, damit Sie sich in diesem wohl fühlen können? Welche Umgebung hatten Sie als Kind? Schauen Sie nun Ihr Bild aus verschiedenen Perspektiven an, es ist Ihr Haus der Stimmungen. Finden Sie einen würdigen Platz für Ihr Bild hier im Raum (das Bild kann an die Wand gehängt werden etc.). Geben Sie Ihrem ‚Haus der Stimmungen' einen passenden Namen!"

Die Arbeit am Haus kann über mehrere Stunden und Tage verfolgt werden. Sie ist ebenfalls gut in Gruppen zu machen, wobei vorbereitend mehrere CDs mit den eingespielten Beispielen und mehrere Recorder/ Player für die Gruppenarbeiten zur Verfügung stehen sollten.

3.2.4.2 Äußerungen Betroffener

„Ich habe mich so oft diffus in mieser Stimmung gefühlt – und das war mir gar nicht bewusst – ich habe erst in der Arbeit bemerkt, dass ich als Kind allen Grund hatte, schlechte Stimmung zu haben – nur hat das niemand bemerkt!"

„Es stimmt mich hoffnungsvoll, dass ich mich mit Musik in andere Stimmung versetzen kann. Ich glaube, das werde ich mehr für mich bewusst nutzen!"

„Ich dachte immer, in mir sieht es nur grau und öde aus. Ich freue mich, dass ich so bunte Farben in mir habe: Ich merke, dass ich doch gerne in mir wohne."

4

Resümee

Bei allen Betroffenen hat die Belastung durch familiären Alkoholismus massive Auswirkungen, nicht nur auf der offen-sichtlichen Ebene, sondern vor allem auf ihr inneres Erleben. Oftmals ist dies Betroffenen jedoch, gerade vor der Therapie, wenig bewusst und wird mehr als Ausdruck persönlicher Unzulänglichkeiten bewertet. Den Blick allein auf die erfolgreiche Lebensbewältigung oder sichtbare Störungen zu richten, greift, wie die vorliegende Untersuchung zeigt, zu kurz – dieser wird Betroffenen wenig gerecht und ist nicht ausreichend, um Belastung zur Sprache zu bringen, um präventiv und frühzeitig neuerliche Transmission an die Kindergenerationen zu verhindern. Eine Hinwendung zur Innenwelt Betroffener aus alkoholbelasteten Familien scheint dringend angezeigt.

Als Teil der Tabuisierung, insbesondere bei schleichender und chronischer Alkoholbelastung, werden die massiven Auswirkungen auf betroffene Kinder durch ihre Familiensysteme ausgeblendet. Die Belastung zeigt sich unterschiedlich in verschiedenen Belastungsphasen, auch bei einsetzender Enttabuisierung, und in der Lösungsbelastung zeigten sich dennoch massive Auswirkungen, hier vor allem:

- Folgen chronisch verborgener Hocherregung (allgemeines Stress- und Spannungserleben, Muskelerkrankungen, Hochdruck und allgemeine Unruhe, Rastlosigkeit und Erschöpfung)

- affektive Beeinträchtigungen sowie damit einhergehend Probleme im Kontaktvollzug und in allgemeinen Beziehungsfertigkeiten in nahen Beziehungen. Insbesondere die Beziehungsfixierung und Beziehungsvermeidung müssen in ihren Auswirkungen als weit reichend aufgefasst werden.

- Durch die tagtägliche Werteverschiebung und Werteverunsicherung kommt es oftmals zu einem Verlust von Bewertungsfähigkeit. Dies stellt eine zentrale Beeinträchtigung des Selbsterlebens, der Lernfähigkeit und des gesamten „In-der-Welt-Seins“ dar. Alle Betroffenen zeigten massive gesundheitliche Beeinträchtigungen, die von Medizinern teilweise in den Bereich der psychosomatischen Beschwerden eingeordnet wurden.

- Das Ausmaß der Belastungsfolgen zeigte sich maßgeblich abhängig von der Phase und Länge der Belastung, der Inanspruchnahme therapeutischer Maßnahmen (v. a. dem Entdecktwerden) sowie dem Vorhandensein helfender Bindungspersonen.

- Die Annäherung an die innere Welt Betroffener erfordert äußerst vorsichtiges und achtsames Herangehen in der therapeutischen Arbeit, hier zeigte sich das AWOKADO-Konzept als hilfreich. Achtsamkeit, Würdigung, Orientierung, Klarheit, Anklang, Deparenting sowie Offenheit und Öffnung konnten als Hilfefaktoren zur Entlastung identifiziert und angewendet werden.

- Musik wurde in ihrer aktiven Form als besonders tiefend erlebt, ihr aktiver Einsatz setzte in der Regel eine bestehende Ent-tabuisierung/Lösung oder Stabilisierung voraus – im anderen Falle wurde Musik als „ent-larvend“ erlebt und ihr Einsatz war damit von Ängsten vor Aufdeckung begleitet. In diesem Stadium zeigte sich rezeptive Musiktherapie, hier in der in dieser Forschungsarbeit entwickelten Methode des R.L.M., weiterbringend: als mögliche Stabilisierung und Nachnährung, aber auch als Erzählerin der eigenen Geschichte (Fahrstuhl zum Unterbewussten) und Zugangshelferin zu unterbewusstem Material.

- Insbesondere in der Phase der chronifizierten tabuisierten Belastung bewährten sich intermediale Methoden. Spezielle intermediale Ansätze, die sich dem Erleben des in alkoholbelasteten Familien verbreiteten „Nichts-Ist“ und der ungelebten affektiven Seite näherten, erwiesen sich als hilfreich und verändernd.

- Die beschriebenen Hilfsfaktoren des AWOKADO-Konzeptes zeigten positive Auswirkungen auf das Erleben Betroffener. Nach erfolgter Therapie beschrieben sie sich vermehrt als achtsamer mit sich selbst und anderen, mehr in Kontakt mit ihren Gefühlen. Sie verfügten über größere Selbst-Wertschätzung, die nicht zuletzt auf der eigenen Würdigung und der Würdigung der Alkoholbelastung fußte. Betroffene erlebten sich mit zunehmender Aufdeckung insgesamt als klarer und gerichteter, ihre wieder- oder neuentdeckte Bewertungsfähigkeit hatte positive Auswirkungen auf das Selbstwertkonzept und ihre leibliche Identität. Die erlebte Zuwendung, der Anklang, ermöglichte eine neuartige Hinwendung zur Welt und Innenwelt: Betroffene beschrieben sich nach erfolgter Therapie als lebendiger, ihr Leben als sinnvoller, eigenständiger; sie beschrieben mehr und innigere Kontaktbezüge. Sie erlebten sich nach erfolgter Therapie als zufriedener „trotz" belastender Lebensumstände.

- Nach erfolgter Therapie beschreiben sich viele Betroffene als belastbar, einfühlsam und in Krisen geschult.

- In der Phase der chronischen Tabuisierung stellt die Zusammenarbeit mit der Familie die besondere Herausforderung für Therapeut/innen dar, müssen diese sich doch zwischen Aufdecken und Kooperieren bewegen. Vernetztes Arbeiten mit unterschiedlichen Teilsystemen bewährte sich – Abbruchsgefährdung und Divergenzen zwischen familiären Selbst- und Fremdwahrnehmungen müssen in das therapeutische Denken und Handeln mit einbezogen werden.

- Diagnostik stellt eine besondere Herausforderung dar. Der größte Teil der Betroffenen zeigte sich fehldiagnostiziert oder in seinem Leiden unentdeckt. Psychische Auffälligkeiten bergen die Gefahr, von Therapeut/innen falsch eingestuft zu werden, wenn elterlicher Alkoholismus nicht vermutet und/oder nicht erkannt wird. Das Verbergen der Belastung als familiäre Copingstrategie erschwert diagnostische Arbeit enorm. Diagnostik von Alkoholbelastung erfordert besondere Zugangsweisen im Sinne einer Kryptoanalyse, insbesondere die Dechiffrierung (Entschlüsselung) vorhandener Symptome als Ausdruck geheimer Botschaften der Innenwelt Betroffener.

- Die äußerst schwierige Situation Betroffener und ihrer Familien erfordert Therapeut/innen, die sich speziell mit dieser Problematik auseinander gesetzt haben und in kryptoanalytischem Dechiffrieren geschult sind. Eigenresonanz zur Aufdeckung der synchronen Ebene ist in der Zusammenarbeit mit Betroffenen unerlässlich. Innere Prozesse Betroffener müssen durch Therapeut/innen ins Spiel gebracht werden.

- Die beschriebene Zielgruppe stellt hohe Anforderungen an die Professionalität der Therapeut/innen; eine Haltung der Offenheit einfordernd in Bezug auf Zielrichtungen und Zielsetzungen, aber auch in der Methodenwahl. Die Erweiterung des Methodenrepertoires um kreative Verfahren aus anderen Richtungen (vor allem der Kunst- und Tanztherapie etc.) sowie die Einbeziehung der Eigenresonanz von Therapeut/innen als diagnostisches Material erscheint im Blick auf Betroffene unerlässlich.

- Insgesamt zeigte sich ein dringender immenser Forschungsbedarf in den Schnittfeldern von Musiktherapie und Alkoholbelastung.

Mein Dank

Menschen waren wichtig, damit dieses Forschungsprojekt auf den Weg kommen konnte und [die] es zu dem werden ließen, was es nun in der vorliegenden Form und Gestalt sein darf. Mein ganz besonderer Dank gilt Prof. Dr. Hans-Helmut Decker-Voigt für sein unkonventionelles Engagement, diese Arbeit so kompetent zu betreuen, und für den wohlwollend-scharfsinnigen Disput sowie Frau Prof. Dr. Karin Schumacher, die sich trotz ihrer zahlreichen Verpflichtungen für die Zweitbegutachtung gewinnen ließ. Ich danke im Besonderen Dr. Udo Baer für die Ermutigung, meine Arbeit mit Betroffenen zu einem Forschungsprojekt auszuweiten. Ich freue mich, dass die in der Zeit unserer gemeinsamen intensiven Arbeit gewonnenen Einsichten nicht zuletzt durch sein unermüdliches Engagement in konkreten Umsetzungen im Praxisfeld münden konnten. Ob im Drachenflugprojekt (einer Kooperation mit Jugendämtern in Nordrhein-Westfalen, um therapeutische Hilfe für Kinder von psychisch und/oder alkoholerkrankten Eltern zu ermöglichen), im Projekt „Kinderwürde kreativ“ der Stiftung „Würde“ oder im Aufbau eines fachtherapeutischen Ausbildungsganges (Arbeit mit Kindern aus belasteten Familien):

Die sich zeigenden Notwendigkeiten, Schlussfolgerungen und Ergebnisse, Träume und Visionen, insbesondere auch in dieser Forschungsarbeit, konnten in der konstruktiven Zusammenarbeit mit Dr. Baer zur Realität der tätigen Hilfe im Sinne Betroffener gedeihen. Auch Frau Steves-Rombey, Schulleiterin der Gesamtschule Rheydt-Mülfort, stand von Anfang an innovativen Ideen in der Verknüpfung der Arbeitsfelder Schule und Therapie positiv gegenüber und ermöglichte diese Pionierarbeit. Meine Tochter Maren Geiser war ihrer auf dem Gebiet der Computerarbeit wenig versierten Mutter technisch helfend und auch als engagierte Gesprächspartnerin oft an der Seite, wie auch immer wieder zuverlässig und kompetent Sabrina Zardini. Dafür gebührt ihnen ein besonderer Dank. Bernadette Lauenroth-Haep entlastete mich, indem ich mit ihr meine Inspirationen, Zweifel und Aufregungen teilen durfte, meine Töchter Anke und Inga Geiser sowie meine Mutter Anna Barnowski, indem sie mich familiär so selbstverständlich unterstützten. Auch dafür an dieser Stelle mein Dank, ebenso wie an die Kolleg/innen im Doktorandenkolloquium von Herrn Prof. Decker-Voigt für die kritische Auseinandersetzung und ihre vielfältigen Anregungen, meinen Klient/innen und Ausbildungsteilnehmer/innen, die mir ihr Vertrauen schenkten, sodass unsere Zusammenarbeit derart möglich wurde. Nicht zuletzt, sondern ganz besonders möchte ich Gabriele Frick-Baer danken, die mich in ihrer (beinahe) unerschütterlichen Verbundenheit getragen, gestärkt und bereichert hat und von der ich, wie auch von ihrem Mann Udo, so unendlich viel lernen durfte.

Angaben zur Stichprobe

In dieser Arbeit wurde der Schwerpunkt der Auswertung auf zehn betroffene Kinder und zehn betroffene Erwachsene gelegt, die zwischen 1999 und 2008 zu mir zur Einzeltherapie kamen. Zum Teil nahmen betroffene Kinder zusätzlich meine gruppentherapeutischen Angebote wahr. Die Namen der Kinder wurden in einen Phantasienamen geändert, für die Erwachsenen wurde durchgängig ein Buchstabenkürzel verwendet. Wenn Aussagen dieser Stichproben im Text Verwendung fanden, wurden sie auch unter diesem Kürzel in Klammern notiert – die in Klammern angegebene Altersangabe bezieht sich auf das Alter, in dem diese geäußert wurde, nicht auf das Eingangsalter bei Therapiebeginn. Im Text verwendete Fallvignetten werden aufgeführt. Die Phase der Belastung wurde so eingestuft, wie sie bei Therapiebeginn angenommen wurde. Ausgewertet wurden die Arbeiten mit:

Betroffene Kinder und Jugendliche

Andrea, 9 Jahre, 42 Std. Einzeltherapie über 27 Monate, 38 Std. Gruppentherapie. Lösungsbelastung mit einsetzender Enttabuisierung. Belastung durch trinkenden Vater. Vignette V49, V86, V87, V111

Anna, 12 Jahre, 37 Std. Einzeltherapie über 21 Monate, 40 Std. Gruppentherapie. Lösungsbelastung nach Tod der alkoholkranken Mutter. Vignette V28, V70

Felix, 12 Jahre, 97 Std. Einzeltherapie über 34 Monate, 78 Std. Gruppentherapie. Lösungsbelastung nach Auszug und Trennung von der trinkenden Mutter (kompletter Kontaktabbruch ihrerseits). Vignette V1, V27, V75

Kolja, 9 Jahre, 46 Std. Einzeltherapie über 29 Monate, 58 Std. Gruppentherapie. Chronifizierte Mehrfachbelastung mit Tabuisierung durch trinkenden Vater und abhängige Mutter. Vignette V3, V4

Nadine, 17 Jahre, 32 Std. Gruppentherapie über 11 Monate, dann Unterbrechung über 3 Jahre, anschließend 68 Std. Einzeltherapie über 21 Monate. Chronische Mehrfachbelastung, übergehend in Lösungsbelastung mit Trennung/Belastung durch trinkenden Vater, tablettenabhängige Mutter. V22, V61, V65, V83

Nena, 14 Jahre, 27 Std. Einzeltherapie über 11 Monate. Lösungsbelastung/Belastung durch trinkenden Vater. Vignette V19

Nicole, 15 Jahre, 65 Std. Einzeltherapie über 23 Monate. Chronifizierte Mehrfachbelastung, tabuisiert. Belastung durch trinkenden Vater. Ausführliche Einzelfalldarstellung in den Ausführungen zur Diagnostik.

Nora, 13 Jahre, 36 Std. Einzeltherapie über 25 Monate. Schleichende Suchtbelastung mit Tabuisierung. Belastung durch trinkende Mutter. Vignette V85, V89, V118

Raffaela, 11 Jahre, 113 Std. Einzeltherapie über 38 Monate. Chronifizierte Mehrfachbelastung mit beginnender Enttabuisierung/Belastung durch mehrfachabhängige Mutter. Vignette V15, V21, V29, V42, V64, V68, V82, V90, V92, V113

Sammy, 13 Jahre, 52 Std. Einzeltherapie über 21 Monate, 36 Std. Gruppentherapie. Lösungsbelastung nach frühkindlicher Trennung und Kontaktabbruch/Belastung durch trinkenden Vater. Vignette V108, V109

Erwachsene Betroffene

Hier wurde nicht nach Belastungsphasen differenziert, da bis auf Herrn S. alle Betroffenen seit mehreren Jahren ihr Elternhaus verlassen hatten. Alle Klient/innen nahmen Einzeltherapie in Anspruch.

Frau E., 44 Jahre, 42 Std. über 18 Monate. Belastung durch trinkenden Vater. Vignette V33, V35, V57, V74, V77, V99, V117

Frau I., 45 Jahre, 43 Std. über 27 Monate. Belastung durch trinkenden Vater (verstorben). Vignette V7, V12, V30, V31, V32, V38, V39, V47, V59, V63, V73, V119

Herr I., 29 Jahre, 29 Std. über 17 Monate. Belastung durch trinkenden Vater. Vignette V16, V53, V81, V106, V115

Frau H., 37 Jahre alt, 34 Std. über 15 Monate. Belastung durch trinkenden Vater. Vignette V5, V94

Frau L., 39 Jahre, 72 Std. über 44 Monate. Belastung durch trinkenden Vater. Vignette V2, V6, V18, V43, V50, V52, V95

Frau N., 34 Jahre, 103 Std. über 62 Monate. Belastung durch trinkenden Vater. Vignette V51, V54, V58, V104, V107

Frau O., 44 Jahre., 35 Std. über 27 Monate. Belastung durch trinkenden Vater. Vignette V17, V23, V24, V26, V55, V71, V84, V87, V91

Frau P., 45 Jahre, 102 Std. über 52 Monate. Belastung durch trinkende Mutter. Vignette V13, V76, V78, V116

Frau R., 38 Jahre alt, 68 Std. über 40 Monate. Belastung durch trinkende Mutter (verstorben). Vignette V20, V14, V36, V37, V46, V88, V96

Herr S., 42 Jahre, 86 Std. über 52 Monate. Belastung durch trinkenden Vater. Vignette V45, V48, V93, V97, V103

Synopse der verwendeten Fallvignetten

Exposition

V0 „das kann doch mal passieren.“/ Frau R.

Krisenbelastung

V1 „... weil es wehtut, wenn das hochkommt.“/ Felix
V2 „... jeden Tag Hölle und Krieg!“ (Dokumentation Beratung)
V3 „Es war in unserer Familie zu einem stummen Thema geworden!“/ Frau L.
V4 „Papa war doch nicht betrunken...“/ Kolja
V5 „Musikmachen macht mir gar keinen Spaß heute!“/ Kolja
V6 „... denn offensichtlich ist dieser familiäre Wahnsinn das Leben!“/ Frau H.
V7 „Mein Vater ... will loskommen von dem Zeug ... unfassbar!“/ Frau L.
V8 „Ich habe lieber, wenn etwas Schreckliches passiert!“/ Frau I.
V9 „Vielleicht hätte ich ihn mehr lieben müssen!“ (Dokumentation Beratung)
V10 „Dieser Penner da ist dein Vater!“ (Dokumentation Beratung)
V11 „Ich habe Angst, dass mein Vater mich aus der Schule holen könnte!“ (Dokumentation Gruppentherapie)
V12 „... ich kann aber nicht ohne Krise leben!“/ Frau I.

Erregungsverläufe und Erregungskonturen

V13 „Ich tanze auf einer Hochspannungsleitung im kühlen Korsett!“/ Frau P.
V14 „Es ist die gleiche Berg- und Talfahrt wie bei meiner Mutter ...“/ Frau R.
V15 „Die Langeweile ist furchtbar leer.“/ Raffaela

Das Erleben von Emotionalität

V16 „Und ich war ihrer Ansicht nach schuld, dass sie immer mehr trank...“/ Herr I.
V17 „Ich war immerzu das schwarze Schaf meiner Familie...“/ Frau O.
V18 „... So peinlich!“/ Frau L.
V19 „Manchmal finde ich mich schon genauso peinlich wie ihn!“/ Nena
V20 „Vielleicht wird es bald besser, ich streng mich an.“ (Dokumentation Beratung)
V21 „Da kann ich gar nichts machen ...“/ Raffaela
V22 „... das ist wie Sucht.“/ Nadine

V23 „... weil er wegen irgendwas in Wut geraten war!"/ Frau O.
V24 „Was sollen denn die Leute denken ...!"/ Frau O.
V25 „... tut sie sich etwas an?" (Dokumentation Gruppentherapie)

Erleben der Bedeutungsräume

V26 „Bei uns zu Hause gab es gar keine Grenzen."/ Frau O.
V27 „Ich habe oft schon Angst gehabt, bevor meine Mutter nach Hause gekommen ist."/ Felix
V28 „Einmal im Urlaub ... da hat sie mich gesehen!"/ Anna
V29 „... irgendwie warte ich immer noch, dass Mama mich wieder abholt!"/ Raffaela
V30 „Ich lugte ängstlich auf den Augenblick, wann er gehen würde ..."/ Frau I.
V31 „... ich bettle schon ein Leben lang um Liebe."/ Frau I.
V32 „Entsetzt bemerkte ich, dass es dieses Ich nicht mehr gab!"/ Frau I.
V33 „... ich verschwinde, während ich sein Verschwinden zu verhindern suche."/ Frau E.
V34 „Ich will nicht abhängig sein ..." (Dokumentation Beratung)
V35 „Wir sind du und du bist wir!"/ Frau E.
V36 „... das Balg von dem, der hier alle im Stich lässt!"/ Frau R..
V37 „Alle wollen mir meinen inneren Kern rauben!"/ Frau R..
V38 „Unsere eigenen 10 Gebote."/ Frau I.
V39 „Du bist ein Spinnerchen!"/ Frau I.
V40 „... zum ersten Mal begegnete mir so etwas wie eine normale Welt!" (Dokumentation Ausbildungsleitung)
V41 „Eigentlich war immer Karneval!" (Dokumentation Gruppentherapie)
V42 „Und jetzt will ich endlich glauben."/ Raffaela
V43 „Es ist so ungeheuer viel."/ Frau L.
V44 „Am schlimmsten war die Unberechenbarkeit." (Dokumentation Ausbildungsleitung)
V45 „Hauptsache, ich habe eine Partnerin."/ Herr S.
V46 „Mich um mich kümmern, das gibt mir nichts."/ Frau R.
V47 „Aber wer bin ich noch, wenn ich nicht jemanden rette."/ Frau I.
V48 „Ein kritisches Gesicht im Raum reicht"/ Herr I.
V49 „Ich halt die Sorgen lieber fest!"/ Andrea
V50 „Ich weiß oft gar nichts mehr!"/ Frau L.
V51 „Immer auf der Flucht ..."/ Frau N.
V52 „... Schwer ist leicht und leicht ist schwer."/ Frau L.

Körpererleben
V53 „Mein Körper spinnt ...“/ Herr I.
V54 „Ich hasse meinen Körper.“/ Frau N.
V55 „... und alles schmerzt.“/ Frau O.
V56 „Ich verliere jeden Tag neu gegen meinen Körper...“ (Dokumentation Beratung)
V57 „... gekotzt, was ich nicht sagen durfte.“/ Frau E.
V58 „Mein Körper ... mein letztes Hoheitsgebiet.“/ Frau N.
V59 „Jede Mahlzeit ... als unerträgliche Qual.“/ Frau I.
V60 „Die hat gar nichts!“/ Nadine
V61 „... dass mein Körper nicht mehr mitspielt.“/ Frau N.

Diagnostik
V62 „Die Fassade zu Hause war so perfekt!“
(Dokumentation Ausbildungsleitung)
V63 „Die Schweigepflicht war sogar größer als die Liebe!“/ Frau I.
V64 „Wenn sie Drogen nimmt, ist alles viel schneller und abrupter ...“/ Raffaela
V65 „Das hat sie sich mit allen Mitteln weggemacht.“/ Nadine
V66 „... vielleicht stirbt er da draußen nachts.“ (Dokumentation Beratung)
V67 „... ob ich meine Schwester wegen Kindesvernachlässigung anzeige.“ (Dokumentation Beratung)
V68 „... alle Männer in unserer Familie haben getrunken.“/ Raffaela
V69 „Ich kann ihm wirklich nicht die Mutter ersetzen!“
(Dokumentation freie Praxis)

Vignetten im AWOKADO-Konzept
Hilfefaktor Achtsamkeit
V70 „... indem ich mich getraut habe, mich mitzukriegen.“/ Anna
V71 „Ich hatte mich selbst förmlich aus dem Blick verloren.“/ Frau O.
V72 „Mein Körper half mir, mich wieder zu beachten.“ (Dokumentation freie Praxis)
V73 „Im Alter von 45 Jahren beginnt mein Leben mit mir.“/ Frau I.
V74 „... mit allen Sinnen in die Natur gehen.“/ Frau E.

Hilfefaktor Würdigung
V75 „Ich weiß jetzt, dass ich etwas wert bin!“/ Felix
V76 Vom „gnadenlosen Gong“ zur Wertschätzung./ Frau P.

V77 „Ich gehe heute liebevoller mit mir um."/ Frau E.
V78 „... endlich verstand ich, dass das ... nicht selbstverständlich war ..."/ Frau O.
V79 „Ich lasse mich nicht mehr herabwürdigen."/ Frau H.
V80 „... keinen Druck gespürt, etwas erzählen zu müssen."/ Herr I.

Hilfefaktor Orientierung

V81 „Ich habe eigentlich neu laufen gelernt."/ Frau L.
V82 „Ich weiß, dass ich einen Grund habe, durcheinander zu sein ..."/ Raffaela
V83 „Sollen die sich weiter die Köpfe einschlagen, es ist mir erstaunlicherweise nicht mehr wichtig."/ Nadine
V84 „Ich bin nicht nur überempfindlich."/ Frau O.
V85 „... eine Linie, die zeigt, wo ich hin will."/ Nora
V86 „Ich hatte Angst, dass ich nachher wieder alleine dastehen würde."/ Andrea
V87 „... jetzt habe ich meine eigene Sichtweise wieder gefunden."/ Frau O.
V88 „Ich lasse mir deutlich weniger bieten."/ Frau R.
V89 „Ich lasse mir nicht mehr die Schuld an allem geben!"/ Nora
V90 „lieber wenige als schlechte Freunde."/ Raffaela
V91 „Diese Hoffnung ... hat mich im Leben gehalten."/ Frau O.
V92 „... dann hat Mama eben mal Pech gehabt."/ Raffaela
V93 „... diese Sehnsucht ... die ist mein Lebensmotor."/ Herr S.

Hilfefaktor Klarheit

V94 „Ich habe nicht mehr weggeschaut."/ Frau H.
V95 „Erwachen"/ Frau L.
V96 „Ich verteidige mich, da ich jetzt jemanden im Rücken habe."/ Frau R.
V 97 „Zum ersten Mal ist Zugreifen angenehm."/ Herr S.
V98 „Ich bin greifbarer." (Dokumentation freie Praxis)

Hilfefaktor Anklang

V99 „Ein einziger Ton ... die Hoffnung auf eine grüne Wiese ..."/ Frau E.
V100 „Wo bist du, Mama?"/ Raffaela
V101 „Dieses Echo hier hat mir Mut gemacht, etwas zu äußern."/ Frau P.
V102 „Ich bin endlich ruhig, weil der Streit zwischen allen aufgehört hat."/ Nicole
V103 „... die anderen aus der Mannschaft waren zunehmend mein Zuhause."/ Herr S.
V104 „Diese Klänge tragen mich bis heute."/ Frau N.

V105 „Seit ich Schlagzug spiele, fühle ich mich hin und wieder satt." (Dokumentation Gruppentherapie)
V106 „... als sähe ich mich zum ersten Mal im Spiegel."/ Herr I
V107 „... schön zu erleben, dass andere begleiten können."/ Frau N.
V108 „... zum ersten Mal gespürt, dass es mich gibt."/ Sammy

Hilfefaktor De-Parenting

V109 „... das erste Mal, dass ich mir helfen lasse."/ Sammy
V110 „Ich hatte immer Sehnsucht nach Spielen." (Dokumentation freie Praxis)
V111 „... dass ich auch mal was Spaß habe."/ Andrea
V112 „mir kann nichts mehr passieren!" (Dokumentation Gruppentherapie)
V113 „Ich muss mich jetzt mal was abgrenzen."/ Raffaela
V114 „Endlich in der Höhle – nur die Kalimba und ich." (Dokumentation freie Praxis)
V115 „... ich tauche ein, ich tauche ab – ich bin sicher."/ Herr I.
V116 „... unbedingte Zuwendung ... Ich glaube, das hat mich gerettet."/ Frau P.

Hilfefaktor Offenheit und Öffnung

V117 „Der größte Augenblick---einen Ton aus meinem Inneren in den Raum summen ..."/ Frau E.
V118 „... einfach sein wie ich bin."/ Nora
V119 „Von Kindesbeinen an hat mich das Singen gerettet."/ Frau I.

Synopse der Abschlussbefragung durch das Zeitachsen-Tryptichon

➢ *Befragung mit Andrea*

Gewähltes Medium: Gestaltung/Kleckerbild

Vor der Therapie: „Die Hasen sind traurig." (Braun und Schwarz)

„Meine Hasen und ich sind traurig, uns ist was langweilig. Der Olli und der Dicki sind gestorben, weil ich nicht gut auf die aufgepasst hatte, dachte ich. Ich denke, dass ich schuld bin. Mama und Papa streiten sich immer, das ist schlimm für die Hasen, die können keinen Krach vertragen."

Jetzt: „Freunde und Ruhe" (Gelb und Grün)

„Seit Mama in der Klinik ist, ist was Ruhe. Das ist schön. Ich habe jetzt auch neue Hasen und eine Menge mit denen zu tun, sauber machen und so. Die Wohnung muss ja auch aufgeräumt werden. Manchmal ist das was viel, weil ich ja jetzt auch Freunde habe, mit denen ich spielen will – dann habe ich Angst, dass ich nicht genug zuhause bin."

Zukunft: „Hoffnung" (Grün)

„Mama trinkt nicht mehr und es gibt keinen Streit mehr."

Hilfreich:

Andrea holt die große Rahmentrommel: „Dass ich mich getraut habe, Instrumente zu spielen, und was lauter geworden bin, das hat geholfen, ich melde mich jetzt auch manchmal. Und dass ich mich ausreden konnte."

➢ *Befragung mit Kolja*

Gewähltes Medium: Musik

Vor der Therapie: „Wurm" (Shaker in Eiform)

„Ich bin wie ein Wurm, ich krieche auf der Erde und kann nicht mehr. Alle hassen mich, ich mich auch. In dem Ei steckt ne Menge drin – wenn es explodiert, kann es richtig knallen. Ich raste oft aus."

Jetzt: „Der Trommler" (Bongo)

„Ich kann jetzt richtig trommeln und hab daran Spaß. Ich gehe gerne zu Musikförder – da habe ich Freunde gefunden. Zu Hause ist es immer noch nicht schön, das macht mich traurig. Aber ich flippe nicht mehr so viel aus, seit ich hier bin und trommeln kann."

Zukunft: „Schlagzeuger" (5 Djemben)

„Ich spiele in einer richtig guten Band, mit der ich auch lebe und in einem riesigen Wohnmobil unterwegs bin. Ich reise durch die Welt und kriege ganz viel Beifall – ich bin glücklich. Ich will mir jetzt ein Schlagzeug ersparen."

Hilfreich:

„Mir war wichtig, dass Sie mich verstanden haben und dass ich nicht erzählen muss, wenn ich nicht will. Die Instrumente helfen mir, dass die Gedanken in meinem Kopf aufhören."

➢ Befragung mit Nena

Gewähltes Medium: Musik

Vor der Therapie: „Ritzen" (Djembe)

„Es geht mir sehr schlecht, ich ritze mich und will oft nicht mehr leben." Weitere größere Djembe: „Dazwischen klang es noch tiefer. Es ging erstmal, am Beginn der Therapie, noch schlechter. Es war zuerst sehr hart, meine Probleme so klar zu sehen und nicht mehr vor mir selbst zu flüchten."

Jetzt: „Hell" (Kalimba)

„Die Kalimba klingt hell, ich weiß, dass ich selbst Probleme lösen kann. Ich glaube an mich. Ich bin nicht mehr so oft traurig, meine Freunde finden mich fröhlicher. Ich habe auch mehr Freunde. Ich verstehe mich besser mit meiner Mutter, sie versteht mich auch besser, weil wir jetzt über unsere Gefühle reden können. Überhaupt ist Musikhören jetzt sehr wichtig, vielleicht will ich auch noch ein Instrument lernen. Ich bin viel besser in der Schule und habe plötzlich ziemlich gute Noten."

Zukunft: „Alles bleibt gut" (Kalimba)

„Es soll sich nichts ändern. Ich wäre froh, wenn alles so bleibt, wie es jetzt ist."

Hilfreich:

„Geholfen hat, dass mir nicht wieder gesagt wurde, was alles an mir falsch ist, sondern ich so, wie ich bin, richtig bin und jemand verstand, was bei mir zu Hause los ist."

➢ Befragung mit Nora

Gewähltes Medium: Musik

Vor der Therapie: „Chaotisch“ (Kalabasse)

„Ich bin so laut, nerve alle, ich kriege selber Ohrenschmerzen, wenn ich mich höre. Ich war völlig chaotisch und schlecht in der Schule. Mein Leben hat mir keinen Spaß mehr gemacht.“

Jetzt: „Im Takt“ (Djembe)

„Ich habe mehr Schwung, besseren Rhythmus: Ich habe mich sortiert. Ich hab einen besseren Takt. Manchmal sind die Sorgen weg.“

Zukunft: „Besser“ (Kalimba)

„Es klingt noch heller, die Sorgen haben ganz aufgehört. Meine Mama hat sich auch Hilfe geholt und hat ein besseres Leben. Sie brüllt mich nicht mehr an.“

Hilfreich:

„Das Wichtigste war die Musik, das war ein richtiger Traum – alle anderen aus der Klasse waren neidisch auf mich, dass ich die tollen Instrumente alleine spielen darf. Auch das Malen und vor allem Kroko!“ (großes Stoffkrokodil, Anm. d. Verf.) „Es war ganz wichtig, endlich Vertrauen geschenkt zu bekommen. Seit der Therapie ist Musik mein Leben, ich habe angefangen, trommeln zu lernen.“

➢ Befragung mit Raffaela

Gewähltes Medium: Gestaltung

Vor der Therapie: „Schuld" (Schwarz)

„Ich habe viele Probleme mit meiner Mutter, ich denke aber, dass ich schuld bin. Ich bin sehr, sehr traurig."

Jetzt: „Freunde" (Gelb-Orange, ein kleiner Tupfer Schwarz)

„Es geht mir besser, ich achte mehr auf mich. Mir geht es gut, auch wenn es meiner Mutter schlecht geht. Ich stürze nicht ab, wenn sie abstürzt, ich bin glücklicher. Ich kann mit meinen Freunden über ganz normale Sachen reden, ich bin nicht mehr nur voller Probleme, ich lache oft. Nachdem ich hier erzählt habe, was los ist, habe ich das auch ein paar anderen aus meiner Klasse gesagt, was mit Mama los ist. Die trösten mich jetzt, wenn was ist. Das hilft. „Ich habe jetzt andere Wichtigkeiten. Familie, da ist so viel los, das lass ich hinter mir: Ich konzentriere mich auf Freunde und Schule, dann geht's mir gut. An dem anderen kann ich eh nichts machen."

Zukunft: „Zusammen wohnen!" (Gelb)
„Mama ist trocken und ich wohne mit ihr."

Hilfreich:

„Dass jemand mal Zeit für mich allein hatte, ich konnte hier einfach erzählen und spielen: Ich musste aber nicht. Ich habe mich verstanden gefühlt – es war gut, zu wissen, egal was passiert, du hast deine Stunde. Dadurch konnte ich mich sortieren und war nicht mehr so durcheinander. Und dass Sie nicht gleich irgendetwas unternehmen, was ich nicht will, dass das hier im Raum bleibt, wenn ich es will. Dadurch, dass ich hier offen reden konnte, bin ich offener geworden."

➤ Befragung mit Sammy

Gewähltes Medium: Musik

Vor der Therapie: „Stress" (Djembe)

„Ich bin wild und unkontrolliert!" (Er spielt sehr lange, etwa sieben Minuten) „Ich bin froh, dass das vorbei ist. Ja, mein Vater redete oft wochenlang kein Wort mit mir, wenn ich etwas falsch gemacht hab. So war das, ich drohte kriminell zu werden, weil ich mir Freunde gesucht hab, die nur Mist machten – aber die hatten Zeit, dann war ich nicht alleine."

Jetzt: „Nettere Familie" (Regenmacher)

„Da ist noch viel drin, aber ich verstehe mich jetzt besser mit meiner Familie."
(Wieder spielt er ca. sieben Minuten und möchte dann einen musikalischen Dialog, in dem ich Schlitztrommel spiele.)

Zukunft: „Gute Zeiten" (Regenmacher)

„Ich möchte einfach nur, dass es so bleibt, wie es jetzt ist."

Hilfreich:

„Mir hat geholfen, dass ich hier über alles reden konnte und dass Sie mit meinen Eltern gesprochen haben – seitdem ist mein Vater viel netter. Meine Eltern machen jetzt auch Therapie. Für mich war das Trommeln und zusammen auf Instrumenten Spielen am wichtigsten. Das habe ich früher gar nicht gemacht."

➢ Befragung mit Frau E.

Gewählte Methode: Gestaltung/ Kleckerbild

Vor der Therapie: „Gefangene meiner Leere" (schwarzer Kreis, unausgefüllt, leer)

„Ich bin ausschließlich mit Fragen nach meinem Wert beschäftigt und was andere über mich denken: wie ich aussehe. Ich kreise nur noch um das, was ich esse oder kotze. Verantwortungsvolle Dinge, die mich betreffen, gebe ich an meine Mutter ab."

Jetzt: „Die grüne Wiese" (Grün)
„Die erste Therapiestunde, in der ich einen Ton auf dem Monochord gezupft habe, versetzte mich so in Schwingung, dass ich eine Welt hinter dieser immer um mich herum gespürten Mauer fühlte. Ich spürte in diesem Moment eine Hoffnung auf eine grüne Wiese. Mein Leben ist bunter geworden, reicher. Ich gehe heute liebevoller mit mir um."

Zukunft: „Selbstliebe" (Bunt)

„Mich lieben. Das ist die neue Orientierung, in jedem Moment und jeden Tag neu."

Hilfreich:
„Die Wertschätzung in der Therapie hat dazu geführt, dass ich mich wichtig und ernst nehme. Ich kann nun anderen gegenüber Wünsche und Forderungen formulieren – ich habe durch das Zutrauen zu meiner Person mehr Selbstvertrauen entwickelt."

➢ Befragung mit Frau H.

Gewähltes Medium: Gestaltung

Vor der Therapie: „Hexenkessel“

„Ich bin in einem inneren Hexenkessel gefangen, nichts aus mir darf hinaus. Ich habe Ängste und weiß nicht mehr weiter. Ich habe die Orientierung für mein Leben verloren.“

Jetzt: „Himmel sehen“

„Ich sehe die Dinge klar und habe wieder einen Blick für die Weite. Ich sehe den Himmel über mir und verspüre Lebensfreude.“

Zukunft: „In Balance“

„Ich möchte noch ausgeglichener werden und nicht mehr abhängig von meinen Stimmungen, vielleicht noch unabhängiger von meinen Beziehungen.“

Hilfreich:

„Ich habe zum ersten Mal Wertschätzung und Würdigung erfahren und mich dadurch getraut, wahrzunehmen, was in mir brodelt. Die Würdigung in der Therapie hat mich geöffnet und mir eine neue Orientierung gegeben.“

➢ Befragung mit Frau I.

Gewähltes Medium: Musik

Vor der Therapie: „Selbstverlust" (kein Instrument)

„Ich habe mich verloren, ich klinge nicht und nichts schwingt mehr – ich zeige nichts von mir und habe jedes Vertrauen zu mir verloren. Ich bin nur noch krank."

Jetzt: „Reichtum" (Monochord)

Langandauerndes Spiel.
„Ich freue mich, ich höre ganz viele Seiten und schwinge wieder. Ich habe mich wieder gefunden und einen inneren Reichtum. Das hätte ich nach all den Jahrzehnten, in denen ich mich in anderen verlor, nicht für möglich gehalten. Manchmal wackle ich noch in meiner Wahrnehmung, aber das wird viel besser. Mein Leben ist jetzt, wie ich es haben möchte – ich suche mir andere Menschen, bei denen meine Schwingungen ein Echo bekommen."

Zukunft: „Flamencotanz" (imaginiertes Instrument)

Diese Gitarre gibt es im Raum nicht, Frau I. „könnte sie auch gar nicht spielen". Sie hat eine Vorstellung, wie die Musik klingen müsste. „Ich höre melancholisch-romantische Flamencomusik. Ich sehe eine starke, schöne Frau, die ihre Würde tanzt und dabei einen Partner hat, der sie mit Leidenschaft liebt und achtet."
Frau I. wird traurig. „Ich hätte sehr gerne eine solche Beziehung, aber das hat bislang noch nicht geklappt."
Frau I. möchte im Anschluss einen Flamenco-Tanzkurs beginnen.

Hilfreich:

Das Zutrauen der Therapeutin, ihre Loyalität und Wertschätzung, Sich-anlehnen-Können, das klare Benennen. „Ich habe mich zum ersten Mal im Leben wie von einer Mutter gesehen und getragen gefühlt."

➢ Befragung mit Frau L.

Gewähltes Medium: Gestaltung

Vor der Therapie: „Im Hamsterrad"

„Ich fühlte mich vor der Therapie wie in einem Hamsterrad gefangen. Alles war schwarz und grau. Ich sah und spürte nichts mehr, ich wusste weder, wo ich hin wollte, noch warum sich alles so furchtbar anfühlte – ich gab mir daran die Schuld."

Jetzt: „Frieden"

„Jetzt fühle ich mich gut, was mir auch sehr fremd ist, da es das in meinem Leben so wenig gab. Da brauche ich immer wieder Mut, dem Neuen zu vertrauen. Ich glaube, mir hat geholfen, dass ich hier in der Therapie Schritt für Schritt Begleitung hatte. Ich musste ja bei jedem noch so kleinen Schritt Hilfe haben, ob er gerade wieder wirklich für mich stimmig ist, ob es richtig ist für mich – oder ob ich nur reagiere auf das, was andere erwarten. Das war mühsam, aber ich empfinde nun oftmals Frieden und Freude. Ich musste von Stunde zu Stunde Wegweiser haben, um jeweils zu wissen, wie es genau weitergeht. Ich habe eigentlich neu laufen gelernt. Es haben sich neue Ziele und Blickwinkel in dieser Zeit entwickelt. Ich habe meine Belastungen erkannt und abgeworfen."

Zukunft: „Das Leben genießen"
Frau L. malt eine gelbe Blume und schreibt den Titel darunter.

Da die hilfreichen Aspekte von Frau L. vorweg beleuchtet wurden, wurden sie nicht mehr neuerlich erfragt.

➢ **Befragung mit Frau N.**

Gewähltes Medium: Kunstdruck und Musik

Vor der Therapie: „Stürzen" (Kunstdruck von Frida Karlo)

Da ihr die Gestaltung dessen, was sie ausdrücken möchte, nach ihrer Meinung nicht gelingen kann, wählt Frau N. einen der im Raum deponierten Kunstdrucke aus, der ihr passend erscheint.

„Ich war stumm und drohte zu erstarren. Ich hatte lauter ungute Männerbeziehungen und war nicht aus meinem Elternhaus abgelöst, fühle mich für alles dort zuständig, während mir die Atmosphäre gar nicht gut tat. Ich hatte wenig Selbstbewusstsein, es fühlte sich an, als würde ich demnächst tief stürzen."

Jetzt: „Dem Gipfel nahe" (Kunstdruck von Caspar David Friedrich)

„Ich habe sehr viel geschafft, ich bin ausgezogen und viel selbstbewusster. Ich achte auf mich und spüre mich – ich schaue vom Gipfel in eine andere Welt, von der ich früher nur eine Ahnung hatte. Ich freue mich, dass ich das jetzt auch mit einem Partner, der mich achtet, teilen kann. Das ist neu."

Zukunft: „Liebe" (Klavier)

„Ich bin sehr leicht, Leichtigkeit und Schwere haben sich zusammengefügt. Ich habe eine eigene Familie und lebe in einer liebevollen Atmosphäre mit viel Zärtlichkeit, die mir so fremd war."

Hilfreich:
„Mir half, dass ich ernst genommen wurde und so wieder achtsam für mich wurde. Ich fühlte mich geschützt und unterstützt."

➢ *Befragung mit Frau P.*

Gewähltes Medium: Musik

Vor der Therapie: „Eingesperrt und unter Dampf" (Maracas)

„Vor der Therapie bin ich sehr leise, ich fühle mich sehr eng. Mein Atem ist völlig flach. Ich habe viel Angst, nichts von mir darf nach außen dringen. Ich werde von außen immerzu gedämpft mit Wertungen: ‚Du bist nicht richtig. Du hast Schuld!'"

Jetzt: „Drachenflug" (Djembe, Klangschale und Ratsche)

Frau P. benötigt hier zwei Instrumente, sie sei „voller" als damals, habe mehr inneren Reichtum. Sie wählt eine Djembe für ihre Kraft und die gewonnene Klarheit, die sie in einer strukturierten Rhythmusfolge erklingen lässt. Die Klangschale stehe für ihre Feinfühligkeit und ihre Möglichkeit, mit anderen mitzuschwingen. Sie entscheidet sich, noch eine Ratsche dazu zu holen für ihre Wut, die „endlich hörbar werden durfte" – „Endlich kann ich laut sein!", sagt sie. „Am Fuße des Drachens hängt meine Schwere, die aber auch dafür sorgt, dass ich nicht verloren gehe oder irgendwo hängen bleibe."

Zukunft: „Satt sein" (Steeldrum)

„Ich brauche in der Zukunft nur ein Instrument, weil sich alles mehr in ihr verbindet. Alles ist schon da, es muss noch richtig zusammen wachsen. Ich möchte später noch mehr zwischen Laut und Leise wählen können und ohne Angst neugierig sein können."
Zur Wahl des Mediums sagt sie: „Ich habe Musik gewählt, darauf bin ich stolz. Mit Musik komme ich noch schneller als mit Malen an mein Eigenes – das traue ich mich heute. Es war furchtbar, für das Eigene die Zugehörigkeit aufzugeben, aber die Sehnsucht hat gerettet." Trauer über die Spuren, die die Familiengeschichte in ihr hinterlassen habe.

Hilfreich:

„Heute halte ich mich aus. Der Halt in der Therapie, das Gehalten-Werden hat mir die Kraft gegeben, mich und mein Inneres auszuhalten. Das hat mir Freiheit gegeben und Raum. Das habe ich geschafft, indem ich nicht mehr weggeschaut habe, sondern jeden Teil der Maracas und jeden Stein, der mich zum Stürzen gebracht hat, genau unter die Lupe genommen habe. Ich habe mich getraut, wieder zuzugreifen, so wie jetzt nach den Instrumenten. Vor der Therapie hatte ich meine Neugier und meine Lust auf das Leben verloren. Es hat mir geholfen, dass ich mich angenommen gefühlt habe, so wie ich bin und dass ich Umwege gehen durfte, so wie es für mich stimmt."

➢ Befragung mit Frau R.

Gewähltes Medium: Musik

Vor der Therapie: „Absturzgefährdet" (Sansula, positioniert auf „wackligen" Stühlen)

„Ich bin sehr leise, klein. Ich bin eigentlich nicht da, ich habe mein Leben nicht gelebt." Sie weint. „Mein Leben war so schlecht, dass ich verschwunden bin."

Jetzt: „Neu geboren" (große Steel-Drum ohne Ständer)

Große Steel-Drum, aus dem Ständer gehoben, sie rollt fortwährend durch den Raum. Frau R. stützt sie ab durch eine Djembe. Sie ist entsetzt, dass es immer noch wackelig in ihrem Leben sei.
„Ja, ich kann das Instrument nicht aufhalten, es rollt weiter, wie ich, aber ich merke, es darf wackeln. Früher als Kind hat meine Mutter immerzu gewackelt und ich musste tun, als ob ich das nicht merke. Ich spüre jetzt, dass es wackelt und das darf sein. Es wackelt und ich bin größer. Ich habe mehr Töne. Ich bin wie neu geboren und lebe erst jetzt."

Zukunft: „Ein eigener Standpunkt" (große Steeldrum, auf dem Ständer)

„Ich bin noch größer, mit sicherem Standpunkt, das braucht wahrscheinlich noch Jahre." Sie stellt fest, dass die Djembe vor dem Hinunterrollen ins Verschwinden stützte. „Ich werde ab und an noch hierhin kommen müssen, damit Sie mir sagen, dass ich gerade wieder verschwinde. Das kann ich noch nicht durchgängig ändern und brauche dann jemanden."

Hilfreich:

„Ich glaube, ich habe es geschafft, dadurch dass ich mir Hilfe geholt habe – anders als als Kind. Sie haben mir geholfen, indem Sie immerzu wiederholt haben ‚Was spüren Sie jetzt?' oder ‚Machen Sie sich gerade nicht etwas vor?' – Sonst wäre ich nicht aus meiner Traumwelt erwacht."

➢ *Befragung mit Herrn S.*

Gewähltes Medium: Musik

Vor der Therapie: „In der Ecke" (Bass-Schlitztrommel)

„Ich hatte soviel zu verarbeiten, dass ich nicht mehr weiter wusste. Ich habe mich komplett aus dem Leben zurückgezogen, von allen Menschen. Ich war einfach erstarrt."

Jetzt: „Wieder da" (Schamanische Trommel)

„Ich kann einfach wieder sein. Ich habe viel geschafft, habe mich aus unguten Beziehungen verabschiedet und gehe nicht mehr willkürlich Beziehungen zu Frauen ein – ich achte auf mich und nehme mich ernst. Ich kann mich wehren, manchmal kippelt es noch. Auf der Trommel höre ich meinen Herzschlag, es gibt mich wieder."

Zukunft: „Zufriedenheit" (Basskalimba)

„Ich bin noch sicherer geworden, es bricht mir meine Bewertung nicht so weg. Alles, was ich auf den Weg gebracht habe, ist jetzt umgesetzt."

Hilfreich:

„Der Zuspruch in der Therapie, zu merken, dass ich Heftiges durchgemacht habe und nicht nur überempfindlich bin."

Bei vier Personen war die Abschlussbefragung nicht möglich: Herr I. kehrte überraschend in sein Heimatland zurück, Felix' und Nadines Eltern erteilten keine Zustimmung zur Befragung, Anna zog vor der Befragung um – hier lag allerdings ein Zwischen-Tryptichon vor (s. Einzelfallbeschreibung Anna). Frau O. wünschte keine Veröffentlichung ihrer Befragung.

Abbildungsverzeichnis

Literaturverzeichnis

Ackerman, R. J. (1983): Children of Alcoholics. A guidebook for educators, therapists and parents. Holmes Beach

Ainsworth, M.; Blehar, M. C.; Wall, S.; Waters, E. (1978): Patterns of Attachment. A psychological study of the strange situation. Hillsdale

AlAnon Family Group Headquarters (Hrsg.) (1969): Alcoholism. A Merry-Go-Round named Denial. New York

AlAnon (1979): Alkoholismus, ein Karussell des Leugnens. Essen

Aldridge, D. (2002): Musiktherapieforschung: eine Erzählperspektive. In: Petersen, P. (Hrsg.): Forschungsmethoden Künstlerischer Therapien. Grundlagen – Projekte – Vorschläge. Stuttgart und Berlin

Antonovsky, A. (1997): Salutogenese: Zur Entmystifizierung der Gesundheit. Tübingen

Axline, V. M. (1964): Dibs. Die wunderbare Entfaltung eines menschlichen Wesens. Gütersloh

Baer, A.; Baer, U. (2007): Kreative Leibtherapie ist Teil einer tiefenpsychologisch orientierten Psychotherapie. In: *therapie kreativ*, Zeitschrift für kreative Sozio- und Psychotherapie. Heft 38. Neukirchen-Vluyn

Baer, U. (1996): Tridentität – Identitätsbildung und Therapie. Thesen. In: Sozialtherapie, Zeitschrift für Theorie und Praxis der Sozialtherapie. Heft 16. Münster

Baer, U. (1999): Gefühlssterne, Angstfresser, Verwandlungsbilder ... Kunst- und gestaltungstherapeutische Methoden und Modelle. Neukirchen-Vluyn

Baer, U. (2003/2004): Hirn und Erleben. Neurowissenschaften und Therapie. Grundlegungen, Folgerungen, Anregungen. In: *therapie kreativ*, Zeitschrift für kreative Sozio- und Psychotherapie. Heft 35-38. Neukirchen-Vluyn

Baer, U. (2004): Wenn Worte allein nicht reichen. Kreative Therapien im Überblick. In: Dr. Med. Mabuse 151. Kunst und Gesundheit. Frankfurt am Main

Baer, U. (2005): Neurowissenschaften, Säuglingsforschung und Therapie. Summaries, Anregungen, Folgerungen. Neukirchen-Vluyn

Baer, U. (2007): Innenwelten der Demenz. Das SMEI-Konzept. Neukirchen-Vluyn

Baer, U.; Barnowski-Geiser, W. (2005a): Hyperaktive Kinder kreativ. Das Semnos-Konzept in Therapie und Pädagogik. Neukirchen-Vluyn

Baer, U.; Barnowski-Geiser, W. (2005b): Innenwelten hyperaktiver Kinder. Neukirchen-Vluyn

Baer, U.; Barnowski-Geiser, W. (2009): Jetzt reden wir! Diagnose AD(H)S und was die Kinder wirklich fühlen. Weinheim und Basel

Baer, U.; Costagliola, R.; Frick-Baer, G. (2007): Das große Verschwinden und die Ge-Wichtigkeit. Wie Menschen mit Essstörungen sich und ihre Welt erleben und wie Kreative Leibtherapie ihnen helfen kann. Neukirchen-Vluyn

Baer, U.; Frick-Baer, G. (2001): Leibbewegungen. Methoden und Modelle der Tanz- und Bewegungstherapie. Neukirchen-Vluyn

Baer, U.; Frick-Baer, G. (2002): Gefühlslandschaft Angst. Bibliothek der Gefühle. Bd. 2. Neukirchen-Vluyn

Baer, U.; Frick-Baer, G. (2004): Klingen, um in sich zu wohnen. Methoden und Modelle leiborientierter Musiktherapie. Neukirchen-Vluyn

Baer, U.; Frick-Baer, G. (2008a): Resonanz, reflektierende Betrachtung und Verantwortung. Die Modi in der therapeutischen Begegnung. In: *therapie kreativ*, Zeitschrift für kreative Sozio- und Psychotherapie. Heft 50. Neukirchen-Vluyn

Baer, U.; Frick-Baer, G. (2008b): Das ABC der Gefühle. Bibliothek der Gefühle. Bd.1. Weinheim und Basel

Baer, U.; Frick-Baer, G. (2008c): Wie Kinder fühlen. Bibliothek der Gefühle. Bd.2. Weinheim und Basel

Baer, U.; Frick-Baer, G. (2008d): Vom Schämen und Beschämtwerden. Bibliothek der Gefühle. Bd.4. Weinheim und Basel

Baltruschat, N.; Geissner, E. (2003): Essstörungen bei Töchtern suchtkranker Eltern. In: Landschaftsverband Rheinland, Dezernate Gesundheit und Jugend/ Landesjugendamt (Hrsg.): Suchtfalle Familie?! Forschung und Praxis zu Lebensrealitäten zwischen Kindheit und Erwachsenenalter. Dokumentation der gemeinsamen Fachtagung der KFH NW, Forschungsschwerpunkt Sucht, und des Landschaftsverbandes Rheinland, Dezernate Gesundheit und Jugend/Landesjugendamt. Köln

Barnowski-Geiser, W. (2001): „Wenn ich nicht mehr zu Musikförder kann, baue ich nur noch Scheiß“ – Ein Plädoyer für sozialtherapeutische Arbeit in der Schule. In: Praxis des Musikunterrichts. Die Grünen Hefte. Heft 67. Oldershausen

Barnowski-Geiser, W. (2002): Übergang als Chance. Musiksoziotherapeutische Arbeit zum 'Erwachsenwerden' in einer Realschule. In: *therapie kreativ*, Zeitschrift für kreative Sozio- und Psychotherapie. Heft 32/33. Neukirchen-Vluyn

Barnowski-Geiser, W. (2003): Einzelförderung durch Musiktherapie in der Schule. Ein Konzept. In: *therapie kreativ*, Zeitschrift für kreative Sozio- und Psychotherapie. Heft 37. Neukirchen-Vluyn

Barnowski-Geiser, W. (2004): Klangreisen zur Leiblichkeit. In: *therapie kreativ*, Zeitschrift für kreative Sozio- und Psychotherapie. Heft 39/40. Neukirchen-Vluyn

Barnowski Geiser, W. (2005): Musik in der Therapie mit hyperaktiven Kindern und Jugendlichen. Klangbotschaften – Innenansichten – Resonanzen. In: Baer, U.; Barnowski-Geiser, W.: Hyperaktive Kinder kreativ. Das Semnos-Konzept in Therapie und Pädagogik. Neukirchen-Vluyn

Barnowski-Geiser, W. (2008): „Wenn es leise wird, kommen die Gefühle” – Musik in der Therapie mit hyperaktiven Kindern. In: Decker-Voigt, H.-H.; Spintge, R.; Weymann, E. (Hg.): Musik und Gesundsein. Heft15. Lilienthal/Bremen

Bauer, J. (2006): Warum ich fühle, was du fühlst. Hamburg

Bernsdorff, D. (2005): Die „vergessenen Kinder“ – eine wichtige Zielgruppe der Suchtprävention. In: Zobel, M. (Hrsg.): Wenn Eltern zuviel trinken. Risiken und Chancen für die Kinder. Bonn

Black, C. (1988): Mir kann das nicht passieren. Wildberg

Bowlby, J. (2008): Bindung als sichere Basis: Grundlagen und Anwendung der Bindungstheorie. München

Braun, A. K.; Meier, M. (2004): Wie Gehirne laufen lernen oder: „Früh übt sich, wer ein Meister werden will.” In: Zeitschrift für Pädagogik. Heft 50. Weinheim

Breuer, H. (2002): Zellen, die Gedanken lesen. In: Spektrum der Wissenschaft. Geist und Gehirn. Heft 02/2002. Heidelberg, Berlin und New York

Brisch, K. H.; Hellbrügge, Th. (2003): Bindung und Trauma. Stuttgart

Brisch, K. H. (2006): Bindung und seelische Entwicklung. Grundlagen, Prävention und klinische Praxis. Stuttgart

Bruhn, H. (2000): Musiktherapie. Geschichte – Theorien – Methoden. Göttingen

Buchheim, A. (2005): Bindung, Bindungsforscher und Psychotherapeuten. In: Kernberg, O. F.; Dulz, B.; Eckert, J. (Hrsg.): Wir: Psychotherapeuten: Über sich und ihren ‚unmöglichen' Beruf. Stuttgart

Bundeszentrale für gesundheitliche Aufklärung (Hrsg.) (2007): Alkohol – Reden wir drüber. Ein Ratgeber für Eltern. Köln

Carl, A. C.; Chassin, L. (2004): Resilience in a community sample of children of alcoholics: its prevalence and relation to internalising symptomatology and positive effect. In: Applied Developmental Psychology, 25, 577-595

Clarkson, P.; Mackewn, J. (1995): Frederick S. Perls und die Gestalttherapie. Köln

Cohn, R. C.; Farau, A. (1995): Gelebte Geschichte der Psychotherapie. Zwei Perspektiven. Stuttgart

Cork, M. R. (1969): The forgotten children: a study of children with alcoholic parents. Toronto

Cramer, F. (1998): Symphonie des Lebendigen. Versuch einer allgemeinen Resonanztheorie. Frankfurt und Leipzig

Dahlhaus, C.; Eggebrecht, H. H. (1978): Brockhaus Riemann Musiklexikon. Bd. I. Wiesbaden

Damasio, A. R. (1997): Descartes' Irrtum. Fühlen, Denken und das menschliche Gehirn. München

Damasio, A. R. (2000): Ich fühle also bin ich. Die Entschlüsselung des Bewusstseins. München

Decker-Voigt, H.-H. (1991): Aus der Seele gespielt. Eine Einführung in die Musiktherapie. München

Decker-Voigt, H.-H.; Knill, P. J.; Weymann, E. (Hrsg.) (1996a): Lexikon Musiktherapie. Göttingen

Decker-Voigt, H.-H. (1996b): Entwicklungspsychologische Einflüsse in der Musiktherapie. In: Decker-Voigt, H.-H.; Knill, P. J.; Weymann, E. (Hrsg.): Lexikon Musiktherapie. Göttingen

Decker-Voigt, H.-H. (Hrsg.) (2001): Schulen der Musiktherapie. München

Decker-Voigt, H.-H. (2004a): Die Lust der Begleitung im Mitschwingen. In: *therapie kreativ*, Zeitschrift für kreative Sozial- und Psychotherapie. Heft 38. Neukirchen-Vluyn

Decker-Voigt, H.-H. (2004b): Zur Methodik der Musiktherapeutischen Tiefenentspannung (MTE). In: Frohne-Hagemann, I. (Hrsg.): Rezeptive Musiktherapie. Wiesbaden

Decker-Voigt, H.-H.; Dunkelziffer e.V. (Hrsg.) (2005): „Der Schrecken wird hörbar" – Musiktherapie für sexuell missbrauchte Kinder. Bremen

De la Motte-Haber, H. (1977): Musikpsychologie. Eine Einführung. Köln

De Mause, L. (Hrsg.) (1980): Hört ihr die Kinder weinen. Eine psychogenetische Geschichte der Kindheit. Frankfurt am Main

DFS - Deutscher Fachverband für Sozialtherapie (Hrsg.) (2001): Sozialtherapie in Aktion. Neukirchen-Vluyn

Didszun, C.; Seidel, R. (2005): Als der Schmerz aufhörte die Seele zu essen. Mein Tor in die Freiheit. Berlin

Dietze, K.; Spiecker, M. (1997): Alkohol – kein Problem? Suchtgefahren erkennen. Richtig handeln. Frankfurt am Main und New York

Diözesan-Caritasverband (2004): Spielraum ... für Kinder aus suchtbelasteten Familien. Psychodramatische Gruppenarbeit mit Kindern. Köln

Dömling, W. (1976): Debussy. La Mer. München

Dörner, K.; Plog, U. (1996): Irren ist menschlich. Bonn

Dornes, M. (1993): Der kompetente Säugling. Die präverbale Entwicklung des Menschen. Frankfurt am Main

Dornes, M.(1997): Die frühe Kindheit. Entwicklungspsychologie der ersten Lebensjahre. Frankfurt am Main.

Dornes, M. (2000): Die emotionale Welt des Kindes. Frankfurt am Main

Ehrenfried, T.; Heinzelmann, C.; Kähni, J.; Mayer, R. (1998): Arbeit mit Kindern und Jugendlichen aus Familien Suchtkranker. Ein Bericht aus der Praxis für die Praxis. Balingen

Ehrenfried, T.; Mayer, R. (2001): „Seelisches Bodybuilding" – Präventive ambulante Gruppenarbeit mit Kindern aus Familien Suchtkranker. In: Zobel, M. (Hrsg.): Wenn Eltern zuviel trinken. Bonn

Erhardt, J. E., Petzold, H. G. (2005): Integrative Therapie. In: Thomasius, R.; Küstner, U. J.: Familie und Sucht. Grundlagen – Therapiepraxis – Prävention. Stuttgart

Feuerlein, W. (1996): Alkoholismus. Warnsignale – Vorbeugung - Therapie. München

Franke A.; Mohn, K.; Sitzler, F.; Welbrink, A.; Witte, M. (2001): Alkohol- und Medikamentenabhängigkeit bei Frauen. Risiken und Widerstandsfaktoren. Weinheim und München

Freeden, F. v. (2001): „musikmachen mit gernhaben" – Musik-Soziotherapie mit wahrnehmungsgestörten Kindern in der Musikschule. In: *therapie kreativ*, Zeitschrift für kreative Sozio- und Psychotherapie. Heft 31. Neukirchen-Vluyn

Frey, C.; Schmitt, M. (2005): Kindheitsbelastungen und psychische Störungen im Erwachsenenalter – Ergebnisse der Inderdisziplinären Längsschnittstudie des Erwachsenenalters (ILSE). In: Radebold, H. (Hrsg.): Kindheiten im II. Weltkrieg und ihre Folgen. Gießen

Frick-Baer, G. (2008): Imaginationen in der leiborientierten Tanztherapie. In: Frick-Baer, G.; Peter-Boländer, M.: Bewegte Imagination in Tanz- und Tanztherapie. Neukirchen-Vluyn

Frick-Baer, G.; Peter-Boländer, M. (2008): Bewegte Imagination in Tanz- und Tanztherapie. Neukirchen-Vluyn

Friedlmeier, M.; Holodynski, M. (Hrsg.) (1999): Emotionale Entwicklung. Funktion, Regulation und soziokultureller Kontext von Emotionen. Heidelberg

Friedrich, G., Preiss, F. (2002): Lehren mit Köpfchen. In: Gehirn und Geist. Heft 4/2002. Heidelberg

Frohne-Hagemann, I. (2001): Musiktherapie bei Drogenabhängigen und Drogengefährdeten. In: Frohne-Hagemann, I.: Fenster zur Musiktherapie. Wiesbaden

Frohne-Hagemann, I. (2001): Musiktherapie als Methode der Integrativen Therapie. In: Frohne-Hagemann, I. (1990): Integrative Musiktherapie und ihr psychotherapeutisches Selbstverständnis. In: Frohne-Hagemann, I.: Fenster zur Musiktherapie. Wiesbaden

Frohne-Hagemann, I. (2001): Fenster zur Musiktherapie. Wiesbaden

Frohne-Hagemann, I. (Hrsg.) (2004): Rezeptive Musiktherapie. Wiesbaden

Frohne-Hagemann, I.; Pleß-Adamczyk, H. (2004): Indikation Musiktherapie bei psychischen Problemen im Kindes- und Jugendalter. Göttingen

Fuchs, T. (2000a): Leib-Raum-Person. Entwurf einer Phänomenologischen Anthropologie. Stuttgart

Fuchs, T. (2000b): Psychopathologie von Leib und Raum. Phänomenologisch-empirische Untersuchungen zu depressiven und paranoiden Erkrankungen. Darmstadt

Fuchs, T. (2008): Das Gehirn – ein Beziehungsorgan. Eine phänomenologisch-ökologische Konzeption. Stuttgart

Furtado, E. F.; Laucht, M.; Schmidt, M. H. (2002): Psychische Auffälligkeiten von Kindern alkoholkranker Väter. In: Zeitschrift für Kinder- und Jugendpsychiatrie und Psychotherapie. Heft 30. Bern

Geißler, K. A. (1999): Vom Tempo der Welt – am Ende der Uhrzeit. Freiburg

Gindl, B. (2002): Die Resonanz der Seele. Über ein Prinzip therapeutischer Beziehung. Paderborn

Glinka, H.-J. (1998): Das narrative Interview. Eine Einführung für Sozialpädagogen. Weinheim

Görlitz, G. (2004): Psychotherapie für Kinder- und Jugendliche. Stuttgart

Hänsel, D.; Schwager, H.-J. (Hrsg.) (2000): Hilfesystem bei gesundheitlichen Belastungen von Schülern. Schule im Netz medizinischer, sozialer und sonderpädagogischer Institutionen. Weinheim und München

Hecker, C. (2003): Stimmungen. Eine Klangreise. In: *therapie kreativ*, Zeitschrift für kreative Sozial- und Psychotherapie. Heft 37. Neukirchen-Vluyn

Hedigan, J. (2005): Music Therapy in a Therapeutic Community. Bringing the Music to the Players. In: Music Therapy Today (online). Available at: http://musitherapyworld.net

Hegi, F. (1986): Improvisation und Musiktherapie. Möglichkeiten und Wirkungen von freier Musik. Paderborn

Hegi, F. (1998): Übergänge zwischen Sprache und Musik. Die Wirkungskomponenten der Musiktherapie. Paderborn

Hegi, F. (2002): Wie wirkt Musiktherapie? Zur Praxis und Erforschung der musiktherapeutischen Wirkungskomponenten. Vortrag am Symposium „Musik und Medizin – Zwei Künste im Dialog“ in Luzern 2002

Heinz, A.; Batra, A. (2003): Neurobiologie der Alkohol- und Nikotinabhängigkeit. In: Brandt, T.; Cohen, R.; Helmchen, H.; Schmidt, L.: Psychiatrie, Neurologie, Klinische Psychologie. Grundlagen – Methoden – Ergebnisse. Stuttgart

Heubrock, D.; Petermann, F. (2000): Neuropsychologische Störungen. In: Petermann, F. (Hrsg.): Fallbuch der Klinischen Kinderpsychologie und -psychotherapie. Göttingen

Hirsch, M. (2002): Schuld und Schuldgefühl. Göttingen

Hüther, G. (1999): Biologie der Angst. Wie aus Stress Gefühle werden. Göttingen

Hüther, G.; Bonney, H. (2003): Neues vom Zappelphilipp. ADS: verstehen, vorbeugen und behandeln. Düsseldorf und Zürich

Jakob, P. (1991): Entwicklungsprobleme von Kindern, Jugendlichen und jungen Erwachsenen in Familien mit einem Alkoholproblem. In: Praxis Kinderpsychologie und Kinderpsychiatrie. Heft 40. Göttingen

Jellinek, E. M. (1960): The Disease Concept of Alcoholism. New Haven

Johach, H. (2007): Plädoyer für die therapeutische Gemeinschaft – Gegen den aktuellen Trend der Ökonomisierung. In: Gestalttherapie. Heft 21. Berlin

John, U.; u.a. (2000): Motivationsarbeit mit Alkoholabhängigen. Freiburg

Johnson, V.D.(1986): Intervention. How to Help Someone Who Doesn`t Want Help. Minneapolis

Johnson Institute (Hrsg.) (1979): Chemical Dependency and Recovery are a Family Affair. Minneapolis

Kabat-Zinn, J. (1999): Stressbewältigung durch die Praxis der Achtsamkeit. Freiamt

Kächele, H., (2005) Meine <lieben> Kollegen. In: Kernberg, O. F.; Dulz, B.; Eckert, J. (Hrsg.): Wir: Psychotherapeuten: Über sich und ihren „unmöglichen“ Beruf. Stuttgart

Kapteina, H. (2004): Rezeptive Musiktherapie bei Suchterkrankungen. Wiesbaden

Kapteina, H.; Kröger, M. (2004): Musik in der Therapie und Prävention bei Suchterkrankung und -gefährdung am Beispiel von Kindern suchtkranker Eltern. Weinheim

Kaufmann, E.; Kaufmann, P. N. (1992): Familientherapie bei Alkohol- und Drogenabhängigkeit. Freiburg

Kepner, J. I. (1999): Körperprozesse. Ein gestalttherapeutischer Ansatz. Köln

Kernberg, O. F.; Dulz, B.; Eckert, J. (Hrsg.) (2005): Wir: Psychotherapeuten über sich und ihren „unmöglichen" Beruf. Stuttgart

Klein, M. (2005a): Kinder aus suchtbelasteten Familien, In: Thomasius, R.; Küstner, U. J.: Familie und Sucht. Grundlagen – Therapiepraxis – Prävention. Stuttgart

Klein, M. (2005b): Alkoholabhängigkeit. In: Thomasius, R.; Küstner, U. J.: Familie und Sucht. Grundlagen – Therapiepraxis – Prävention. Stuttgart

Klein, M.; Quinten, C. (2002): Zur Langzeitentwicklung von Kindern stationär behandelter alkoholabhängiger Eltern. In: Suchttherapie. Heft 3. Berlin

Klein, M.; Zobel, M. (Rheinisches Institut für angewandte Suchtforschung) (1998): Zusammenfassung des Zwischenberichts zum Modellprojekt „Prävention und Frühintervention bei Kindern aus suchtbelasteten Multiproblemfamilien". Mainz

Klein, M.; Zobel, M. (1999): Kinder in suchtbelasteten Familien – Psychologische Suchtforschung unter transgenerationaler und ätiologischer Perspektive. In: Schriftreihen des Fachverbandes Sucht e.V. (Hrsg.): Suchtbehandlung. Entscheidungen und Notwendigkeiten. Geesthacht

Klein, M.; Zobel, M. (2001): Abschlussbericht „Prävention und Frühintervention bei Kindern aus suchtbelasteten Multiproblemfamilien (1996-1999)". Mainz: Ministerium für Kultur, Jugend, Familie und Frauen des Landes Rheinland-Pfalz. Mayen-Koblenz

Knill, P .(1996a): Ausdruck. In: Decker-Voigt, H.-H.; Knill, P. J.; Weymann, E. (Hrsg.): Lexikon Musiktherapie. Göttingen

Knill, P. (1996b): Ausdruckstherapie und Musiktherapie. In: Decker-Voigt, H.-H.; Knill, P. J.; Weymann, E. (Hrsg.): Lexikon Musiktherapie. Göttingen

Knill, P. (1996c): Kristallisationstheorie. In: Decker-Voigt, H.-H.; Knill, P. J.; Weymann, E. (Hrsg.): Lexikon Musiktherapie. Göttingen

Koch, S. (2007): Damit Hilfe nicht zu spät kommt. In: Psychologie heute. Heft 4/ 2007. Weinheim

Koppe, A. (2000): Wo die Piranhas mit den Zähnen klappern. Die Kraft innerer Bilder in Selbstheilungsprozessen. München

Kowal-Summek, L. (2006): Spiel und Musik in der musikalischen Früherziehung unter besonderer Berücksichtigung psychoanalytischer Erkenntnisse. Herbolzheim

Kriz, J. (2002): Wirksamkeitsbeurteilung in der Kunsttherapie. In: Petersen, P. (Hrsg.): Forschungsmethoden Künstlerischer Therapien. Grundlagen – Projekte – Vorschläge. Stuttgart und Berlin

Lambrou, U. (2004): Familienkrankheit Alkoholismus. Im Sog der Abhängigkeit. Reinbek bei Hamburg

Landolt, M. A. (2004): Psychotraumatologie des Kindesalters. Göttingen

Landschaftsverband Rheinland, Dezernate Gesundheit und Jugend/ Landesjugendamt (Hrsg.) (2003): Suchtfalle Familie?!. Forschung und Praxis zu Lebensrealitäten zwischen Kindheit und Erwachsenenalter. Dokumentation der gemeinsamen Fachtagung der KFH NW, Forschungsschwerpunkt Sucht, und des Landschaftsverbandes Rheinland, Dezernate Gesundheit und Jugend/ Landesjugendamt. Köln

Lenz, A. (2005): Kinder psychisch kranker Eltern. Göttingen

Lenz, M. (1995): Musik und Kontakt. Grundlagen und Modelle musik-sozialtherapeutischer Gruppenimprovisation. Frankfurt

Lieb, R. (2005): Genetische Disposition und familiärer Kontext. In: Thomasius, R.; Küstner, U. J.: Familie und Sucht. Grundlagen – Therapiepraxis – Prävention. Stuttgart

Lindenmeyer, J. (2001): Was ist eine Alkoholabhängigkeit und wie entsteht sie? In: Zobel, M. (Hrsg.): Wenn Eltern zuviel trinken. Risiken und Chancen für die Kinder. Bonn

Lions Club International (Hrsg) (1997): Life-Skill-Programm. Erwachsen werden. Wiesbaden

Mahns, W. (1999): Musiktherapie mit Kindern – ein Überblick. In: Deutsche Gesellschaft für Musiktherapie (Hrsg.): Beiträge zur Musiktherapie. Berlin

Meise, S. (2007): Bindung und Vernachlässigung. Was das Baby braucht. In: Psychologie heute. Heft 4/ 2007. Weinheim

Menebröker, E. (2005): Vom Leid, das keiner hört. Musiktherapie mit den stillen Kindern. In: Tüpker, R.; Hippel, N.; Laabs, F. (Hrsg.): Musiktherapie in der Schule. Wiesbaden

Mercier, P. (2005): Nachtzug nach Lissabon. München und Wien

Merleau-Ponty, M. (1966): Phänomenologie der Wahrnehmung. Berlin

Miller, A. (1997): Das Drama des begabten Kindes. Eine Um- und Fortschreibung. Frankfurt

Minuchin, S.; Rosman, B. L.; Baker, L. (1978): Psychosomatische Krankheiten in der Familie. Stuttgart

Norwood, R (1987): Wenn Frauen zu sehr lieben. Die heimliche Sucht, gebraucht zu werden. Reinbeck bei Hamburg

Oaklander, Violet (1996): Gestalttherapie mit Kindern und Jugendlichen. Stuttgart

Papousek, H.; Papousek, M. (1995): Symbolbildung, Emotionsregulation und soziale Interaktion. In: Friedlmeier, M.; Holodynski, M. (Hrsg.): Emotionale Entwicklung. Funktion, Regulation und soziokultureller Kontext von Emotionen. Heidelberg

Papousek, H.; Papousek, M. (1999): Symbolbildung, Emotionsregulation und soziale Interaktion. In: Friedlmeier, W.; Holodynski, M. (Hrsg.): Emotionale Entwicklung. Funktion, Regulation und soziokultureller Kontext von Emotionen. Heidelberg

Passolt, M. (Hrsg.) (2004): Hyperaktivität. München

Perls, F. (1995): Grundlagen der Gestalt-Therapie. Einführung und Sitzungsprotokolle. München

Petersen, P. (Hrsg.) (2002): Forschungsmethoden künstlerischer Therapien. Paderborn

Petzold, H. (2003): Integrative Therapie. Paderborn

Petzold, H.; Schay, P.; Scheiblich, W. (2006): Integrative Suchtarbeit. Innovative Modelle, Praxisstrategien und Evaluation. Wiesbaden

Pinquart, M., Silbereisen, R. K. (2005): Personale Disposition und familiärer Kontext. In: Thomasius, R.; Küstner, U. J.: Familie und Sucht. Grundlagen – Therapiepraxis – Prävention. Stuttgart

Plahl, C. (2000): Entwicklung fördern durch Musik. Münster

Plahl, C.; Koch-Temming, H. (Hrsg) (2005): Musiktherapie mit Kindern. Grundlagen – Methoden – Praxisfelder. Bern

Poser, S. u. W. (2005): Medikamentenabhängigkeit. In: Thomasius, R.; Küstner, U. J.: Familie und Sucht. Grundlagen – Therapiepraxis – Prävention. Stuttgart

Postman, N. (1999): Die zweite Aufklärung. Vom 18. ins 21. Jahrhundert. Berlin

Poustka, F.; Goor-Lambo, G. v. (2000): Fallbuch. Kinder- und Jugendpsychiatrie. Erfassung und Bewertung belastender Lebensumstände von Kindern, Kapitel V(F) der ICD-10. Bern, Göttingen, Toronto und Seattle

Rahm, D. (2000): Gestaltberatung. Grundlagen und Praxis integrativer Beratungsarbeit. Paderborn

Rahm, D.; Otte, H.; Bosse, S.; Ruhe-Hollenbach, H. (1993): Einführung in die integrative Therapie. Grundlagen und Praxis. Paderborn

Reddemann, L. (2001): Imagination als heilsame Kraft. Stuttgart

Reddemann, L. (2005): Selbstfürsorge. In: Kernberg, O. F.; Dulz, B.; Eckert, J. (Hrsg.): Wir: Psychotherapeuten: Über sich und ihren „unmöglichen" Beruf. Stuttgart

Rennert, M. (1990): Co-Abhängigkeit. Was Sucht für die Familie bedeutet. Freiburg

Rennert, M. (2001): Zwischen Mitgefühl und Ohnmacht. In: Zobel, M. (Hrsg.): Wenn Eltern zuviel trinken. Risiken und Chancen für die Kinder. Bonn

Rennert, M. (2005): Co-Abhängigkeit. In: Thomasius, R.; Küstner, J. U. (Hrsg): Familie und Sucht. Grundlagen – Therapiepraxis – Prävention. Stuttgart

Richelshagen, K. (Hrsg.) (1992): Süchte und Systeme. Freiburg

Richter, K. F. (1997): Erzählweisen des Körpers. Kreative Gestaltarbeit in Therapie, Beratung, Supervision und Gruppenarbeit. Seelze-Velber

Risse, W. (2004): Kinder spielen eine Rolle… für ihre suchtkranken Eltern. In: SKM – Sozialdienst Katholischer Männer e.V. Köln und dem Diözesan-Caritasverband für das Erzbistum Köln e.V.(Hrsg): Spielraum… für Kinder aus suchtbelasteten Familien. Neureichenau

Röcker, E. A.; Spiegel, R. (2001): Klangreisen in die Seele. Die innere Stimme entdecken mit Musik. München

Röhr, H.-P. (2006): Ich traue meiner Wahrnehmung. Sexueller und emotionaler Missbrauch. München

Rost, W.-D. (2005): Psychodynamische (psychoanalytische) Therapie. In: Thomasius, R.; Küstner, J. U. (Hrsg): Familie und Sucht. Grundlagen – Therapiepraxis – Prävention. Stuttgart

Roth, G. (1996): Schnittstelle Gehirn. Interface Brain. Zwischen Geist und Welt. Bern

Roth, G. (1997): Das Gehirn und seine Wirklichkeit. Kognitive Neurobiologie und ihre philosophischen Konsequenzen. Frankfurt am Main

Rumpf, H. J., Bischof, G., Hapke, U., Meyer, C. H., John, U.(2005): Ausstiegsprozesse. In: Thomasius, R.; Küstner, U. J.: Familie und Sucht. Grundlagen – Therapiepraxis – Prävention. Stuttgart

Ruthe, R.; Glöckl, P. (1999): Alkohol in Ehe und Familie. Was die Familie tun kann. Wuppertal

Rutz, H. (1954): Claude Debussy. München

Sachse, R.; Schlebusch, P.; Leisch, M. (2002): Psychologische Psychotherapie des Alkoholismus. Aachen

Sand, T. van de (2003): Alles Chaos oder was?! Das Innenleben der Suchtfamilie. In: Landschaftsverband Rheinland, Dezernate Gesundheit und Jugend/Landesjugendamt (Hrsg.) (2003): Suchtfalle Familie?!. Forschung und Praxis zu Lebensrealitäten zwischen Kindheit und Erwachsenenalter. Dokumentation der gemeinsamen Fachtagung der KFH NW, Forschungsschwerpunkt Sucht, und des Landschaftsverbandes Rheinland, Dezernate Gesundheit und Jugend/Landesjugendamt. Köln

Satir, V. (1993): Selbstwert und Kommunikation. Familientherapie für Berater und zur Selbsthilfe. Dillingen/ Donau

Scheithauer, H.; Petermann, F. (1999): Zur Wirkungsweise von Risiko- und Schutzfaktoren in der Entwicklung von Kindern und Jugendlichen. In: Kindheit und Entwicklung. Heft 8. Göttingen

Schiltz, L. (2004): Psychodiagnostik, Psychotherapie und Forschung mit Hilfe von musikalisch induzierten Geschichten. In: Frohne-Hagemann, I. (Hrsg.): Rezeptive Musiktherapie. Wiesbaden

Schmidbauer, W.; Vom Scheidt, J. (1999): Handbuch der Rauschdrogen. Frankfurt

Schmitz, H. (1989): Leib und Gefühl. Materialien zu einer philosophischen Therapeutik. Paderborn

Schoop, T. (1981): ...komm und tanz mit mir! Ein Versuch, den psychotischen Menschen durch die Elemente des Tanzes zu helfen. Zürich

Schumacher, K.(1993):Musiktherapie mit autistischen Kindern. Stuttgart

Schumacher, K (1996): Frühe Mutter-Kindspiele. In: Decker-Voigt, H. H.; Knill, P. & Weymann, E. (Hrsg): Lexikon der Musiktherapie. Göttingen

Schumacher, K. (1999/ 2004): Musiktherapie und Säuglingsforschung. Zusammenspiel. Einschätzung der Beziehungsqualität am Beispiel des instrumentalen Ausdrucks eines autistischen Kindes. Frankfurt am Main.

Schumacher, K.; Calvet-Kruppa, C. (2005): „Untersteh` Dich!" – Musiktherapie bei Kindern mit autistischem Syndrom. In: Plahl, C.; Koch-Temming, H. (Hrsg.): Musiktherapie mit Kindern. Bern

Schumacher, K.; Calvet-Kruppa, C. (2006): Musiktherapeutische Interventionen bei Kindern mit Autismus – ein Beitrag zur emotionalen Entwicklung. In: Schirmer, B. (Hrsg.): Psychotherapie und Autismus. Tübingen

Schumacher, K.; Calvet, C. (2007): „Entwicklungspsychologisch orientierte Kindermusiktherapie" am Beispiel der „Synchronisation" als relevantes Moment. In: Stiff, U.; Tüpker R. (Hrsg.): Kindermusiktherapie. Richtungen und Methoden. Göttingen

Schumacher, K., Calvet, C. (2008): Synchronisation. Musiktherapie bei Kindern mit Autismus. Göttingen

Schwabe, C. (2004): Regulative Musiktherapie (RMT) – Wegmarken einer Konzeptionsentwicklung. In: Frohne-Hagemann, I. (Hrsg.): Rezeptive Musiktherapie. Wiesbaden

Seemann, H. (1998): Freundschaft mit dem eigenen Körper schließen. Über den Umgang mit psychosomatischen Schmerzen. Stuttgart

Siegel, S. (2007): Gestalttherapeutische Diagnostik. Widersprüchliche Vielheit oder Chance zum differenzierten Blick?. In: Gestalttherapie. Heft 2/2007. Berlin

Simon, F. B.; Stierlin, H. (1995): Die Sprache der Familientherapie. Ein Vokabular. Stuttgart

SKM – Sozialdienst Katholischer Männer e.V. Köln und dem Diözesan-Caritasverband für das Erzbistum Köln e.V.(Hrsg): Spielraum… für Kinder aus suchtbelasteten Familien. Neureichenau

Smeijsters, H. (1996): Entweder-Oder? Überlegungen zur quantitativen und qualitativen Forschung in der Musiktherapie. In: Musiktherapeutische Umschau. Heft 20. Göttingen

Smeijsters, H. (1999): Grundlagen der Musiktherapie. Göttingen

Spitzer, M. (2000): Geist im Netz. Modelle für Lernen, Denken und Handeln. In: Spektrum. Heidelberg

Spitzer, M. (2001): Geist. Gehirn und Nervenheilkunde, Grenzgänge zwischen Neurobiologie, Psychopathologie und Gesellschaft. Stuttgart und New York

Spitzer, M. (2003): Lernen. Gehirnforschung und die Schule des Lebens. Heidelberg und Berlin

Stern, D. (1992): Die Lebenserfahrung des Säuglings. Stuttgart

Stevens, B. (1985): Burst our Laughing. Berkeley

Stiff, U.; Tüpker, R. (Hrsg.) (2007): Kindermusiktherapie. Richtungen und Methoden. Göttingen

Stopczyk, A. (2000): Nein danke, ich denke selber. Philosophieren aus weiblicher Sicht. Berlin

Strehlow, G. (2005a): Theoriebeitrag: Scham und Schuldgefühl bei sexuellem Missbrauch. In: Decker-Voigt, H.-H.: „Der Schrecken wird hörbar". Musiktherapie für sexuell missbrauchte Kinder. Bremen

Strehlow, G. (2005b): Theoriebeitrag: Zur Bindung von Opfer und Täter. In: Decker-Voigt, H.-H.: „Der Schrecken wird hörbar" – Musiktherapie für sexuell missbrauchte Kinder. Bremen

Süß, H.-M. (1988): Evaluation von Alkoholismustherapie. Freiburg

Thich Nhat Hanh (1998): Schritte der Achtsamkeit. Freiburg

Thomä, H.; Kächele, H.(1996): Lehrbuch der psychoanalytischen Therapie. 1 Grundlagen. Berlin, Heidelberg

Thomasius, R.; Küstner, J. U. (Hrsg) (2005): Familie und Sucht. Grundlagen – Therapiepraxis - Prävention. Stuttgart

Tölle, R.(1996): Psychiatrie einschließlich Psychotherapie. Kinder- und jugendpsychiatrische Bearbeitung von Reinhard Lempp. Berlin, Heidelberg und New York

Trost, A. (2003): Interaktion und Regulation bei suchtkranken Müttern und ihren Säuglingen. In: Landschaftsverband Rheinland, Dezernate Gesundheit und Jugend/ Landesjugendamt (Hrsg.): Suchtfalle Familie?!. Forschung und Praxis zu Lebensrealitäten zwischen Kindheit und Erwachsenenalter. Dokumentation der gemeinsamen Fachtagung der KFH NW, Forschungsschwerpunkt Sucht, und des Landschaftsverbandes Rheinland, Dezernate Gesundheit und Jugend/Landesjugendamt. Köln

Tüpker, R. (2002a): Forschen oder Heilen. Kritische Betrachtungen zum herrschenden Forschungsparadigma. In: Petersen, P. (Hrsg.): Forschungsmethoden Künstlerischer Therapien. Grundlagen – Projekte – Vorschläge. Stuttgart und Berlin

Tüpker, R. (2002b): Auf der Suche nach angemessenen Formen wissenschaftlichen Vorgehens in kunsttherapeutischer Forschung. In: Petersen, P. (Hrsg.): Forschungsmethoden Künstlerischer Therapien. Grundlagen – Projekte – Vorschläge. Stuttgart und Berlin

Tüpker, R. (2004): Musikhören als Gestalt. In: Frohne-Hagemann, I. (Hrsg.): Rezeptive Musiktherapie. Wiesbaden

Tüpker, R.; Hippel, N.; Laabs, F. (Hrsg.) (2005): Musiktherapie in der Schule. Wiesbaden

Üxeküll, J. von (1973): Theoretische Biologie. Suhrkamp Taschenbücher Wissenschaft. Band 20. Frankfurt am Main

Vocke, J. (2007): Geschichtliches zur Kindermusiktherapie in Deutschland. In: Stiff, U.; Tüpker, R. (Hrsg.): Kindermusiktherapie. Richtungen und Methoden. Göttingen

Vogelsang, M. (2001): Wenn die Realität zum Albtraum wird – Posttraumatische Belastungsstörungen bei Kindern alkoholkranker gewalttätiger Eltern. In: Zobel, M. (Hrsg.): Wenn Eltern zu viel trinken. Bonn

Wegscheider, S. (1988): Es gibt doch eine Chance. Hoffnung und Heilung für die Alkoholiker-Familie. Wildberg

Weinberger, S. (2001): Kindern spielend helfen. Weinheim und Basel

Wellendorf, E. (2002): Individuation und individuelle Gestaltung. In: Petersen, P. (Hrsg.): Forschungsmethoden künstlerischer Therapien. Paderborn

Weinert, F. E. (1974): Annahmen über die Bedeutung der Familie für die Sozialisation des Kindes. In: Weinert. F. E. (Hrsg.) (1974): Funk-Kolleg Pädagogische Psychologie. Frankfurt am Main

Weizsäcker, V. von (1987a): Anonyma (1944). In: Gesammelte Schriften. Bd. 7. Frankfurt am Main

Weizsäcker, V. von (1987b): Gesammelte Schriften. Bd. 7. Frankfurt am Main

Weizsäcker, V. von (1988a): Fälle und Probleme. In: Gesammelte Schriften. Bd. 9. Frankfurt am Main

Weizsäcker, V. von (1988b): Der kranke Mensch. In: Gesammelte Schriften. Bd. 9. Frankfurt am Main

Wellendorf, E. (2002): Individuation und individuelle Gestaltung. In: Petersen, P. (Hrsg.): Forschungsmethoden Künstlerischer Therapien. Grundlagen – Projekte – Vorschläge. Stuttgart und Berlin

Westernhagen, v. I. (1998): Eine Hurricane-Biografie. Zur Einzelausstellung des Künstlers Peter Valentiner. Internetquelle

Weymann, E. (2002): Zur Erforschung künstlerischen Handelns am Beispiel einer psychologischen Untersuchung zur musikalischen Improvisation. In: Petersen, P. (Hrsg.): Forschungsmethoden Künstlerischer Therapien. Grundlagen – Projekte – Vorschläge. Stuttgart und Berlin

Wienberg, G.; Driessen, M. (Hrsg.) (2001): Auf dem Weg zur vergessenen Mehrheit. Bonn

Wilson-Schaef, A. (2006): Co-Abhängigkeit. Die Sucht hinter der Sucht. München

Winnicott, D. W. (1997): Vom Spiel zur Kreativität. Stuttgart

Woititz, J. G. (1990): Um die Kindheit betrogen. Hoffnung und Heilung für erwachsene Kinder von Suchtkranken. München

Wolin, S; Wolin, S. (1996): The challenge model. Working with strength in children of substance abusing parents. Adolescence Substance Abuse and Dual Disorders. 5, 243-256

Wölfl, A. (2001): Rhythmische Strukturen in Entwicklungsprozessen. In: Passolt, M. (Hrsg.): Hyperaktivität zwischen Psychoanalyse, Neurobiologie und Systemtheorie. München

Zinker, J. (1977): Creative process in Gestalt therapy. New York

Zinn, J. K. (1999): Stressbewältigung durch die Praxis der Achtsamkeit. Freiburg

Zobel, M. (Hrsg.) (2001): Wenn Eltern zu viel trinken. Bonn

Zobel, M. (2003): Die Notwendigkeit differenzierter Handlungsstrategien. In: Ministerium für Arbeit, Soziales, Familie und Gesundheit Rheinland-Pfalz (Hrsg.): Drogenkonferenz 2002 – Kinder Suchtkranker und junge Suchtkranke in verschiedenen Hilfesystemen. Mainz

Zobel, M. (2006): Kinder aus alkoholbelasteten Familien. Entwicklungsrisiken und -chancen. Göttingen